现代妇产科护理临床实践

主编◎ 夏均玲

黑龙江科学技术出版社

图书在版编目（CIP）数据

现代妇产科护理临床实践 / 夏均玲主编. —— 哈尔滨：
黑龙江科学技术出版社，2022.6（2023.1重印）
ISBN 978-7-5719-1377-9

Ⅰ.①现… Ⅱ.①夏… Ⅲ.①妇产科学—护理学
Ⅳ.①R473.71

中国版本图书馆CIP数据核字(2022)第065721号

现代妇产科护理临床实践
XIANDAI FUCHANKE HULI LINCHUANG SHIJIAN

作　　者	夏均玲	
责任编辑	陈元长	
封面设计	刘彦杰	
出　　版	黑龙江科学技术出版社	
	地址：哈尔滨市南岗区公安街70-2号　邮编：150007	
	电话：（0451）53642106　传真：（0451）53642143	
	网址：www.lkcbs.cn	
发　　行	全国新华书店	
印　　刷	三河市元兴印务有限公司	
开　　本	787mm×1092mm　1/16	
印　　张	17.5	
字　　数	416千字	
版　　次	2022年6月第1版	
印　　次	2023年1月第2次印刷	
书　　号	ISBN 978-7-5719-1377-9	
定　　价	60.00元	

前　言

　　妇产科护理学是诊断并处理女性现存和潜在的健康问题,为妇女健康提供服务的一门科学,也是现代护理学的重要组成部分。随着医学的发展和社会的进步,人们对健康、生育、疾病及保健的认知和需求都在发生改变。这就要求妇产科护理人员不仅要具备医学基础学科和社会人文学科的知识,还需要具有护理学专业知识。

　　本书共十五章,首先讲述了女性生殖系统解剖与生理概述,其次讲述了临床妇科、产科常见疾病的护理,包括妊娠期妇女的护理、分娩期妇女的护理、产褥期管理等内容。本书以妇产科常见临床症状为主线,进行护理评估,给出护理措施及要点,内容精练翔实,语言通俗易懂,适合在校护理本科生、护理硕士研究生、妇产科护理教师及临床妇产科护理工作者阅读参考。

　　由于时间仓促,书中难免有疏漏或不妥之处,敬请广大同人与读者提出宝贵意见,不胜感激。

编　者

目 录

第一章　女性生殖系统解剖与生理概 ……………………………………………（1）

　　第一节　女性生殖系统解剖 ………………………………………………（1）

　　第二节　女性生殖系统生理 ………………………………………………（11）

第二章　病史采集与检查 …………………………………………………………（19）

第三章　妊娠期妇女的护理 ………………………………………………………（27）

　　第一节　妊娠生理 …………………………………………………………（27）

　　第二节　妊娠期母体变化 …………………………………………………（34）

　　第三节　妊娠诊断 …………………………………………………………（40）

　　第四节　妊娠期管理 ………………………………………………………（45）

　　第五节　分娩的准备 ………………………………………………………（56）

第四章　分娩期妇女的护理 ………………………………………………………（62）

　　第一节　影响分娩的因素 …………………………………………………（62）

　　第二节　正常分娩妇女的护理 ……………………………………………（68）

　　第三节　分娩期焦虑与疼痛妇女的护理 …………………………………（79）

第五章　产褥期管理 ………………………………………………………………（84）

　　第一节　正常产褥 …………………………………………………………（84）

　　第二节　产褥期妇女的护理 ………………………………………………（87）

　　第三节　正常新生儿的护理 ………………………………………………（95）

第六章　高危妊娠管理 ……………………………………………………………（100）

　　第一节　高危妊娠妇女的监护 ……………………………………………（100）

　　第二节　高危妊娠妇女的护理 ……………………………………………（104）

第七章　妊娠期并发症妇女的护理 ………………………………………………（111）

　　第一节　自然流产 …………………………………………………………（111）

　　第二节　异位妊娠 …………………………………………………………（115）

　　第三节　早产 ………………………………………………………………（121）

　　第四节　妊娠期高血压疾病 ………………………………………………（123）

　　第五节　妊娠肝内胆汁淤积症 ……………………………………………（130）

第八章　胎儿及其附属物异常 ……………………………………………………（133）

　　第一节　双胎妊娠 …………………………………………………………（133）

　　第二节　胎儿窘迫及新生儿窒息 …………………………………………（135）

　　第三节　胎盘早剥 …………………………………………………………（139）

第四节　前置胎盘 …………………………………………………………（143）

第五节　羊水量异常 ………………………………………………………（146）

第六节　胎膜早破 …………………………………………………………（150）

第九章　妊娠合并症妇女的护理 ………………………………………（153）

第一节　心脏病 ……………………………………………………………（153）

第二节　糖尿病 ……………………………………………………………（159）

第三节　病毒性肝炎 ………………………………………………………（166）

第四节　缺铁性贫血 ………………………………………………………（170）

第十章　异常分娩妇女的护理 …………………………………………（174）

第一节　产力因素 …………………………………………………………（174）

第二节　产道因素 …………………………………………………………（182）

第三节　胎儿因素 …………………………………………………………（190）

第十一章　分娩期并发症妇女的护理 …………………………………（194）

第一节　产后出血 …………………………………………………………（194）

第二节　子宫破裂 …………………………………………………………（201）

第三节　羊水栓塞 …………………………………………………………（203）

第十二章　产褥期疾病妇女的护理 ……………………………………（208）

第一节　产褥感染 …………………………………………………………（208）

第二节　产后抑郁症 ………………………………………………………（212）

第十三章　女性生殖系统炎症病人的护理 ……………………………（215）

第一节　概述 ………………………………………………………………（215）

第二节　外阴部炎症 ………………………………………………………（222）

第三节　阴道炎症 …………………………………………………………（224）

第四节　子宫颈炎症 ………………………………………………………（230）

第五节　盆腔炎 ……………………………………………………………（233）

第六节　性传播疾病 ………………………………………………………（236）

第十四章　女性生殖内分泌疾病病人的护理 …………………………（242）

第一节　排卵障碍性异常子宫出血 ………………………………………（242）

第二节　闭经 ………………………………………………………………（248）

第三节　痛经 ………………………………………………………………（252）

第四节　经前期综合征 ……………………………………………………（254）

第五节　绝经综合征 ………………………………………………………（256）

第十五章　妊娠滋养细胞疾病病人的护理 ……………………………（261）

第一节　葡萄胎 ……………………………………………………………（261）

第二节　妊娠滋养细胞肿瘤 ………………………………………………（264）

第三节　化疗病人的护理 …………………………………………………（269）

参考文献 …………………………………………………………………（274）

第一章　女性生殖系统解剖与生理概述

第一节　女性生殖系统解剖

一、外生殖器

女性外生殖器是女性生殖器官的外露部分,前为耻骨联合,后为会阴,包括阴阜、大阴唇、小阴唇、阴蒂和阴道前庭,统称为外阴(图 1-1)。

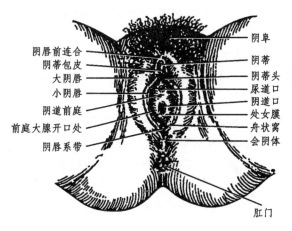

阴唇前连合　　　　　　　　　　　　　阴阜
阴蒂包皮　　　　　　　　　　　　　　阴蒂
大阴唇　　　　　　　　　　　　　　　阴蒂头
小阴唇　　　　　　　　　　　　　　　尿道口
阴道前庭　　　　　　　　　　　　　　阴道口
　　　　　　　　　　　　　　　　　　处女膜
前庭大腺开口处　　　　　　　　　　　舟状窝
阴唇系带　　　　　　　　　　　　　　会阴体

肛门

图 1-1　女性外生殖器

(一)阴阜

阴阜为耻骨联合前面隆起的脂肪垫。青春期该部皮肤开始生长阴毛,分布呈倒置的三角形。阴毛为女性第二性征之一,其疏密、粗细、色泽可因人或种族而异。

(二)大阴唇

大阴唇为靠近两股内侧的一对隆起的皮肤皱襞,起自阴阜,止于会阴。两侧大阴唇前端左右两侧相互联合形成大阴唇前联合,后端在会阴体前融合,称为阴唇后联合。外侧面为皮肤,多有色素沉着,皮层内有皮脂腺和汗腺;内侧面皮肤湿润似黏膜。大阴唇皮下为疏松结缔组织和脂肪组织,内含丰富的血管、淋巴管和神经,当局部受伤时易发生出血,可形成大阴唇血肿,疼痛明显。

(三)小阴唇

小阴唇为位于大阴唇内侧的一对薄皱襞。两侧小阴唇前端相互融合,再分为两叶包绕阴蒂,前叶形成阴蒂包皮,后端与大阴唇的后端会合,在正中线形成一条横皱襞,称为阴唇系带。小阴唇表面湿润、微红、无阴毛,富含皮脂腺,极少汗腺,神经末梢丰富,故极敏感。

(四)阴蒂

阴蒂位于小阴唇顶端的联合处,类似男性的阴茎海绵体组织,有勃起性。它分为3部分,前为阴蒂头,中为阴蒂体,后为两个阴蒂脚。仅阴蒂头暴露于外阴,直径为6~8 mm,神经末梢丰富,为性反应器官。

(五)阴道前庭

阴道前庭为两侧小阴唇之间的菱形区,前为阴蒂,后为阴唇系带。在此区域内,前方有尿道外口,后方有阴道口。阴道口与阴唇系带之间有一浅窝,称舟状窝,又称阴道前庭窝,受产妇分娩影响,此窝消失。在此区内有以下各部。

1.前庭球

前庭球又称球海绵体,位于前庭两侧,由具勃起性的静脉丛组成,表面被球海绵体肌覆盖。

2.前庭大腺

前庭大腺又称巴多林腺,位于大阴唇后部,大小如黄豆,左右各一。腺管细长(1~2 cm),向内侧开口于前庭后方小阴唇与处女膜之间的沟内。在性刺激下,腺体分泌黏液,起滑润作用。正常情况下不能触及此腺,若腺管口闭塞,可形成脓肿或囊肿。

3.尿道口

尿道口位于阴蒂头的下方及前庭的前部,圆形,边缘折叠而合拢。尿道口后壁有一对尿道旁腺,其分泌物有滑润尿道口的作用,但此腺常为细菌潜伏之处。

4.阴道口及处女膜

阴道口位于尿道口下方、前庭的后部,其形状、大小常不规则。阴道口覆盖一层较薄的黏膜,称为处女膜。膜中央有一小孔,孔的形状、大小及膜的厚薄因人而异。处女膜多在初次性交时破裂,受分娩影响而进一步破损,经阴道分娩后仅留有处女膜痕。

二、内生殖器

女性内生殖器包括阴道、子宫、输卵管及卵巢,后两者合称为子宫附件(图1-2)。

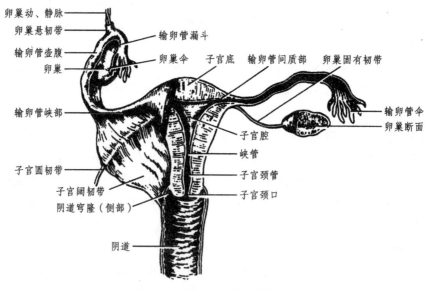

图1-2 女性内生殖器(后面观)

（一）阴道

阴道为性交器官,也是排出月经血和娩出胎儿的通道。

1.位置和形态

阴道位于真骨盆下部中央,为一上宽下窄的管道,前壁长 7～9 cm,与膀胱和尿道相邻,后壁长 10～12 cm,与直肠贴近。上端包绕子宫颈,下端开口于阴道前庭后部。环绕子宫颈周围的组织称为阴道穹隆,按其位置分为前、后、左、右 4 部分,其中后穹隆最深,与子宫直肠陷凹紧密相邻,为盆腹腔最低部位,临床上可经此处进行穿刺和引流。

2.组织结构

阴道壁由黏膜层、肌层和纤维层构成。阴道黏膜为复层鳞状上皮,无腺体,其上端 1/3 在性激素的作用下发生周期性变化。因此,临床上阴道涂片检测女性卵巢或胎盘功能时在此采集标本。阴道壁有很多横纹皱襞及弹力纤维,具有较大伸展性。平时阴道前后壁贴合,自然分娩时皱襞展平,阴道扩张,以利胎儿通过。幼女及绝经后妇女的阴道黏膜上皮甚薄,皱襞少,伸展性小,容易受创伤及感染。阴道壁富有静脉丛,受创伤后易出血或形成血肿。

（二）子宫

子宫是产生月经、孕育胚胎及胎儿的空腔器官。

1.位置和形态

子宫位于骨盆腔中央,呈倒置的梨形。成人的子宫重 50～70 g,长 7～8 cm,宽 4～5 cm,厚 2～3 cm,宫腔的容积约为 5 mL。子宫上部较宽,称子宫体,简称宫体,其上端隆突部分,称子宫底。子宫底两侧为子宫角,与输卵管相通。子宫的下部较窄,呈圆柱状,称子宫颈,简称宫颈。成人子宫体与子宫颈的比例为 2∶1;婴儿为 1∶2(图 1-3)。子宫体与子宫颈之间形成的最狭窄部分,称子宫峡部,在非孕期长约 1 cm。子宫峡部的上端因解剖上较狭窄,称为解剖学内口;下端宫腔内膜开始转变为宫颈黏膜,称为组织学内口。宫颈下端伸入阴道内的部分称宫颈阴道部,在阴道以上的部分称宫颈阴道上部(图 1-4)。

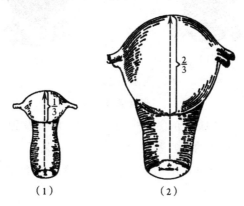

（1）婴儿子宫；（2）成人子宫

图 1-3　不同年龄子宫体与子宫颈发育的比例

2.组织结构

(1)宫体:由内向外分为子宫内膜层、肌层和浆膜层。子宫内膜层与肌层直接相贴,其间没有内膜下层组织。内膜可分为致密层、海绵层和基底层。致密层和海绵层在卵巢激素影响下发生周期性变化，又称功能层。基底层紧贴肌层，对卵巢激素不敏感，无周期性变化。子宫肌层位于内膜层和浆膜层之间，是子宫壁最厚的一层，在非孕期厚约 0.8 cm，由大量平滑肌组织、少量弹力纤维与胶原纤维组成，大致分为 3 层：外层多纵行，内层环行，中层多围绕血管交织排列如网(图 1-5)，有利于子宫收缩时止血。浆膜层最薄，为覆盖在子宫底及子宫前后面的盆腔腹膜，与肌层紧贴。在子宫后面，浆膜层向下延伸，覆盖宫颈后方及阴道后穹隆再折向直肠，形成直肠子宫陷凹，亦称道格拉斯腔。

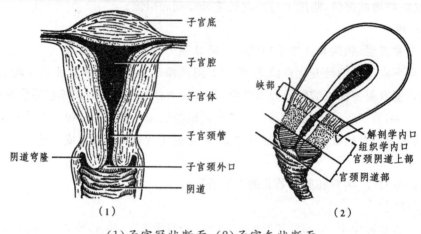

(1)子宫冠状断面；(2)子宫矢状断面

图 1-4　子宫各部

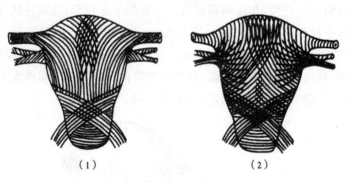

(1)浅层；(2)深层

图 1-5　子宫肌层肌束排列

　　(2)宫颈：主要由结缔组织构成，亦含有平滑肌纤维、血管及弹力纤维。子宫颈内腔呈梭形，称子宫颈管，成年未生育女性的子宫颈管长 2.5～3 cm，其下端称为子宫颈外口，开口于阴道。未经阴道分娩的妇女子宫颈外口呈圆形；经阴道分娩的妇女子宫颈外口受分娩的影响形成横裂，分为宫颈前唇和宫颈后唇。子宫颈管内黏膜呈纵行皱襞，黏膜为高柱状单层上皮细胞，受性激素影响有周期性变化。黏膜层腺体分泌碱性黏液，形成宫颈管内黏液栓并堵于宫颈外口，子宫颈外口柱状上皮与鳞状上皮交界处是子宫颈癌的好发部位。

　　3.子宫韧带

　　子宫韧带共有 4 种(图 1-6)，以维持子宫的正常位置。①阔韧带：为一对翼形的腹膜皱襞，由子宫两侧至骨盆壁，将骨盆分为前、后两部分，维持子宫在盆腔的正中位置。子宫动、静脉和输尿管均从阔韧带基底部穿过。②圆韧带:呈圆索状,起于两侧子宫角的前面,穿行于阔韧带与腹股沟内,止于大阴唇前端,有维持子宫前倾位置的作用。③主韧带:又称宫颈横韧带,位于阔韧带下部,横行于宫颈阴道上部与宫体下部两侧和骨盆侧壁之间,与子宫颈紧密相连,是固定子宫颈正常位置的重要组织,子宫血管与输尿管下段穿越此韧带。④宫骶韧带:从子宫颈后面上部两侧起(相当于子宫峡部水平),绕过直肠而终于第2~3骶椎前面的筋膜内,将宫颈向后、向上牵引,间接保持子宫前倾的位置。

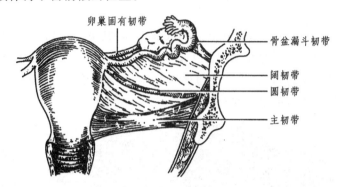

图 1-6　子宫各韧带

(三)输卵管

输卵管为卵子与精子的结合场所,也是运送受精卵的管道(图 1-7)。

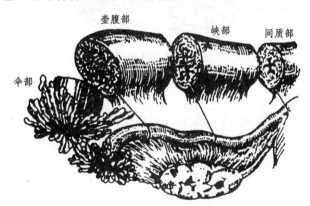

图 1-7　输卵管各部及其横断面

1.位置和形态

输卵管为一对细长而弯曲的管道,内侧与子宫角相连,外端游离,全长 8~14 cm。根据输卵管的形态由内向外可分为 4 部分。①间质部:通入子宫壁内的部分,长约 1 cm。②峡部:间质部外侧一段管腔,较狭窄,长 2~3 cm。③壶腹部:在峡部外侧,管腔较宽大,长 5~8 cm,是正常情况下的受精部位。④伞部:输卵管的末端,管口为许多须状组织,呈伞状,长 1~1.5 cm,开口于腹腔,有"拾卵"作用。

2.组织结构

输卵管壁分 3 层:外层为浆膜层,是腹膜的一部分;中层为平滑肌层,可有节奏收缩而引起输卵管由远端向近端蠕动;内层为黏膜层,由单层高柱状上皮组成,其中有分泌细胞及纤毛细胞,纤毛向宫腔方向摆动,协助受精卵的运行。输卵管黏膜受性激素的影响有周期性变化。

(四)卵巢

卵巢是产生与排出卵子,并分泌类固醇激素的性器官。

1.位置和形态

卵巢为一对扁椭圆形腺体,位于输卵管的后下方。其大小因个体及处于月经周期阶段的不同而不同,左右两侧卵巢的重量也不相同。成年女子的卵巢约为 4 cm×3 cm×1 cm 大小,重 5～6 g,呈灰白色,青春期开始排卵,卵巢表面逐渐变得凹凸不平;绝经后,卵巢萎缩,变小、变硬。

2.组织结构

卵巢表面无腹膜,表层为单层立方上皮即表面上皮,其下为致密纤维组织,称卵巢白膜。白膜下的卵巢组织分为皮质与髓质两部分。皮质在外侧,其中含有数以万计的原始卵泡和发育程度不同的卵泡及间质组织;髓质位于卵巢的中心,内无卵泡,含有疏松的结缔组织及丰富的血管、神经、淋巴管及少量的平滑肌纤维(图 1-8)。

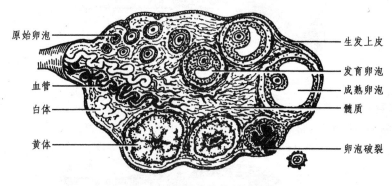

图 1-8　卵巢的结构(切面)

三、血管、淋巴及神经

(一)血管

女性内外生殖器官的血液供应,主要来自卵巢动脉、子宫动脉、阴道动脉及阴部内动脉。各部位的静脉均与相应动脉伴行,但在数量上较动脉多,并在相应器官及其周围形成静脉丛,且互相吻合,故盆腔感染易于蔓延。

(二)淋巴

女性生殖器官有丰富的淋巴管及淋巴结,均伴随相应的血管而行。淋巴液首先汇集进入沿髂动脉的各淋巴结,其次注入沿腹主动脉周围的腰淋巴结,最后汇入第二腰椎前方的乳糜池。女性生殖器官淋巴主要分为外生殖器淋巴与盆腔淋巴两大组。当内、外生殖器发生感染或产生肿瘤时,往往沿各部回流的淋巴管扩散或转移,导致相应部位的淋巴结肿大。

(三)神经

支配外生殖器的神经主要为阴部神经,系躯体神经(包括运动神经与感觉神经),由第Ⅱ、Ⅲ、Ⅳ骶神经的分支组成,与阴部内动脉途径相同,在坐骨结节内侧下方分为 3 支,分布于会阴、阴唇和肛门周围。内生殖器主要由交感神经和副交感神经支配,交感神经纤维自腹主动脉前神经丛分出,下行入盆腔分为卵巢神经丛及骶前神经丛,其分支分布于卵巢、输卵管、子宫、膀胱等部。子宫平滑肌有自主节律活动,完全切除其神经后仍能有节律收缩,还能完成分娩活动。临床上可见低位截瘫的孕妇能顺利自然分娩。

四、骨盆

骨盆为生殖器官所在之处,也是胎儿娩出的通道。女性骨盆除了支持上部躯体的重量使之均匀分布于下肢,还具有支持和保护骨盆内器官的作用。其大小、形态对分娩有直接影响。

(一)骨盆的组成

骨盆由左右 2 块髋骨、1 块骶骨和 1 块尾骨组成。每块髋骨又由髂骨、坐骨和耻骨融合而成。坐骨后缘中点的突起称为坐骨棘,位于真骨盆腔中部,是分娩过程中衡量胎先露下降程度的重要标志,肛门指诊和阴道内诊可触及;耻骨两降支前部相连构成耻骨弓,所形成的角度正常为 90°～100°。骶骨由 5～6 块骶椎融合而成,形似三角,其上缘向前突出,称为骶岬,是妇科腹腔镜手术的重要标志之一,也是产科骨盆内测量对角径的指示点。尾骨由 4～5 块尾椎组成(图 1-9)。

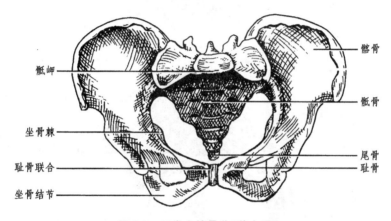

图 1-9　正常女性骨盆(前上观)

骨与骨之间有耻骨联合、骶髂关节及骶尾关节。以上关节和耻骨联合周围均有韧带附着,以骶、尾骨与坐骨结节之间的骶结节韧带和骶、尾骨与坐骨棘之间的骶棘韧带较为重要(图1-10)。妊娠期受激素的影响,韧带松弛,各关节的活动略有增加,尤其是骶尾关节,分娩时尾骨后翘,有利于胎儿的娩出。

(二)骨盆的分界

以耻骨联合上缘、髂耻缘、骶骨岬上缘的连线为界,将骨盆分为假骨盆和真骨盆两部分。分界线以上部分为假骨盆,又称大骨盆;分界线以下部分为真骨盆,又称小骨盆(图 1-11)。假骨盆与产道无直接关系,但假骨盆某些径线的长短可作为了解真骨盆大小的参考。真骨盆是胎儿娩出的骨产道,可分为骨盆入口、骨盆腔及骨盆出口 3 部分。骨盆腔为一前壁短、后壁长的弯曲管道,前壁是耻骨联合,两侧壁为坐骨、坐骨棘与骶棘韧带,后壁是骶骨和尾骨。

(三)骨盆的类型

骨盆的形态、大小因人而异,受遗传、营养、生长发育、疾病等因素的影响。通常按卡尔韦尔(Callwell)与莫洛伊(Moloy)的骨盆分类法,分为 4 种类型(图 1-12):①女性型;②男性型;③类人猿型;④扁平型。女性型骨盆入口呈横椭圆形,骨盆腔浅,结构薄且平滑,坐骨棘间径大于等于 10 cm,有利于胎儿的娩出,是女性正常骨盆。女性型骨盆在我国妇女骨盆类型中占 52 ％～58.9 ％。

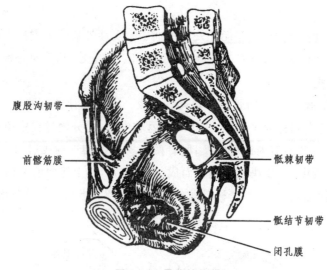

图 1-10 骨盆的韧带

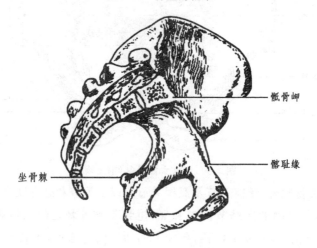

图 1-11 骨盆的分界(侧面观)

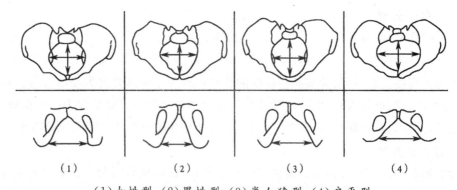

(1)女性型;(2)男性型;(3)类人猿型;(4)扁平型

图 1-12 骨盆的四种基本类型

五、骨盆底

骨盆底由多层肌肉和筋膜组成,封闭骨盆出口,承载和支持盆腔脏器,使之保持正常的位置,有尿道、阴道和直肠穿过。骨盆底的前面为耻骨联合下缘,后面为尾骨尖,两侧为耻骨降支、坐骨升支及坐骨结节。骨盆底有 3 层组织。

(一)外层

外层位于外生殖器、会阴皮肤及皮下组织的下面,由会阴浅筋膜及其深部的 3 对肌肉(球海绵体肌、坐骨海绵体肌及会阴浅横肌)和肛门外括约肌组成。这层肌肉的肌腱会合于阴道外口与肛门之间,形成中心腱(图 1-13)。

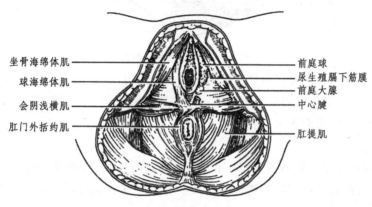

左侧标注(自上而下):坐骨海绵体肌、球海绵体肌、会阴浅横肌、肛门外括约肌

右侧标注(自上而下):前庭球、尿生殖膈下筋膜、前庭大腺、中心腱、肛提肌

图 1-13 骨盆底浅层肌

(二)中层

中层即泌尿生殖膈,由上、下两层坚韧的筋膜及其间的一对会阴深横肌(自坐骨结节的内侧面伸展至中心腱处)和尿道括约肌组成(图 1-14)。

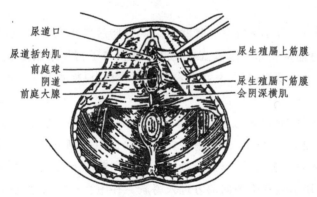

左侧标注(自上而下):尿道口、尿道括约肌、前庭球、阴道、前庭大腺

右侧标注(自上而下):尿生殖膈上筋膜、尿生殖膈下筋膜、会阴深横肌

图 1-14 骨盆底中层肌肉及筋膜

(三)内层

内层即盆膈,为骨盆底的最内层,由肛提肌及其筋膜组成,自前向后依次有尿道、阴道及直肠穿过。每侧肛提肌由耻尾肌、髂尾肌和坐尾肌组成,两侧肌肉互相对称,组合形成漏斗形(图 1-15)。肛提肌的主要作用是加强盆底的托力,其中一部分纤维与阴道及直肠周围密切交织,加强肛门与阴道括约肌的作用。

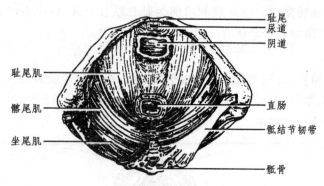

图 1-15　骨盆底内层肌肉

会阴又称会阴体,指阴道口与肛门之间的楔形软组织,厚 3～4 cm,由表及里分别为皮肤、皮下脂肪、筋膜、部分肛提肌和会阴中心腱。妊娠期会阴组织变软,伸展性很大,有利于分娩。分娩时要注意保护,以免造成会阴裂伤。

六、邻近器官

女性生殖器官与盆腔各邻近器官不仅位置相邻,而且血管、神经、淋巴系统也相互联系。在疾病的发生、诊断和治疗方面互相影响。当生殖器官有病变时,如创伤、感染、肿瘤等,易累及邻近器官;反之亦然。

(一)尿道

尿道位于阴道前,耻骨联合后,从膀胱三角尖端开始,穿过泌尿生殖膈,止于阴道前庭的尿道外口。女性尿道长 4～5 cm,短而直,开口于阴蒂下方,邻近阴道,易发生泌尿系统感染。

(二)膀胱

膀胱为一空腔器官,位于子宫与耻骨联合之间。膀胱壁由浆膜层、肌层及黏膜层构成,膀胱后壁与宫颈及阴道前壁相邻。因覆盖膀胱顶的腹膜与子宫体浆膜层相连,充盈的膀胱可影响子宫的位置,在手术中易遭误伤,并妨碍盆腔检查,故妇科检查及手术前必须排空膀胱。

(三)输尿管

输尿管为一对肌性圆索状长管,长约 30 cm,最细部分的直径仅 3～4 mm,最粗可达 8 mm。输尿管在腹膜后,从肾盂开始,沿腰大肌前面偏中线侧下降,在骶髂关节处,经过髂外动脉起点的前方进入骨盆腔继续下行,至阔韧带底部向前内方行,于宫颈旁约 2 cm 处,行在子宫动脉下方,然后经阴道侧穹隆绕向前方进入膀胱。在施行附件切除或结扎子宫动脉时,应避免损伤输尿管(图 1-16)。

(四)直肠

直肠上接乙状结肠,下接肛管,全长 15～20 cm。前为子宫及阴道,后为骶骨,肛管长 2～3 cm,在其周围有肛门内、外括约肌和肛提肌。肛门外括约肌为骨盆底浅层肌肉的一部分。妇科手术及会阴切开缝合时应注意避免损伤肛管、直肠。

(五)阑尾

阑尾上连接盲肠,长 7～9 cm,通常位于右髂窝内。有的阑尾下端可达右侧输卵管及卵巢部位,因此妇女患阑尾炎时可能累及子宫附件。妊娠时阑尾可随妊娠月份增加而逐渐向上外方移位。

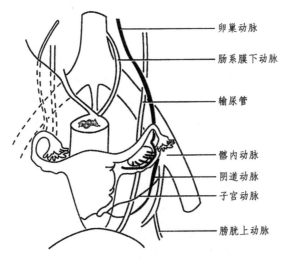

图 1-16　输尿管与子宫动脉的关系

第二节　女性生殖系统生理

女性从胚胎形成到衰老是一个渐进的生理过程,体现了下丘脑-垂体-卵巢轴功能发育、成熟和衰退的变化过程。根据年龄和生理特点可将女性一生分为胎儿期、新生儿期、儿童期、青春期、性成熟期、绝经过渡期和绝经后期 7 个阶段。

一、女性一生各时期的生理特点

（一）胎儿期

胎儿期是指从受精卵形成至胎儿娩出,共 266 天（从末次月经算起为 280 天）。受精卵是由父系和母系来源的 23 对（46 条）染色体组成的新个体,其中 1 对染色体在性发育中起决定作用,称性染色体。性染色体 X 与 Y 决定胎儿的性别,即 XY 合子发育为男性,XX 合子发育为女性。

（二）新生儿期

新生儿期是指出生后 4 周内。女性胎儿在子宫内受到母体性腺和胎盘产生的性激素影响,其子宫内膜和乳房均有一定程度的发育,外阴较丰满。出生后数日内,由于性激素水平下降,阴道可有少量血性分泌物排出,即假月经;乳房可稍肿大,甚至分泌少量乳汁。这些都是正常生理现象,短期内会自行消失。

（三）儿童期

儿童期是指从出生 4 周至 12 岁。此期儿童体格生长发育很快,但生殖器官发育仍不成熟。儿童早期（8 岁以前）下丘脑-垂体-卵巢轴功能处于抑制状态,生殖器为幼稚型,子宫、卵巢及输卵管均位于腹腔内。儿童后期（约 8 岁起）,下丘脑促性腺激素释放激素（gonadotropin-releasing hormone，GnRH）抑制状态解除,卵巢有少量卵泡发育,但不成熟也不排卵;子宫、卵巢及输卵管降至盆腔;乳房和内生殖器开始发育增大,脂肪分布开始出现女性特征,其他性征也开始出现。

(四)青春期

青春期是指由儿童期向性成熟期过渡的一段快速生长时期,是女性内分泌系统、生殖系统、体格、心理等逐渐发育成熟的过程。世界卫生组织(World Health Organization,WHO)提出青春期为 10～19 岁。青春期的发动时间主要取决于遗传因素,也与所处地理环境、个人体质、营养状况及心理因素有关;青春期的发动通常在 8～10 岁。此期的生理特点有以下几点。

1.第一性征变化

在促性腺激素作用下,卵巢增大,卵泡开始发育和分泌雌激素;阴阜隆起,大、小阴唇变肥厚并有色素沉着;阴道长度及宽度增加,阴道黏膜变厚并出现皱襞;子宫增大,宫体和宫颈比例变为 2∶1;输卵管变粗,弯曲度减小,黏膜出现许多皱襞与纤毛;卵巢增大,皮质内有不同发育阶段的卵泡,致使卵巢表面稍呈凹凸不平。此时已初步具有生育能力。

2.第二性征出现

除生殖器官外,其他女性特有的性征即为第二性征。乳房发育是女性第二性征出现的最初表现。随着肾上腺雄激素分泌增加,阴毛和腋毛开始出现;其他变化包括声调变高、骨盆宽大、胸和肩部皮下脂肪增多等。

3.生长加速

由于雌激素、生长激素和胰岛素样生长因子分泌增加,11～12 岁青春期少女体格生长呈直线加速,平均每年生长 9 cm,月经初潮后生长减缓。

4.月经初潮

女性第一次月经来潮称月经初潮,为青春期的重要标志。月经来潮表明卵巢产生的雌激素已经达到一定水平,能引起子宫内膜变化而产生月经。但此时由于中枢对雌激素的正反馈机制尚未成熟,月经周期常不规律。

5.其他

青春期女性的判断力与想象力增强,心理变化也十分明显,对异性有好奇心,关注自我形象,情绪易出现波动,容易出现行为偏差问题。

(五)性成熟期

性成熟期是指卵巢功能成熟并有周期性性激素分泌及排卵的时期,约从 18 岁开始,持续30 年左右。在这一时期,生殖器官及乳房在性激素作用下发生周期性变化,此阶段是女性生育能力最旺盛的时期,故亦称生育期。

(六)绝经过渡期

绝经过渡期是指卵巢功能开始衰退至最后一次月经的时期。可始于 40 岁,历时短则 1～2 年,长则 10 余年。此期卵巢功能逐渐减退,卵泡不能发育成熟及排卵,因而月经不规则,常为无排卵性月经。最终卵巢内卵泡自然消耗,对垂体促性腺激素丧失反应,导致卵巢功能衰竭,月经永久性停止,称绝经。1994 年,WHO 将卵巢功能开始衰退至绝经后 1 年内的时期定义为围绝经期。围绝经期妇女由于卵巢功能逐渐减退,雌激素水平降低,容易出现潮热、出汗、失眠、抑郁或烦躁等,称为绝经综合征。

(七)绝经后期

绝经后期是指绝经后的生命时期。女性 60 岁以后进入老年期。此阶段卵巢功能完全衰退,生殖器官进一步萎缩退化,主要表现为:雌激素水平低落,不能维持女性第二性征;容易感染而发生老年性阴道炎;骨代谢异常而引起骨质疏松;其他各脏器也容易发生疾病。

二、月经及其临床表现

月经是指伴随卵巢周期性变化而出现的子宫内膜周期性脱落及出血。规律月经的建立是生殖功能成熟的重要标志。月经初潮年龄多在 13～15 岁,可以早至 11～12 岁,或迟至 15～16 岁。若 16 岁以后月经尚未来潮,应及时就医。月经初潮年龄受遗传、营养、气候、环境等因素影响。

1.月经血的特征

月经血呈暗红色,除血液外,还含有子宫内膜碎片、炎性细胞、宫颈黏液及脱落的阴道上皮细胞。来自子宫内膜的大量纤维蛋白溶酶可溶解纤维蛋白,因此通常月经血不凝,若出血速度过快,也可形成血块。

2.正常月经的临床表现

正常月经具有周期性。出血第 1 日为月经周期的开始,两次月经第 1 日的间隔时间,称为月经周期。一般为 21～35 天,平均为 28 天。每次月经的持续时间,称为经期,一般为 2～8 天,多数为 4～6 天。每次月经的总失血量称为经量,正常为 20～60 mL,超过 80 mL 为月经过多。

月经属生理现象,多数女性无特殊不适,但由于盆腔充血,可以引起腰骶部酸胀等不适。个别女性可有膀胱刺激症状(如尿频)、轻度神经系统不稳定症状(如头痛、失眠、精神忧郁、易于激动)、胃肠功能紊乱(如食欲缺乏、恶心、呕吐、便秘或腹泻),以及鼻黏膜出血、皮肤痤疮等,一般不影响妇女的正常工作和学习。

三、卵巢功能及其周期性变化

卵巢具有产生卵子并排卵的生殖功能和产生雌激素的内分泌功能。

(一)卵泡发育及排卵的周期性变化

从青春期开始到绝经前,卵巢在形态和功能上发生周期性变化,称为卵巢周期。新生儿出生时卵巢内有 100 万～200 万个卵泡,至青春期只剩下 30 万～40 万个。女性一生中仅 400～500 个卵泡发育成熟并排卵,其余卵泡发育到一定程度即通过细胞凋亡机制自行退化,称卵泡闭锁。

进入青春期后,卵泡由自主发育推进至发育成熟的过程依赖于促性腺激素的刺激。生育期每一个月经周期一般有 3～11 个卵泡发育,经过募集、选择,一般只有一个优势卵泡达到完全成熟,称成熟卵泡或赫拉夫卵泡,直径为 18～23 mm。随着卵泡的发育成熟,其逐渐向卵巢表面移行并向外凸出,当接近卵巢表面时,该处表面细胞变薄,最后破裂,出现排卵(图 1-17)。排卵多发生在两次月经中间,一般在下次月经来潮之前 14 天左右,卵子可由两侧卵巢轮流排出,也可由一侧卵巢连续排出。

排卵后卵泡液流出,卵泡腔内压力下降,卵泡壁塌陷,形成许多皱襞,卵泡壁的卵泡颗粒细胞和卵泡内膜细胞向内侵入,周围由卵泡外膜包围,共同形成黄体,排卵后 7～8 d 黄体体积和功能达到高峰。

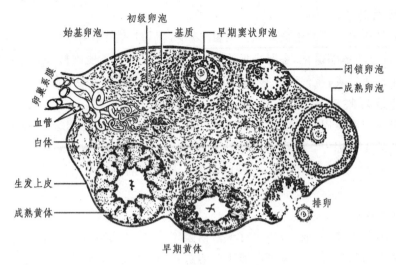

图 1-17　人类卵巢的生命周期

排出的卵子被输卵管伞部捡拾,在输卵管蠕动及输卵管黏膜纤毛摆动等作用下进入输卵管壶腹部与峡部连接处等待受精,卵子在排出后 12～24 h 即失去受精能力。若卵子未受精,排卵后 9～10 天黄体开始萎缩变小,功能逐渐衰退,周围的结缔组织及成纤维细胞侵入黄体,组织纤维化,外观色白,称为白体。若卵子受精,则黄体在胚胎滋养细胞分泌的绒毛膜促性腺激素作用下增大,转变为妊娠黄体,至妊娠 3 个月末退化。

排卵日至月经来潮为黄体期,一般为 14 天,黄体功能衰退后月经来潮,此时卵巢中又有新的卵泡发育,开始新的周期。

(二)卵巢分泌的性激素及其周期性变化

雌激素和孕激素是卵巢合成并分泌的主要性激素,此外还有少量雄激素,三种激素均为类固醇激素。

1.雌激素

卵巢主要合成雌二醇(E_2)及雌酮(E_1)。体内尚有雌三醇(E_3)和 2-羟雌酮,系 E_2 的降解产物。E_2 是女性体内生物活性最强的雌激素。

在卵泡发育早期,雌激素分泌量很少,随着卵泡的发育,分泌量逐渐增加,至排卵前达到高峰,排卵后稍减少。在排卵后 1～2 天,黄体开始分泌雌激素,使血液中雌激素又逐渐增加。排卵后 7～8 天黄体成熟时,血液中雌激素达第二高峰。此后,黄体萎缩,雌激素水平急剧下降,于月经期前降至最低水平。

雌激素的主要生理功能有以下几点。①对生殖系统的作用:促进和维持子宫发育,增加子宫平滑肌对缩宫素的敏感性;促进子宫内膜增生和修复;使子宫颈口松弛,宫颈黏液分泌增加、性状变稀薄,有利于精子通过;协同促性腺激素促使卵泡发育;促进输卵管上皮细胞的分泌活动,增强输卵管节律性收缩的振幅;促进阴道上皮细胞的增生、分化、成熟及角化,使细胞内糖原增加;促进外生殖器发育。②对第二性征的作用:促进乳腺管增生,乳头、乳晕着色;促进其他第二性征发育。③代谢作用:促进体内水钠潴留,降低血循环中胆固醇水平,维持和促进骨基质代谢,促进钙、磷的重吸收及其在骨质中沉积,等等。④调节作用:通过对下丘脑和垂体的正负反馈调节,控制促性腺激素的分泌。

2.孕激素

孕酮是卵巢分泌的具有生物活性的主要孕激素。卵泡期卵泡不分泌孕酮;排卵前,成熟卵泡分泌少量孕酮;排卵后,卵巢黄体分泌孕酮,随着黄体的发育其分泌量显著增加,排卵后 7～8 天黄体成熟时孕酮分泌量达高峰;以后逐渐下降,到月经来潮时达最低水平。

孕激素常在雌激素作用基础上发挥作用。主要生理功能有以下几点。①对生殖系统的作用:使增生期子宫内膜转化为分泌期内膜,有利于受精卵着床;可降低子宫平滑肌兴奋性及其对缩宫素的敏感性,从而抑制子宫收缩,有利于受精卵与胎儿在子宫腔内生长发育;使子宫颈口闭合,黏液变黏稠,阻止精子及微生物进入;抑制输卵管节律性收缩;促进阴道上皮细胞脱落。②对乳腺作用:促进乳腺腺泡发育。③代谢作用:促进体内水与钠的排泄。④调节作用:参与下丘脑、垂体的正负反馈调节;对体温调节中枢有兴奋作用,正常女性在排卵后基础体温可升高 0.3～0.5 ℃,可作为判断是否排卵、排卵日期及黄体功能的指标之一。

3.雄激素

女性雄激素主要来自肾上腺,卵巢分泌少量雄激素,主要是睾酮。排卵前血液中雄激素水平升高,可促进非优势卵泡闭锁,并增强性欲。

雄激素的主要生理功能有以下几点。①对生殖系统的作用:促使阴蒂、阴唇和阴阜的发育,促进阴毛、腋毛的生长;雄激素过多会对雌激素产生拮抗作用,可减缓子宫及其内膜的生长和增殖,抑制阴道上皮的增生和角化;长期使用雄激素,可出现男性化表现;此外,雄激素还与性欲有关。②代谢作用:促进蛋白合成和肌肉生长,刺激骨髓中红细胞的增生。在性成熟期,促使长骨骨基质生长和钙的沉积;性成熟后可导致骨骺的关闭,使生长停止。可促使肾远曲小管对水、钠的重吸收并保留钙。

四、其他生殖器官的周期性变化
(一)子宫内膜的周期性变化

卵巢激素的周期性变化,使生殖器官发生相应的变化,其中子宫内膜的变化最为明显(图1-18)。现以一个正常月经周期(28 天)为例,将子宫内膜的连续性变化分期说明如下。

1.增殖期

月经周期的第 5～14 天。在雌激素影响下,内膜上皮、腺体、间质及血管增殖,内膜逐渐生长变厚,由 0.5 mm 增生为 3～5 mm。子宫内膜的增生与修复在月经周期第 2～3 天即已开始。

2.分泌期

月经周期的第 15～28 天,与卵巢周期中的黄体期对应。排卵后,卵巢内形成黄体,分泌雌激素与孕激素,使子宫内膜在增殖期的基础上继续增厚,血管迅速增加,更加弯曲,间质疏松、水肿,腺体增大,出现分泌现象,腺体内的分泌上皮细胞分泌糖原,为孕卵着床做准备。在排卵后的 6～10 d,即月经周期的第 20～24 天,分泌期的子宫内膜由非接受状态发展到接受状态,允许胚胎植入,即子宫内膜的容受性,这一时期也称为"种植窗"。至月经周期的第 24～28 天,子宫内膜可厚达 10 mm,呈海绵状。

3.月经期

月经周期的第 1～4 天,由于卵子未受精,黄体功能衰退,雌、孕激素水平骤然下降,子宫内膜螺旋小动脉开始节律性和阵发性收缩、痉挛,血管远端的管壁及所供应的组织缺血、缺氧,继而发生缺血性局灶性坏死,坏死的子宫内膜功能层从基底层崩解剥落,与血液一起排出,表现为月经来潮。

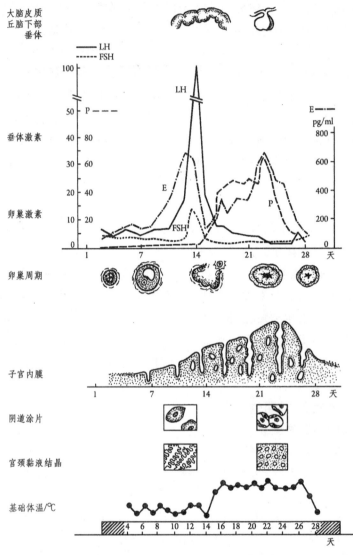

图 1-18 月经周期中激素、卵巢、子宫内膜、阴道涂片、宫颈黏液及基础体温的周期性变化

(二)子宫颈黏液的周期性变化

子宫颈内膜腺细胞的分泌活动受雌、孕激素的影响,有明显的周期性变化。子宫颈黏液检查可了解卵巢的功能状态。月经过后,体内雌激素水平低,子宫颈黏液的分泌量少。随激素水平不断增高,子宫颈黏液分泌量也逐渐增多,并变得稀薄透明,有利于精子通行。至排卵前黏液拉丝可为 10 cm 以上。取黏液涂于玻片,干燥后显微镜下可见羊齿植物叶状结晶。这种结晶于月经周期的第 6～7 天即可出现,至排卵前最典型,月经周期的第 22 天左右完全消失。排卵后,受孕激素影响,黏液分泌量减少,变浑浊黏稠,拉丝易断,涂片干燥后,镜下可见成行排列的椭圆体(图 1-18)。

(三)输卵管的周期性变化

在雌、孕激素的影响下,输卵管也发生周期性变化。在雌激素的作用下,输卵管黏膜上皮纤毛细胞生长,体积增大;非纤毛细胞分泌增加,为卵子提供运输和种植前的营养物质;输卵管发育,输卵管肌层节律性收缩的振幅增强。孕激素则能抑制输卵管收缩的振幅,并抑制输卵管黏膜上皮纤毛细胞的生长,分泌细胞分泌黏液减少。只有在雌、孕激素的协同作用下,受精卵才能通过输卵管正常到达子宫腔。

(四)阴道黏膜的周期性变化

随着体内雌、孕激素的变化,阴道黏膜也发生周期性改变,其中阴道上段黏膜改变更为明显。排卵前,受雌激素影响,黏膜上皮增生,表层细胞角化,以排卵期最显著。细胞内有丰富的糖原,糖原被阴道杆菌分解为乳酸,使阴道保持酸性环境,可以抑制致病菌的繁殖。排卵后,受孕激素影响,阴道黏膜表层上皮细胞大量脱落,脱落细胞多为中层细胞或角化前细胞(图 1-18)。临床上常根据阴道脱落细胞的变化,间接了解雌激素水平和排卵情况。

五、月经周期的调节

月经是女性生殖系统周期性变化的重要标志。月经周期的调节主要涉及下丘脑、垂体和卵巢,三者相互调节、相互影响,形成一个完整而协调的神经内分泌系统,称为下丘脑-垂体-卵巢轴(图 1-19)。此轴还受中枢神经系统影响。

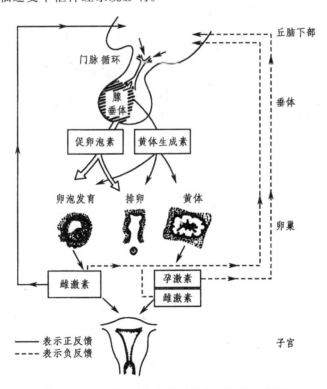

图 1-19 下丘脑-垂体-卵巢轴的相互关系示意图

(一)下丘脑分泌的调节激素及其功能

GnRH 为下丘脑调节月经的主要激素,其生理功能是调节垂体促性腺激素的合成和分泌。其分泌特征是脉冲式释放。

(二)垂体分泌的调节激素及其功能

腺垂体分泌的直接与生殖有关的激素有促性腺激素和催乳素。

1.促性腺激素

腺垂体的促性腺激素细胞分泌促卵泡素(folliclestimulating hormone,FSH)和黄体生成素(luteinizing hormone,LH)。FSH 和 LH 均为糖蛋白激素,共同促进卵泡发育及成熟,促进排卵并形成黄体。

2.催乳素

催乳素(prolactin,PRL)是由腺垂体的催乳细胞分泌的多肽激素,具有促进乳汁合成的功能。

(三)下丘脑-垂体-卵巢轴的相互调节

月经周期的调节是一个复杂的过程。月经周期中黄体萎缩后,体内雌、孕激素水平降至最低,对下丘脑和垂体的抑制解除,下丘脑的神经细胞分泌 GnRH,通过下丘脑与垂体之间的门静脉系统进入垂体前叶,垂体在其作用下分泌并释放 FSH,促进卵泡发育,分泌雌激素,子宫内膜发生增殖期变化。随着雌激素水平增高,其对下丘脑的负反馈作用增强,抑制下丘脑分泌GnRH,垂体分泌并释放 FSH 也减少。随着卵泡发育,成熟卵泡分泌雌激素达 200 pg/ml,并持续 48 h 以上,其对下丘脑和垂体产生正反馈,形成 FSH 与 LH 高峰,促使成熟卵泡排卵。

排卵后,FSH 与 LH 水平急剧下降,黄体逐渐发育成熟,主要分泌孕激素及少量雌二醇,子宫内膜转化为分泌期内膜,排卵后第 7～8 天孕激素水平达高峰,雌激素水平也达到又一高峰,雌、孕激素的共同负反馈作用促使垂体 FSH 与 LH 的分泌减少,黄体逐渐萎缩,雌、孕激素分泌减少,子宫内膜功能层发生剥脱而出现月经来潮。雌、孕激素水平降至最低水平,对下丘脑和垂体的负反馈抑制解除,开始下一个月经周期,如此周而复始(图 1-19)。

第二章 病史采集与检查

一、护理评估

(一)健康史采集方法

护理评估是护理程序的基础,是指全面收集有关护理对象的资料,并加以整理、综合、判断的过程。妇产科护理评估可以通过观察、会谈,对护理对象进行身体检查、心理测试等方法获得护理对象生理、心理、社会、精神和文化等各方面的资料。由于女性生殖系统疾病常常涉及病人的隐私和与性生活有关的内容,收集资料时会使病人感到害羞和不适,甚至不愿说出真相,所以妇产科护理的护患沟通十分重要。在护理评估的过程中,要做到态度和蔼、语言亲切并通俗易懂,关心体贴和尊重病人,耐心细致地询问和进行体格检查,给病人以安全感,并给予保守秘密的承诺。在可能的情况下要避免第三者在场,这样才能收集到护理对象真实的健康史,以及生理、心理和社会资料。

(二)健康史采集内容

健康史包括一般项目、主诉、现病史、月经史、婚育史、既往史、个人史和家族史8个方面。

1.一般项目

询问护理对象的姓名、年龄、婚姻状况、籍贯、职业、民族、教育程度、家庭住址等,记录入院日期,观察病人的入院方式。护理对象的年龄、婚姻状况、职业等可能影响疾病的发生与发展。例如:孕妇年龄过小容易发生难产;35岁以上初产妇容易在妊娠期间发生妊娠期高血压疾病、产力异常等;妇女的婚姻状况、性伴侣与妇科疾病有关。

2.主诉

了解病人就医的主要问题、主要症状(或体征)、出现的时间、持续时间和病人的应对方式。产科常见的就诊问题有停经、停经后阴道流血和(或)下腹疼痛不适、见红、产后发热伴下腹痛等。妇科常见的症状有外阴瘙痒、阴道流血、白带异常、闭经、下腹痛、下腹部包块及不孕等。也有本人无任何不适,通过妇科常见病普查或健康体检而发现疾病的情况。主诉通常不超过20字,一般采用症状学名称,避免使用病名,如"停经×日,阴道流血×日",或者"普查发现子宫肌瘤×日"。若非本人陈述内容,应注明陈述者与病人的关系。

3.现病史

围绕病人主诉了解发病的时间、发病的原因及可能的诱因、病情发展经过、就医经过、采取的护理措施及效果。可按照时间顺序进行询问。注意询问病人发病性质、部位、严重程度、持续时间等,还需了解病人有无伴随症状及其出现的时间、特点和演变过程,特别是与主要症状的关系。此外,详细询问病人相应的一般情况变化及心理反应,询问食欲、大小便、体重变化、活动能力、睡眠、自我感觉、角色关系、应激能力的变化,还应询问既往有无发病及诊治情况。

4.月经史

询问病人初潮年龄、月经周期、经期持续时间(如13岁初潮,月经周期28~30天,经期持续 4 天,可简写为 $13\frac{4}{28\sim30}$),了解经量多少(询问每日更换卫生巾次数)、有无血块、经前期有无不适(如乳房胀痛、水肿、精神抑郁或易激动等)、有无痛经和疼痛部位、性质、程度、起始时间和消失时间,常规询问末次月经(last menstrual period,LMP)时间及经量和持续时间。若其流血情况不同于以往正常月经时,还应询问前次月经(past menstrual period,PMP)起始日期。绝经后病人应询问其绝经年龄,绝经后有无阴道出血,分泌物情况,是否有其他不适。

5.婚育史

婚育史包括结婚年龄、婚次、男方健康情况、是否近亲结婚(直系血亲及 3 代旁系)、同居情况、双方性功能、性病史。生育情况包括足月产、早产、流产次数及现存子女数,以 4 个阿拉伯数字顺序表示,可简写为:足—早—流—存,如足月产 1 次,无早产,流产 1 次,现存子女 1 人,可记录为1-0-1-1;也可以用"孕×产×"方式表示,可记录为孕 2 产 1(G_2P_1)。同时询问分娩方式、有无难产史、新生儿出生情况、有无产后大量出血或产褥感染史、末次分娩或流产的时间、采用的节育措施及效果。

6.既往史

询问病人既往健康状况,曾患过何种疾病,特别是妇科疾病及与妇科疾病密切相关的病史如生殖系统炎症、肿瘤、损伤、畸形等,是否肥胖,有无肺结核、肠结核、结核性腹膜炎、肝炎、心血管疾病及腹部手术史等。为防止遗漏,可按全身各系统依次询问。若病人曾患有某种疾病,应记录疾病名称、患病时间及治疗情况。同时应询问食物过敏史、药物过敏史,并说明对何种药物过敏。

7.个人史

询问病人的生活和居住情况、出生地和曾居住地区、个人特殊嗜好、自理程度、生活方式、睡眠、饮食、营养、卫生习惯等。了解其与他人、家人的关系,对待职业、工作、退休的满意度,有无烟酒嗜好,有无吸毒史。

8.家族史

了解病人的家庭成员包括父母、兄弟、姊妹及子女的健康状况,询问家族成员有无遗传性疾病(如血友病、白化病等)、可能与遗传有关的疾病(如糖尿病、高血压、肿瘤等)及传染病(如结核等)。

(三)身体评估内容及方法

身体评估常常在采集健康史后进行,主要包括全身体格检查、腹部检查和盆腔检查。孕妇的身体评估还应包括产道检查和肛门指诊检查。盆腔检查为妇科检查所特有,因此又称为妇科检查。除病情危急外,应按下列先后顺序进行,不仅要记录与疾病有关的主要体征,还要记录有鉴别意义的阴性体征。

1.全身体格检查

测量病人体温、脉搏、呼吸、血压、身高、体重;观察其精神状态、全身发育、毛发分布、皮肤、淋巴结(特别是左锁骨上淋巴结和腹股沟淋巴结)、头部器官、颈、乳房(检查其发育情况、有无皮肤凹陷及有无包块或分泌物)、心、肺、脊柱及四肢。

2.腹部检查

腹部检查是妇产科体格检查的重要组成部分,应在盆腔检查前进行。视诊观察腹部形状和大小,有无隆起或呈蛙腹状,腹壁有无瘢痕、静脉曲张、妊娠纹、腹壁疝、腹直肌分离等。扣诊腹壁厚度,肝、脾、肾有无增大及压痛,腹部其他部位有无压痛、反跳痛及肌紧张,腹部能否扣到肿块,若扣及包块,应描述包块的部位、大小(以 cm 为单位表示或以相当于妊娠月份表示,如包块相当于妊娠 3 个月大)、形状、质地、活动度、表面光滑或高低不平隆起及有无压痛。叩诊时注意鼓音和浊音分布区,有无移动性浊音存在。必要时听诊了解肠鸣音情况。若为孕妇,应进行四步触诊和胎心率听诊检查(见第三章)。

3.骨盆测量

骨盆大小及其形状对分娩有直接影响,是决定胎儿能否顺利经阴道分娩的重要因素。产前检查时必须做骨盆测量。骨盆测量分内测量和外测量两种(见第三章)。

4.肛门指诊检查

肛门指诊检查可以了解宫颈消退及宫口扩张、胎先露部及其下降程度、胎方位、骶骨前面弯曲度、坐骨棘间径、坐骨切迹宽度及骶尾关节活动度,并测量后矢状径(见第三章),目前临床在第一产程观察时较少采用。在会阴阴道裂伤及缝合术后行肛门指诊检查,可了解阴道是否有血肿、直肠是否有损伤等。

5.盆腔检查

盆腔检查为妇科特有的检查,又称妇科检查,包括外阴、阴道、宫颈、宫体及双侧附件检查。检查用物包括无菌手套、阴道窥器、鼠齿钳、长镊、子宫探针、宫颈刮板、玻片、棉拭子、消毒液、液状石蜡或肥皂水、生理盐水等。

(1)基本要求。

①检查者关心体贴病人,做到态度严肃、语言亲切,检查前向病人做好解释工作,检查时仔细认真、动作轻柔。同时,检查室温度要适中,环境要寂静,若有其他病人在场,应注意遮挡。

②除尿失禁病人外,检查前嘱咐病人排空膀胱,必要时先导尿以排空膀胱。大便充盈者应在排便或灌肠后进行。

③每检查一人,应更换一次置于臀部下面的垫单(或塑料布、纸单)、无菌手套和检查器械,一人一换、一次性使用,以避免感染或交叉感染。

④除尿瘘病人有时需取膝胸位外,一般妇科检查均取膀胱截石位,病人臀部置于检查台缘,头部略抬高,两手平放于身旁,以使腹肌松弛。检查者一般面向病人,立在病人两腿间。不宜搬动的危重病人不能上检查台,可在病床上检查。

⑤正常月经期应避免检查,若为阴道异常出血,则必须检查。检查前应先消毒外阴,以防发生感染。

⑥无性生活病人禁做阴道窥器检查和双合诊或三合诊检查,一般行直肠-腹部诊。若确有检查必要,应先征得病人及其家属同意,方可用示指放入阴道扣诊,或行阴道窥器、双合诊检查。

⑦怀疑有盆腔内病变而腹壁肥厚、高度紧张不合作或无性生活史病人,若妇科检查不满意,可行 B 型超声波检查。必要时可在麻醉下进行盆腔检查,以做出正确的判断。

⑧男性护士对病人进行妇科检查时,应有一名女性医护人员在场,以减轻病人紧张心理,避免发生不必要的误会。

(2)检查方法:一般按下列步骤进行。

①外阴部检查:观察外阴发育、阴毛多少和分布情况(女性型或男性型),以及有无畸形、水肿、炎症、溃疡、赘生物或肿块,注意皮肤和黏膜色泽或色素减退及质地变化,有无增生、变薄或萎缩。分开小阴唇,暴露阴道前庭、尿道口和阴道口,观察尿道口周围黏膜色泽及有无赘生物。无性生活的病人处女膜一般完整未破,其阴道口勉强可容示指;有性生活的病人阴道口能容两指通过;经产妇的处女膜仅余残痕或可见会阴侧切瘢痕。检查时应让病人用力向下屏气,观察有无阴道前壁或后壁膨出、子宫脱垂或尿失禁等情况。

②阴道窥器检查:根据病人阴道大小和阴道壁松弛情况,选用适当大小的阴道窥器。无性生活者未经本人同意,禁用阴道窥器检查。使用阴道窥器检查阴道和宫颈时,要注意阴道窥器的结构特点,以免漏诊。临床常见的阴道窥器为鸭嘴形,可以固定,便于阴道内治疗操作。

放置阴道窥器前,将阴道窥器两叶合拢,表面涂润滑剂(生理盐水或肥皂液)润滑两叶前端,以利插入阴道,避免阴道损伤。冬天气温较低时,可将阴道窥器前端置于 $40 \sim 45$ ℃肥皂液中预先加温,防止阴道窥器的温度过低而影响检查效果。拟做宫颈细胞学检查或取阴道分泌物涂片时,则不宜用润滑剂,以免影响涂片质量和检查结果。放置阴道窥器时,检查者左手拇指和示指将两侧小阴唇分开,暴露阴道口,右手持阴道窥器避开敏感的尿道周围区,斜行沿阴道侧后壁缓慢插入阴道内,边推进边旋转,将阴道窥器两叶转正并逐渐张开两叶,直至完全暴露宫颈、阴道壁及穹隆部(图 2-1、图 2-2),然后旋转阴道窥器,充分暴露阴道各壁。取出阴道窥器时应将两叶合拢后退出,以免小阴唇和阴道壁黏膜被夹入两叶侧壁间而引起病人剧痛或不适。

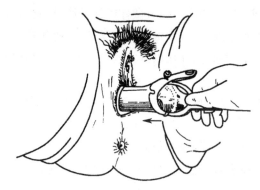

图 2-1　沿阴道侧后壁放入阴道窥器

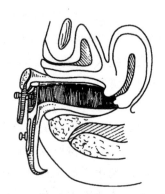

图 2-2　暴露宫颈

阴道窥器检查内容包括宫颈、阴道的视诊。a.阴道视诊:观察阴道前后壁和侧壁及穹隆黏膜颜色、皱襞多少,是否有阴道隔或双阴道等先天畸形,有无溃疡、赘生物或囊肿等。并注意阴道分泌物的量、性状、色泽,有无臭味。阴道分泌物异常者应进行滴虫、假丝酵母菌、淋病奈瑟球菌及线索细胞等检查。b.宫颈视诊:暴露宫颈后,观察宫颈大小、颜色、外口形状,有无出血、肥大、糜烂样改变、撕裂、外翻、腺囊肿、损伤、息肉、赘生物、畸形,宫颈管内有无出血或分泌物。可于此时采集宫颈外口鳞-柱状上皮交界部脱落细胞或宫颈分泌物标本做宫颈细胞学检查和人乳头瘤病毒检测。

③双合诊：盆腔检查中最重要的项目。检查者一手的两指（多为示指和中指）或一指放入阴道，另一手放在腹部配合检查，称为双合诊检查。其目的在于检查阴道、宫颈、宫体、输卵管、卵巢及宫旁结缔组织和韧带，以及盆腔内壁情况。

检查方法：检查者戴无菌手套，右手（或左手）示指和中指蘸润滑剂，顺阴道后壁轻轻插入，检查阴道通畅度、深度、弹性，有无先天畸形、瘢痕、结节、肿块及阴道穹隆情况。触诊宫颈的大小、形状、硬度及宫颈外口情况，观察有无接触性出血和宫颈举痛。当扪及宫颈外口方向朝后时，宫体为前倾；宫颈外口方向朝前时，宫体为后倾。宫颈外口朝前且阴道内手指伸达后穹隆顶部可触及子宫体时，子宫为后屈。随后将阴道内两指放在宫颈后方，另一手掌心朝下手指平放在病人下腹部，当阴道内手指向上向前方抬举宫颈时，腹部手指往下往后按压腹壁，并逐渐向耻骨联合部位移动，通过内、外手指同时抬举和按压，相互协调，扪诊子宫体位置、大小、形状、软硬度、活动度及有无压痛（图2-3）。正常子宫位置一般是前倾略前屈。"倾"指宫体纵轴与身体纵轴的关系。若宫体朝向耻骨，称为前倾；若宫体朝向骶骨，称为后倾。"屈"指宫体与宫颈间的关系。若两者间纵轴形成的角度朝向前方，称为前屈；若形成的角度朝向后方，称为后屈。扪清子宫后，再行双侧附件检查。将阴道内两指由宫颈后方移至一侧穹隆部，尽可能往上向盆腔深部扪触；与此同时，另一手从同侧下腹壁髂嵴水平开始，由上往下按压腹壁，与阴道内手指相互对合，以触摸该侧子宫附件区有无肿块、增厚或压痛（图2-4）。若扪及肿块，应查清其位置、大小、形状、软硬度、活动度、与子宫的关系及有无压痛等。正常卵巢偶可扪及，触后稍有酸胀感。正常输卵管不能扪及。

④三合诊：经直肠、阴道、腹部联合检查，称为三合诊。方法是双合诊结束后，一手示指放入阴道，中指插入直肠，其余检查步骤与双合诊相同（图2-5）。三合诊是对双合诊检查不足的重要补充，能扪清后倾或后屈子宫的大小，发现子宫后壁、宫颈旁、直肠子宫凹陷、子宫骶韧带及双侧盆腔后壁的病变，估计盆腔内病变范围及其与子宫或直肠的关系，特别是癌肿与盆壁间的关系，扪诊直肠阴道隔、骶骨前方或直肠内有无病变。三合诊在生殖器官肿瘤、结核、子宫内膜异位症、炎症的检查时尤为重要。

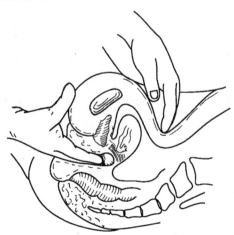

图2-3　双合诊检查子宫

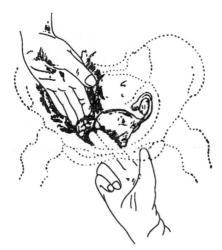

图 2-4　双合诊检查子宫旁附件

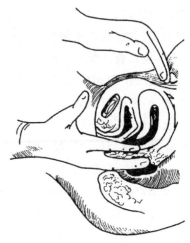

图 2-5　三合诊检查

⑤直肠-腹部诊:检查者一手示指伸入直肠,另一手在腹部配合检查,称为直肠-腹部诊。一般适用于无性生活史、阴道闭锁、经期不宜做双合诊检查者或有其他原因不宜行双合诊检查者。

行双合诊、三合诊或直肠-腹部诊时,除应按常规操作外,掌握下述各点有利于检查的顺利进行。a.当两手指放入阴道后,病人感疼痛不适时,可单用示指替代双指进行检查;b.三合诊时,在将中指伸入肛门时,嘱病人像解大便一样同时用力向下屏气,使肛门括约肌自动放松,可减轻病人疼痛和不适感;c.若病人腹肌紧张,可边检查边与病人交谈,让其张口呼吸而使腹肌放松;d.当检查者无法查明盆腔内解剖关系时,继续强行扪诊,不但病人难以耐受,且往往徒劳无益,此时应停止检查。待下次检查时,多能获得满意结果。

(3)记录。

产科记录通常以表格形式完成,妇科记录需通过盆腔检查,按照解剖部位的先后顺序记录检查结果。

①外阴:发育情况、阴毛分布形态、婚产类型(未婚、已婚未产或经产),有异常发现时,应详加描述。

②阴道:是否通畅,黏膜情况,分泌物量、色、性状及有无臭味。

③子宫颈:大小、硬度,有无糜烂样改变、撕裂、息肉、腺囊肿,有无接触性出血、举痛及摇摆痛等。

④子宫:位置、大小、硬度、活动度、有无压痛等。

⑤附件:有无块物、增厚、压痛。若扪及肿块,记录其位置、大小、硬度、表面光滑与否、活动度、有无压痛、与子宫及盆壁关系。左右两侧情况分别记录。

6.辅助检查

辅助检查包括血、尿、粪三大常规检查,相关的实验室检查项目及相应的物理学诊断,如超声波检查、X射线检查、内镜检查等。

(四)心理-社会评估

1.病人对健康问题及医院环境的感知

了解病人对健康问题的感受,对自己所患疾病的认识和态度,对住院、治疗和护理的期望与感受,对病人角色的接受程度。如有的病人担心住院检查发现更严重的疾病(如癌症),不知道如何面对未来的压力,所以不愿就医。也可能因为经济问题、工作忙碌或知识不足等延误就医。

2.病人对疾病的反应

应用量化评估量表评估病人患病前及患病后的应激反应,了解其面对压力时的解决方式、处理问题过程中遇到的困难。可以明确导致病人疾病的社会心理原因,以采取心理护理措施,帮助病人预防、减轻或消除心理方面对健康的影响。常用的量化评估量表为弗克曼(Folkman)于1984年编制的应对量表。

3.病人的精神心理状态

判断发病后病人的定向力、意识水平、注意力、仪表、举止、情绪、沟通交流能力、思维、记忆和判断能力有无改变;患病后病人有无焦虑、恐惧、否认、绝望、自责、沮丧、愤怒、悲哀等情绪变化。妇科检查中的暴露常常使病人感到害羞、困扰,或将检查与性联想起来产生罪恶感,病人也可能因为以往不愉快的经历对护理评估产生畏惧,拖延或拒绝接受妇科检查。

二、常见护理诊断/问题

护理诊断/问题是对病人生命历程中所遇到的生理、心理、精神、社会和文化等方面问题的阐述,这些问题可以通过护理措施解决。当妇产科护士全面收集了有关护理对象的资料,并加以综合整理、分析后,应根据护理对象的问题确定护理诊断。护理诊断应包括护理对象潜在性与现存性问题、自我护理的能力及妇女群体健康改变的趋势。护理诊断可以按照马斯洛(Maslow)的需要层次分类,也可以按照戈登(Gordon)的11个功能性健康形态分类。我国目前多使用北美护理诊断协会(NANDA)认可的护理诊断。确认相应的护理诊断后,按照其重要性和紧迫性排列先后顺序,使护士能够根据病情轻重缓急采取先后行动。

三、护理目标

护理目标是指通过护理干预,护士期望护理对象达到的健康状态或在行为上的改变,也是评定护理效果的标准。制定护理目标可以明确护理工作的方向,指导护士为达到目标中期望的结果去制定护理措施,并在护理程序的最后一步对护理工作进行效果评价。

选择的护理目标是妇产科护士和护理对象双方合作的结果,使护理对象提高自我护理的能力和适应环境的能力。根据达到目标所需时间的长短,可将护理目标分为长期目标和短期目标。

1.长期目标

长期目标又称远期目标,是指在较长时间内(数周或数月)能够达到的目标。长期目标有利于妇产科护士针对护理对象长期存在的问题采取连续护理行动,常常用于妇科出院病人、慢性炎症病人和手术后康复者。

2.短期目标

短期目标又称近期目标,是指在较短的时间内(1周或数日甚至更短的时间)能够达到的目标。常常用于病情变化较快或短期住院的妇科病人的护理计划。

有时长期目标中期望的结果往往需要完成一系列的短期目标才能更好实现,或者长期目标包括一系列渐进性的短期目标,这样可以使护士分清各个护理阶段的工作任务,也可因短期目标的逐步实现而增加病人达到长期目标的信心。长期目标和短期目标在时间上没有绝对的分界线,有些护理计划只有短期目标,有些护理计划则可能同时具有长期和短期目标。

四、护理措施

护理措施是指护士为帮助护理对象达到预定目标所采取的具体护理活动。其包括执行医嘱、缓解症状、促进舒适的护理措施,预防、减轻和消除病变反应的措施,用药指导和健康教育,等等。护理措施的内容可分为三类。

1.依赖性护理措施

护士执行医师、营养师或药剂师等开出的医嘱。受过专业训练的注册护士,既要执行医嘱完成护理活动,又应对给予病人的治疗和护理负责任。

2.协作性护理措施

护士与其他医务人员协同完成护理活动。

3.独立性护理措施

护士运用自己的专业知识和能力,自行或授权其他护士进行护理活动,包括生活护理、住院评估、病人教育、对病人住院环境的管理及对病人病情和心理-社会反应的监测等,都属于护士独立提出和采取的措施。

在制定护理措施时应注意措施必须具有科学性,能实现护理目标,针对病人的具体情况,有充足的资源,保证病人的安全和健康服务活动的协调。

五、结果评价

结果评价是对整个护理效果的鉴定,可以判断执行护理措施后病人的反应,是评价预期目的是否达到的过程。将病人目前的健康状况与护理计划中的护理目标进行比较,判断目标是否达到,现实与目标之间可能会存在目标完全实现、目标部分实现、目标未实现等几种结果,若目标未能完全实现,应寻找原因,并重新收集资料,调整护理诊断和护理计划。

1.停止

对于已解决的护理问题,目标已全部实现,其相应的护理措施可以同时停止。

2.修订

对护理目标部分实现和未实现的情形进行分析,然后对护理诊断、护理目标、护理措施中不恰当的地方进行修改。

3.排除

经过分析和实践,排除已经不存在的护理问题。

4.增加

评价也是一个再评估的过程,根据对所获得的资料的判断,可发现新的护理诊断,应将这些诊断及其目标和措施加入护理计划中。

在评价过程中应注意总结经验教训,不断改进和提高护理质量,以争取让病人早日康复。

第三章　妊娠期妇女的护理

第一节　妊娠生理

妊娠是胚胎和胎儿在母体内发育成长的过程。成熟卵子受精是妊娠的开始,胎儿及其附属物自母体排出是妊娠的终止。从末次月经第1天算起,妊娠期约40周(280天)。妊娠是一个变化非常复杂而又极其协调的生理过程。

一、受精与受精卵着床

(一)受精

精液进入阴道后,精子离开精液经宫颈管进入子宫腔及输卵管腔,受生殖道分泌物中的α与β淀粉酶作用,解除了精子顶体酶上的"去获能因子",此时精子具有授精的能力,此过程称精子获能。

成熟卵子从卵巢排出后,经输卵管伞端的"拾卵"作用进入输卵管内,停留在输卵管壶腹部与峡部连接处等待受精。

精子与卵子的结合过程称为受精。通常受精发生在排卵后12 h内,整个受精过程约持续24 h。当精子与卵子相遇后,精子顶体外膜破裂,释放出顶体酶,在酶的作用下,精子穿过放射冠、透明带,与卵子的表面接触,开始受精。精子进入卵子后,卵子透明带结构改变,阻止其他精子进入透明带,称为透明带反应。精原核与卵原核融合,核膜消失,染色体相互混合,形成二倍体的受精卵,完成受精过程。

(二)受精卵的输送与发育

受精卵进行有丝分裂的同时,借助输卵管蠕动和输卵管上皮纤毛摆动向宫腔方向移动,约在受精后第3天,分裂成16个细胞的实心细胞团,称为桑葚胚,随后早期囊胚形成。约在受精后第4天,早期囊胚进入宫腔。受精后第5～6天,早期囊胚的透明带消失,在子宫腔内继续分裂发育成晚期囊胚。

(三)受精卵着床

晚期囊胚侵入子宫内膜的过程,称孕卵植入,也称受精卵着床(图3-1)。在受精后第6～7天开始,第11～12天结束。着床需经过定位、黏附和侵入三个阶段。完成着床的条件是:①透明带消失;②囊胚滋养层分化出合体滋养层细胞;③囊胚和子宫内膜同步发育并相互配合;④孕妇体内有足够量的孕酮,子宫有一个极短的窗口期,允许受精卵着床。

(四)蜕膜的形成

受精卵着床后,在孕激素、雌激素的作用下,子宫内膜腺体增大,腺上皮细胞内糖原增加,结缔组织细胞肥大,血管充血,此时的子宫内膜称为蜕膜(decidua)。按照蜕膜与囊胚的位置关系,将蜕膜分为三部分(图 3-2)。

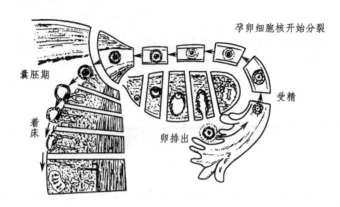

图 3-1　受精卵着床

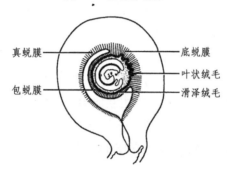

图 3-2　早期妊娠的子宫蜕膜

1.底蜕膜

底蜕膜为与囊胚及滋养层接触的蜕膜,将来发育成胎盘的母体部分。

2.包蜕膜

包蜕膜为覆盖在胚泡上面的蜕膜。随着囊胚的发育成长逐渐凸向宫腔,在妊娠 12 周左右与壁蜕膜贴近并融合,子宫腔消失,包蜕膜与壁蜕膜逐渐融合,分娩时这两层已无法分开。

3.真蜕膜

真蜕膜为除底蜕膜、包蜕膜以外,覆盖子宫腔表面的蜕膜。

二、胎儿附属物的形成与功能

胎儿附属物是指除胎儿以外的妊娠产物,包括胎盘、胎膜、脐带和羊水,它们对维持胎儿宫内的生命及生长发育起着重要作用。

(一)胎盘

1.胎盘的结构

胎盘由羊膜、叶状绒毛膜及底蜕膜构成,是母体与胎儿间进行物质交换的重要器官(图3-3)。

(1)羊膜:胎盘的最内层附着在胎盘胎儿面的半透明薄膜。光滑,无血管、神经或淋巴管,有一定弹性。

(2)叶状绒毛膜:构成胎盘的胎儿部分,是胎盘的主要部分。在受精卵着床后,着床部位的滋养层细胞迅速增殖,内层为细胞滋养细胞,外层为合体滋养细胞,在滋养层内面有一层细胞称胚外中胚层,与滋养层共同组成绒毛膜。胚胎发育至第13~21天时,是绒毛膜分化发育最旺盛的时期,此时绒毛逐渐形成。绒毛的形成经历3个阶段:①一级绒毛,绒毛膜周围长出不规则凸起的合体滋养细胞小梁,呈放射状排列,绒毛膜深部增生活跃的细胞滋养细胞也伸入进去,形成合体滋养细胞小梁的细胞中心索,初具绒毛形态,也称初级绒毛;②二级绒毛,一级绒毛继续生长,细胞中心索伸至合体滋养细胞内面,且胚外中胚层也长入细胞中心索,形成间质中心索;③三级绒毛,胚胎血管长入间质中心索,约在受精后3周,当绒毛内血管形成时,建立胎儿胎盘循环。

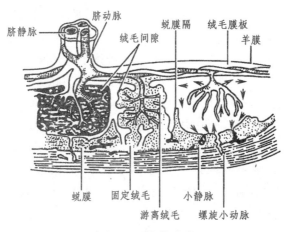

图3-3　胎盘模式图

在胚胎早期,整个绒毛膜表面的绒毛发育均匀,后来与底蜕膜接触的绒毛因营养丰富高度发展,称叶状绒毛膜。胚胎表面其余部分绒毛因缺乏血液供应而萎缩退化,称平滑绒毛膜,与羊膜共同组成胎膜。绒毛滋养层细胞溶解周围的蜕膜形成绒毛间隙,大部分绒毛游离其中,称游离绒毛。少数绒毛紧紧附着于蜕膜深部起固定作用,称固定绒毛。绒毛间隙之间有蜕膜隔将胎盘分成若干胎盘小叶,但蜕膜隔仅达绒毛间隙高度的2/3,故绒毛间隙的胎儿侧是相通的。绒毛间隙的底为底蜕膜。

(3)底蜕膜:构成胎盘的母体部分。底蜕膜的螺旋小动脉和小静脉开口于绒毛间隙,动脉因压力高把血液喷入绒毛间隙,再散向四周,经蜕膜小静脉回流入母体血液循环,故绒毛间隙充满母血。绒毛中有毛细血管,胎儿血自脐动脉进入绒毛毛细血管网,再经脐静脉进入胎体。由此可见,胎盘有母体和胎儿两套血液循环,两者的血液在各自封闭的管道内循环,互不相混,但可以通过绒毛间隙,隔着绒毛毛细血管壁、绒毛间质及绒毛表面细胞层,靠渗透、扩散及细胞的选择力进行物质交换。

妊娠足月时,胎盘为圆形或椭圆形盘状,重450~650 g(胎盘实际重量受胎血和母血影响较大),约为足月初生儿体重的1/6,直径为16~20 cm,厚1~3 cm,中间厚,边缘薄。胎盘分为胎儿面和母体面,胎儿面光滑,呈灰白色,表面为羊膜,中央或稍偏处有脐带附着。母体面粗糙,呈暗红色,由18~20个胎盘小叶组成。

2.胎盘的功能

胎盘的功能极其复杂,不仅仅是单纯滤过作用。通过胎盘进行物质交换及转运的方式有以下几种。①简单扩散:物质通过细胞质膜由高浓度区向低浓度区扩散,不消耗细胞能量,如脂溶性高、相对分子质量小于 250、不带电荷的物质(O_2、CO_2、水、钾钠电解质等)。②易化扩散:物质也是通过细胞质膜由高浓度区向低浓度区扩散,不消耗细胞能量,但速度较简单扩散要快得多。细胞质膜上有专一的载体,因此当达到一定浓度时,扩散速度明显减慢,此时的扩散速度与浓度差不呈正相关,如葡萄糖等的转运。③主动转运:物质通过细胞质膜由低浓度区逆向向高浓度区扩散,需要消耗能量,如氨基酸、钙、铁及水溶性维生素等的转运。④其他:较大的物质可通过血管合体膜的裂隙或通过细胞质膜的内陷吞噬后继膜融合,形成小泡向细胞内移动,如大分子蛋白质和免疫球蛋白等的转运。

胎盘功能包括气体交换、营养物质供应、排出胎儿代谢产物、防御功能和合成功能等。

(1)气体交换:O_2 是维持胎儿生命最重要的物质。在母体和胎儿之间,O_2 及 CO_2 以简单扩散的方式进行交换,替代胎儿呼吸系统的功能。母体子宫动脉血中的氧分压(PO_2)为 95~100 mmHg,绒毛间隙内血 PO_2 为 40~50 mmHg,胎儿脐动脉血 PO_2 为 20 mmHg,经与母血交换后,脐静脉 PO_2 为 30 mmHg 以上。尽管 PO_2 升高并不多,但因血红蛋白对 O_2 的亲和力强,携氧能力由此得到改善,能从母血中获得充分的 O_2。母血中的 PO_2 受多种因素的影响,若母亲患有心功能不全、贫血、肺功能不良等,均不利于胎儿的 O_2 供应。母血内二氧化碳分压(PCO_2)为 32 mmHg,绒毛间隙内血 PCO_2 为 38~42 mmHg,胎儿脐动脉血 PCO_2 为 48 mmHg,因 CO_2 通过血管合体膜的扩散速度比 O_2 快 20 倍左右,故 CO_2 容易自胎儿通过绒毛间隙直接向母体迅速扩散。

(2)营养物质供应:替代胎儿消化系统的功能。葡萄糖是胎儿代谢的主要能源,胎儿体内的葡萄糖均来自母体,以易化扩散的方式通过胎盘。胎血内氨基酸浓度高于母血,以主动转运方式通过胎盘;脂肪酸能较快地以简单扩散方式通过胎盘;电解质及维生素多数以主动转运方式通过胎盘。胎盘中含有多种酶,可将简单物质合成后供给胎儿(如由葡萄糖合成糖原、氨基酸合成蛋白质等),也可将复杂物质分解为简单物质(如脂质分解为自由脂肪酸)后供给胎儿。免疫球蛋白 G(IgG)虽为大分子物质,但却可通过胎盘,可能与血管合体膜表面有专一受体有关。

(3)排出胎儿代谢产物:替代胎儿泌尿系统的功能。胎儿的代谢产物(如尿酸、尿素、肌酐、肌酸等)经胎盘进入母血,由母体排出体外。

(4)防御功能:胎盘的屏障功能很有限。各种病毒(如风疹病毒、流感病毒、巨细胞病毒等)易通过胎盘侵袭胎儿;细菌、弓形虫、衣原体、支原体、螺旋体等可在胎盘形成病灶,破坏绒毛结构,从而感染胎儿;分子量小、对胎儿有害的药物亦可通过胎盘作用于胎儿,导致胎儿畸形甚至死亡,故妊娠期用药应慎重。母血中的免疫物质如 IgG,可以通过胎盘使胎儿得到抗体,对胎儿起保护作用。

(5)合成功能:胎盘能合成数种激素和酶。激素有蛋白激素(如绒毛膜促性腺激素和人胎盘催乳素等)和类固醇激素(如雌激素和孕激素等),酶有缩宫素酶和耐热性碱性磷酸酶等。

①人绒毛膜促性腺激素(hCG):胚泡一经着床,合体滋养细胞即开始分泌 hCG,在受精后 10 天左右即可用放射免疫法自母体血清、尿中测出,成为诊断早孕的敏感方法之一。至妊娠第 8~10 周时分泌达高峰,持续 1 周后迅速下降,至妊娠中晚期血清浓度仅为峰值的 10 %,持

续至分娩。正常情况下,其在分娩后两周内消失。

hCG 的主要生理作用:a.作用于月经黄体,使月经黄体继续增大发育成为妊娠黄体,增加类固醇激素的分泌以维持妊娠;b.促进雄激素芳香化转化为雌激素,同时能刺激孕酮的形成;c.抑制淋巴细胞的免疫性,保护胚胎滋养层免受母体的免疫攻击;d.刺激胎儿睾丸间质细胞活性,促进男性性分化;e.与母体甲状腺细胞促甲状腺激素(TSH)受体结合,刺激甲状腺活性;f.与尿促性素合用能诱发排卵。

②人胎盘催乳素(human placental lactogen,HPL):由合体滋养细胞分泌。于妊娠 5～6 周开始分泌,至妊娠 34～36 周达高峰,直至分娩。产后 HPL 迅速下降,约产后 7 h 即不能测出。

HPL 的主要功能:a.促进乳腺腺泡发育,刺激乳腺上皮细胞合成乳白蛋白、乳酪蛋白、乳珠蛋白,为产后的泌乳做好准备;b.有促胰岛素生成作用,使母血中胰岛素浓度增高,促进蛋白质合成;c.通过脂解作用,提高游离脂肪酸、甘油的浓度,抑制母体对葡萄糖的摄取和利用,使多余葡萄糖运转给胎儿,成为胎儿的主要能源,也是蛋白质合成的能源;d.抑制母体对胎儿的排斥作用;e.促进黄体形成。因此,HPL 是通过母体促进胎儿发育的重要的"代谢调节因子"。

③雌激素和孕激素:类固醇激素。妊娠早期由卵巢妊娠黄体产生,自妊娠第 8～10 周,由胎盘合成。雌、孕激素的主要生理作用为共同参与妊娠期母体各系统的生理变化。

④酶:胎盘能合成多种酶,包括缩宫素酶和耐热性碱性磷酸酶,其生物学意义尚不十分明了。缩宫素酶能使缩宫素分子灭活,起到维持妊娠的作用。当胎盘功能不良时,此酶活性降低,见于死胎、子痫前期和胎儿宫内发育迟缓等。耐热性碱性磷酸酶于妊娠 16～20 周时从母血中可以测出,随着妊娠进展而逐渐增加,胎盘娩出后此值下降,产后 3～6 天消失。动态检测此酶的数值,可作为胎盘功能检查的一项指标。

(二)胎膜

胎膜由绒毛膜和羊膜组成。胎膜外层为绒毛膜,在发育过程中因缺乏营养供应而逐渐退化成平滑绒毛膜,妊娠晚期与羊膜紧贴,但可与羊膜完全分开。胎膜内层为羊膜,为半透明的薄膜,与覆盖胎盘、脐带的羊膜层相连接。

(三)脐带

脐带由胚胎发育过程中的体蒂发展而来,胚胎及胎儿借助脐带悬浮于羊水中。脐带一端连接于胎儿腹壁脐轮,另一端附着于胎盘的胎儿面。足月胎儿的脐带长 30～100 cm,平均55 cm,直径 0.8～2.0 cm,脐带的表面由羊膜覆盖,内有一条管腔大而管壁薄的脐静脉和两条管腔小而管壁厚的脐动脉,血管周围有保护脐血管的胚胎结缔组织,称华通胶。因脐带较长,常呈弯曲状。胎儿通过脐带血液循环与母体进行营养和代谢物质的交换。若脐带受压,可致胎儿窘迫,甚至危及胎儿生命。

(四)羊水

羊水为充满于羊膜腔内的液体。妊娠早期的羊水是由母体血清经胎膜进入羊膜腔的透析液,妊娠中期以后,胎儿尿液成为羊水的重要来源;羊水的吸收约 5 % 由胎膜完成,羊水在羊膜腔内不断进行液体交换以保持羊水量的动态平衡。母体与胎儿的液体交换主要通过胎盘,每小时约 3 600 ml;母体与羊水的交换主要通过胎膜,每小时约 400 ml;羊水与胎儿的交换量较少,主要通过胎儿消化道、呼吸道、泌尿道等途径进行,故羊水是不断更新以保持母体、胎儿、羊水三者间液体平衡的。随着胚胎的发育,羊水的量逐渐增加,妊娠 8 周,羊水量 5～10 mL,妊娠 36～38 周达高峰,为 1 000～1 500 mL,此后羊水量减少,正常足月妊娠羊水量为 800～1 000 mL。妊娠早期羊水为无色澄清液体,足月妊娠时,羊水略混浊,不透明,比重为 1.007～1.025,呈中性或弱碱性,内含大量的上皮细胞及胎儿的一些代谢产物。穿刺抽取羊水,进行细胞染色体检查或测定羊水中某些物质的含量,可早期诊断某些先天性畸形。

羊膜和羊水在胚胎发育中起重要的作用:使胚胎在羊水中自由活动;防止胎体粘连;防止胎儿受直接损伤;保持羊膜腔内恒温;有利于胎儿体液平衡,若胎儿体内水分过多,可采取胎尿方式排至羊水中;羊水还可减少胎动给母体带来的不适感;临产时,羊水直接受宫缩压力作用,能使压力均匀分布,避免胎儿局部受压;临产后,前羊水囊扩张子宫颈口及阴道,破膜后羊水冲洗和润滑阴道可降低感染风险。

三、胎儿发育及生理特点

(一)胎儿发育

受精后 8 周(妊娠第 10 周)的人胚称胚胎,为主要器官结构完成分化的时期;从受精第 9 周(妊娠第 11 周)起称胎儿,为各器官进一步发育成熟的时期。胚胎及胎儿发育的特征大致如下。

8 周末:胚胎初具人形,头的大小约占整个胎体的一半。可以分辨出眼、耳、口、鼻,四肢已具雏形,超声显像可见早期心脏已形成且有搏动。

12 周末:胎儿身长约 9 cm,体重约 14 g。胎儿外生殖器已发育,部分可辨性别。胎儿四肢可活动,指(趾)甲开始形成。

16 周末:胎儿身长约 16 cm,体重约 110 g。从外生殖器可确定性别,头皮已长毛发,胎儿已开始有呼吸运动,除胎儿血红蛋白外,开始形成成人血红蛋白。部分孕妇自觉有胎动,X 射线检查可见到脊柱阴影。

20 周末:胎儿身长约 25 cm,体重约 320 g。临床可听到胎心音,全身有毳毛,皮肤暗红,此期出生后已有心跳、呼吸、排尿及吞咽运动。自 20 周至满 28 周前娩出的胎儿,称为有生机儿。

24 周末:胎儿身长约 30 cm,体重约 630 g。各脏器均已发育,皮下脂肪开始沉积,但皮肤仍呈皱缩状。睫毛与眉毛出现。

28 周末:胎儿身长约 35 cm,体重约 1 000 g。皮下脂肪沉积不多,皮肤粉红色,可有呼吸运动,但肺泡 Ⅱ 型细胞中表面活性物质含量低,此期出生者易患特发性呼吸窘迫综合征,若加强护理,可以存活。

32 周末:胎儿身长约 40 cm,体重 1 700 g。皮肤深红,面部毳毛已脱,生活力尚可。此期出生者如注意护理,可以存活。

36 周末:胎儿身长约 45 cm,体重 2 500 g。皮下脂肪发育良好,毳毛明显减少,指(趾)甲已超过指(趾)尖,出生后能啼哭及吸吮,生活力良好。

40 周末:胎儿身长约 50 cm,体重约 3 400 g。胎儿已成熟,体形外观丰满,皮肤粉红色,男性睾丸已下降至阴囊内,女性大、小阴唇发育良好。出生后哭声响亮,吸吮力强,能很好存活。

临床常用胎儿身长作为判断妊娠月份的依据。妊娠前 5 个月,胎儿身长 (cm) = (妊娠月数)^2;妊娠后 5 个月,胎儿身长 (cm) = 妊娠月数×5。例如:妊娠 4 个月,胎儿身长 (cm) = 4^2 = 16 cm;妊娠 7 个月,胎儿身长(cm)=7×5=35 cm。

(二)胎儿的生理特点

1.循环系统

(1)解剖学特点。

①脐静脉 1 条:带有来自胎盘氧含量较高、营养较丰富的血液进入胎体,脐静脉的末支为静脉导管。

②脐动脉 2 条:带有来自胎儿氧含量较低的混合血,注入胎盘与母血进行物质交换。

③动脉导管:位于肺动脉与主动脉弓之间,出生后动脉导管闭锁成动脉韧带。

④卵圆孔:位于左右心房之间,多在出生后 6 个月完全闭锁。

(2)血液循环特点。

来自胎盘的血液经胎儿腹前壁分三支进入体内:一支直接入肝,一支与门静脉汇合入肝,此两支血液最后由肝静脉入下腔静脉;还有一支静脉导管直接注入下腔静脉。故进入右心房的下腔静脉血是混合血,有来自脐静脉含氧量较高的血,也有来自下肢及腹部盆腔脏器的静脉血,以前者为主。

卵圆孔开口处位于下腔静脉入口,故下腔静脉入右心房的血液绝大部分立即直接通过卵圆孔进入左心房。而从上腔静脉入右心房的血液,在正常情况下很少或不通过卵圆孔而是直接流向右心室进入肺动脉。由于肺循环阻力较高,肺动脉血大部分经动脉导管流入主动脉,只有约 1/3 的血液通过肺静脉入左心房。左心房含氧量较高的血液迅速进入左心室,继而入升主动脉,先直接供应心、脑及上肢,小部分左心室的血液进入降主动脉至全身,后经腹下动脉,再经脐动脉进入胎盘,与母血进行交换。可见胎儿体内无纯动脉血,而是动静脉混合血,各部分血液的含氧量不同,进入肝、心、头部及上肢的血液含氧和营养较高以适应需要。注入肺及身体下部的血液含氧和营养较少。

胎儿出生后开始自主呼吸,肺循环建立,胎盘循环停止。

2.血液

(1)红细胞:在妊娠早期,红细胞主要来自卵黄囊,妊娠 10 周时为肝脏,以后为脾、骨髓,妊娠足月时至少 90 % 的红细胞是由骨髓产生的。红细胞总数无论是早产儿或是足月儿均较高,约为 $6.0×10^{12}$/L,胎儿期红细胞体积较大,生命周期短,约为成人的 2/3,需不断生成红细胞。

(2)血红蛋白:胎儿血红蛋白从其结构和生理功能上可分为三种,即原始血红蛋白、胎儿血红蛋白和成人血红蛋白。随着妊娠的进展,血红蛋白的合成不只是数量的增加,其种类也从原始类型向成人类型过渡。

(3)白细胞:妊娠 8 周后,胎儿循环中即出现粒细胞,12 周出现淋巴细胞,妊娠足月时可为 $(15～20)×10^9$/L。

3.呼吸系统

胎儿的呼吸功能是由母儿血液在胎盘进行气体交换完成的。但胎儿在出生前必须完成呼吸道(包括气管及肺泡)、肺循环及呼吸肌的发育,而且在中枢神经系统支配下能活动协调才能生存。妊娠 11 周时可观察到胎儿的胸壁运动。妊娠 16 周时可见胎儿的呼吸运动,呼吸运动频率为 30～70 次/分,时快时慢,有时也很平稳。但当发生胎儿窘迫时,则正常呼吸运动可暂时停止或出现大喘息样呼吸。

4.消化系统

妊娠 11 周时小肠即有蠕动,妊娠 16 周时胃肠功能即已基本建立。胎儿可吞咽羊水,同时能排出尿液以控制羊水量。若胎儿肝脏功能不够健全,特别是酶的缺乏(如葡萄糖醛酸转移酶、尿苷二磷酸葡萄糖脱氢酶),则不能结合因红细胞破坏后产生的大量间接胆红素。胆红素主要经过胎盘由母体肝脏代谢后排出体外,仅有小部分在胎儿肝内结合,通过胆道氧化成胆绿素排出肠道。胆绿素的降解产物使胎粪呈黑绿色。

5.泌尿系统

胎儿肾脏在妊娠 11~14 周时有排泄功能,妊娠 14 周的胎儿膀胱内已有尿液。妊娠后半期,胎尿成为羊水的重要来源之一。

6.内分泌系统

胎儿甲状腺是胎儿期发育的第一个内分泌腺。妊娠 12 周时甲状腺即能合成甲状腺素。胎儿肾上腺的发育最为突出,其重量与胎儿体重之比远超过成年人,且胎儿肾上腺皮质主要由胎儿带组成,占肾上腺的 85 %以上,产生大量类固醇激素,尤其是脱氢表雄酮,与胎儿肝脏、胎盘、母体共同完成雌三醇的合成与排泄。因此,孕妇测定血、尿雌三醇值已成为临床上了解胎儿、胎盘功能最常见的有效方法。

第二节　妊娠期母体变化

一、生理变化

妊娠期在胎盘产生的激素作用下,母体各系统发生了一系列适应性的解剖和生理变化,并调整其功能,以满足胎儿生长发育和分娩的需要,同时为产后哺乳做好准备。熟知妊娠期母体的变化,有助于护理人员帮助孕妇了解妊娠期的解剖及生理方面的变化,减轻孕妇及其家庭由于知识缺乏而引起的焦虑,帮助孕妇识别潜在的或现存的非正常的生理性变化。对患器质性疾病的孕妇,应根据妊娠期发生的变化,考虑能否继续妊娠,积极采取相应的措施。

(一)生殖系统

1.子宫

妊娠期子宫的重要功能是孕育胚胎、胎儿,同时在分娩过程中起重要作用,是妊娠期及分娩后变化最大的器官。

(1)子宫体:明显增大变软,早期子宫呈球形且不对称,妊娠 12 周时,子宫均匀增大并超出盆腔,在耻骨联合上方可触及。妊娠晚期子宫多呈不同程度的右旋,与盆腔左侧有乙状结肠占据有关。宫腔容积由非妊娠时约 5 mL 增加至妊娠足月时约 5 000 mL,子宫大小由非妊娠时的 7 cm×5 cm×3 cm 增大至妊娠足月时的 35 cm×2.5 cm×2.2 cm,重量约 1 100 g,增加近20 倍。子宫壁厚度非妊娠时约 1 cm,妊娠中期逐渐增厚,为 2.0~2.5 cm,妊娠末期又渐薄,为1.0~1.5 cm 或更薄。子宫增大不是因为细胞的数目增加,而主要是因为肌细胞的肥大,胞质内充满具有收缩活性的肌动蛋白和肌浆球蛋白,为临产后子宫收缩提供物质基础。

子宫各部的增长速度不一。宫底部于妊娠后期增长速度最快,宫体部含肌纤维最多,其次为子宫下段,宫颈部最少。此特点适应临产后子宫阵缩向下依次递减,促使胎儿娩出。

自妊娠 12～14 周,子宫出现不规则的无痛性收缩,由腹部可以触及。其特点为稀发、不规律和不对称。因宫缩时宫腔内压力低(5～25 mmHg),故无疼痛感觉。

随着子宫增大和胎儿、胎盘的发育,子宫的循环血量逐渐增加。妊娠足月时,子宫血流量为 450～600 mL/min,较非孕时增加 4～6 倍,其中 5 ％供应肌层,10 ％～15 ％供应子宫蜕膜层,80 ％～85 ％供应胎盘。宫缩时,肌壁间血管受压,子宫血流量明显减少。

(2)子宫峡部:子宫体与子宫颈之间最狭窄的部分。非妊娠期长约 1 cm,随着妊娠的进展,峡部逐渐被拉长变薄,扩展成为子宫腔的一部分,形成子宫下段,临产时长 7～10 cm,是产科手术学的重要解剖结构。

(3)子宫颈:妊娠早期因充血、组织水肿,宫颈外观肥大、着色,呈紫蓝色,质地软。宫颈管内腺体肥大,宫颈黏液分泌增多,形成黏稠的黏液栓,富含免疫球蛋白及细胞因子,保护宫腔不受外来感染的侵袭。

2.卵巢

卵巢略增大,停止排卵及新卵泡的发育。一侧卵巢可见妊娠黄体,其分泌雌、孕激素以维持妊娠。妊娠 10 周后,黄体功能由胎盘取代。妊娠 3～4 月时,黄体开始萎缩。

3.输卵管

妊娠期输卵管伸长,但肌层无明显肥厚,黏膜上皮细胞变扁平,在基质中可见蜕膜细胞。有时黏膜也可见到蜕膜样改变。

4.阴道

阴道黏膜水肿充血呈紫蓝色,黏膜增厚,皱襞增多,结缔组织变松软,伸展性增加,有利于分娩时胎儿的通过。阴道脱落细胞增多,分泌物增多、呈糊状。阴道上皮细胞含糖原增加,乳酸含量增加,使阴道的 pH 值降低,不利于一般致病菌生长,有利于防止感染。

5.外阴

局部充血,皮肤增厚,大、小阴唇有色素沉着。大阴唇内血管增多,结缔组织松软,伸展性增加,有利于分娩时胎儿的通过。妊娠时由于增大子宫的压迫,盆腔及下肢静脉血液回流受阻,部分孕妇可有外阴或下肢静脉曲张,产后大多自行消失。

(二)乳房

妊娠早期乳房开始增大,充血明显,孕妇自觉乳房发胀。乳头增大、着色、易勃起,乳晕着色,乳晕上的皮脂腺肥大形成散在的小隆起,称蒙氏结节。胎盘分泌的雌激素刺激乳腺腺管的发育,孕激素刺激乳腺腺泡的发育,垂体催乳素、胎盘催乳素等多种激素参与乳腺发育完善,为泌乳做准备,但妊娠期间并无乳汁分泌,可能与大量雌、孕激素抑制乳汁生成有关。在妊娠后期,尤其近分娩期,挤压乳房时可有数滴稀薄黄色液体溢出,称初乳。分娩后,随着胎盘娩出,雌、孕激素水平迅速下降,新生儿吸吮乳头时,正式开始分泌乳汁。

(三)循环及血液系统

1.心脏

妊娠后期,由于妊娠增大的子宫使膈肌升高,心脏向左、向上、向前移位,更贴近胸壁,心尖部左移,心浊音界稍扩大。心脏容量从妊娠早期至孕末期约增加10%,心率每分钟增加10~15次。由于血流量增加、血流加速及心脏移位使大血管扭曲,多数孕妇的心尖区及肺动脉区可闻及柔和的吹风样收缩期杂音,产后逐渐消失。

2.心排血量和血容量

心排血量约自妊娠10周即开始增加,至妊娠32~34周时达高峰,维持此水平直至分娩。临产后,尤其是第二产程期间,心排血量显著增加。

血容量自妊娠6~8周开始增加,至妊娠32~34周时达高峰,增加40%~45%,平均增加1 450 mL,维持此水平直至分娩。血浆的增加多于红细胞的增加,血浆约增加1 000 mL,红细胞约增加450 mL,使血液稀释,出现生理性贫血。

若孕妇合并心脏病,在妊娠32~34周、分娩期(尤其是第二产程)及产褥期最初3天内,因心脏负荷较重,需密切观察病情,防止心力衰竭。

3.血压

妊娠早期及中期,血压偏低。妊娠晚期,血压轻度升高。一般收缩压没有变化,舒张压因外周血管扩张、血液稀释及胎盘形成动静脉短路而有轻度降低,从而脉压略增大。孕妇血压受体位影响,坐位时血压略高于仰卧位。若孕妇长时间仰卧,可引起回心血量减少,心排血量降低,血压下降,称仰卧位低血压综合征,取侧卧位可以解除。因此,妊娠中、晚期鼓励孕妇采取侧卧位休息。

4.静脉压

妊娠期盆腔血液回流至下腔静脉的血量增加,右旋增大的子宫又压迫下腔静脉使血液回流受阻,使孕妇下肢、外阴及直肠的静脉压增高,加之妊娠期静脉壁扩张,孕妇易发生痔疮、外阴及下肢静脉曲张。

5.血液成分

(1)红细胞:妊娠期骨髓不断产生红细胞,网织红细胞轻度增加。非孕期妇女的红细胞计数为$4.2×10^{12}$/L,血红蛋白值约为130 g/L,血细胞比容为0.38~0.47;妊娠后,由于血液稀释,红细胞计数约为$3.6×10^{12}$/L,血红蛋白值约为110 g/L,血细胞比容降为0.31~0.34。为适应红细胞增生、胎儿生长和孕妇各器官生理变化的需要,应在妊娠中、晚期补充铁剂,以防缺铁性贫血。

(2)白细胞:妊娠期白细胞计数稍增加,为$(5~12)×10^9$/L,有时可达$15×10^9$/L,主要为中性粒细胞增加,淋巴细胞增加不多,单核细胞和嗜酸性粒细胞均无明显变化。

(3)凝血因子:妊娠期凝血因子Ⅱ、Ⅴ、Ⅶ、Ⅷ、Ⅸ、Ⅹ均增加,仅凝血因子Ⅺ及Ⅻ降低,使血液处于高凝状态,产后胎盘剥离面血管内迅速形成血栓,对预防产后出血有利。血小板计数无明显改变。妊娠期血沉加快,可达100 mm/h。

(4)血浆蛋白:由于血液稀释,血浆蛋白在妊娠早期即开始降低,妊娠中期时血浆蛋白值为60~65 g/L,主要是白蛋白减少,以后维持此水平至分娩。

(四)泌尿系统

由于孕妇及胎儿代谢产物增多,肾脏负担加重,妊娠期肾脏略增大。肾血浆流量及肾小球滤过率于妊娠早期均增加,并在整个妊娠期维持高水平。肾小球滤过率比非妊娠时增加

50 %,肾血浆流量则增加 35 %。由于肾小球滤过率增加,而肾小管对葡萄糖再吸收能力不能相应增加,故约 15 %的孕妇餐后可出现妊娠期生理性糖尿,应注意与糖尿病相鉴别。肾血浆流量与肾小球滤过率均受体位影响,孕妇取仰卧位时尿量增加,故夜尿量多于日尿量。

妊娠早期,由于增大的子宫压迫膀胱,引起尿频,妊娠 12 周以后子宫体高出盆腔,压迫膀胱的症状消失。妊娠晚期,由于胎先露进入盆腔,孕妇再次出现尿频,甚至腹压稍增加即出现尿液外溢现象。此现象产后可逐渐消失。

受孕激素影响,泌尿系统平滑肌张力下降。自妊娠中期肾盂及输尿管增粗,蠕动减弱,尿流缓慢,且右侧输尿管受右旋子宫压迫,孕妇易发生肾盂肾炎,且以右侧多见。可用左侧卧位预防。

(五)呼吸系统

妊娠早期,孕妇的胸廓横径加宽,周径加大,膈上升,呼吸时膈肌活动幅度增加。妊娠中期,肺通气量增加大于耗氧量,孕妇有过度通气现象,这有利于提供孕妇和胎儿所需的氧气。妊娠后期,因子宫增大,腹肌活动幅度减小,使孕妇以胸式呼吸为主,气体交换保持不减。呼吸次数在妊娠期变化不大,每分钟不超过 20 次,但呼吸较深。呼吸道黏膜充血、水肿,易发生上呼吸道感染。妊娠后期因膈上升,平卧后有呼吸困难感,睡眠时稍垫高头部可减轻症状。

(六)消化系统

妊娠早期(停经 6 周左右),约有半数妇女出现不同程度的恶心或伴呕吐,尤其于清晨起床时更为明显,食欲与饮食习惯也有改变,如食欲缺乏、喜食酸咸食物、厌油腻、偏食等,称早孕反应,一般于妊娠 12 周左右自行消失。由于雌激素影响,牙龈充血、水肿、增生,晨间刷牙时易有牙龈出血。孕妇常有唾液增多,有时有流涎。

受孕激素的影响,胃肠平滑肌张力下降使蠕动减少、减弱,胃排空时间延长,易有上腹部饱胀感。妊娠中、晚期,由于胃部受压及幽门括约肌松弛,胃内酸性内容物可回流至食管下部,产生"灼热"感。肠蠕动减弱,易便秘,加之直肠静脉压增高,孕妇易发生痔疮或使原有痔疮加重。妊娠期增大的子宫可使胃、肠管向上及两侧移位,如发生阑尾炎,可表现为右腹中或上部的疼痛。

(七)内分泌系统

妊娠期腺垂体增大 1～2 倍,嗜酸细胞肥大、增多,形成"妊娠细胞"。于产后 10 天左右恢复。产后有出血性休克者,可使增生、肥大的垂体缺血、坏死,导致希恩综合征。

由于妊娠黄体和胎盘分泌大量雌、孕激素,对下丘脑及垂体有负反馈作用,促性腺激素分泌减少,故孕期无卵泡发育成熟,也无排卵。垂体催乳素随妊娠进展而增量,至分娩前达高峰,为非孕妇女的 10 倍。其与其他激素协同作用,促进乳腺发育,为产后泌乳做准备。促甲状腺激素、促肾上腺皮质激素(ACTH)分泌增多,但因游离的甲状腺素及皮质醇不多,孕妇没有甲状腺、肾上腺皮质功能亢进的表现。

(八)皮肤

妊娠期垂体分泌促黑素细胞激素增加,使黑色素增加,加之雌激素明显增多,使孕妇面颊、乳头、乳晕、腹白线、外阴等处出现色素沉着。面颊出现呈蝶形分布的褐色斑,习称妊娠斑,于产后逐渐消退。随着妊娠子宫增大,孕妇腹壁皮肤弹力纤维过度伸展而断裂,使腹壁皮肤出现紫色或淡红色不规则平行的裂纹,称妊娠纹。产后变为银白色,持久不退。

(九)新陈代谢

1.基础代谢率

基础代谢率于妊娠早期略下降,妊娠中期略增高,妊娠晚期可增高 15 %～20 %。

2.体重

体重于妊娠 12 周前无明显变化,以后体重平均每周增加 350 g,正常不超过 500 g,至妊娠足月时,体重平均增加 12.5 kg,包括胎儿、胎盘、羊水、子宫、乳房、血液、组织间液、脂肪沉积等。

3.糖类代谢

妊娠期胰岛功能旺盛,胰岛素分泌增加,血液中胰岛素增加,故孕妇空腹血糖略低于非孕妇女,糖耐量试验显示血糖增幅大且恢复延迟,餐后高血糖和高胰岛素血症,有利于对胎儿葡萄糖的供给。妊娠期糖代谢的特点和变化可导致妊娠糖尿病。

4.脂肪代谢

妊娠期肠道吸收脂肪能力增强,血脂增高,脂肪较多存积。妊娠期能量消耗多,糖原储备少。当能量消耗过多时,体内动用大量脂肪,血中酮体增加,容易发生酮血症。孕妇尿中出现酮体,多见于妊娠剧吐或产程过长、能量消耗过大使糖原储备量相对减少时。

5.蛋白质代谢

孕妇妊娠期间对蛋白质需求增加,呈正氮平衡。孕妇体内储备的氮,除供给胎儿生长发育、子宫增大、乳房发育的需要外,还要为分娩期的消耗做好准备。

6.水代谢

妊娠期间,机体水分平均增加 7.5 L,水钠潴留与排泄形成适当的比例而不致水肿。但妊娠末期因组织间液增加 1～2 L,可导致水肿。

7.矿物质代谢

胎儿生长发育需要大量的钙、磷、铁。胎儿骨骼及胎盘形成,需要较多的钙,近足月妊娠的胎儿体内含钙约 30 g、磷 24 g,80 %是在妊娠晚期的 3 个月内积累的,故至少应于妊娠后 3 个月补充维生素及钙,以提高血钙含量。胎儿造血及酶的合成需要较多的铁,妊娠期孕妇约需要 1 000 mg 的铁,其中 300 mg 转运至胎盘、胎儿,200 mg 通过各种生理途径(主要为胃肠道)排泄。孕期铁的需求主要在妊娠晚期,6～7 mg/d,多数孕妇铁的储存量不能满足需要,需要在妊娠中、晚期开始补充铁剂,以满足胎儿生长和孕妇的需要。

(十)骨骼、关节及韧带

妊娠期间,骨质通常无变化。部分孕妇自觉腰骶部及肢体疼痛不适,可能与胎盘分泌的松弛素使骨盆韧带及椎骨间的关节、韧带松弛有关。妊娠晚期,孕妇身体重心前移,为保持身体平衡,孕妇腰部向前挺出,头部、肩部向后仰,形成孕妇特有的姿势。

二、心理-社会调适

妊娠期,孕妇及家庭成员的心理会随着妊娠的进展而有不同的变化。虽然妊娠是一种自然的生理现象,但对妇女而言,仍是独特的事件,是一种挑战,是家庭生活的转折点,因此会伴随不同程度的压力和焦虑。随着新生命的来临,家庭中角色发生重新定位和认同,原有的生活形态和互动情形也发生改变。因此,准父母的心理及社会方面需要重新适应和调整。一个妇女对妊娠的态度取决于:她成长的环境(当她还是一个孩子的时候从家人那里得知的有关妊娠的信息);成年时所处的社会和文化环境。另外,影响妇女及其丈夫对妊娠态度的因素还有文化背景、个人经历、朋友和亲属的态度等。

妊娠期良好的心理适应有助于产后亲子关系的建立及母亲角色的完善。了解妊娠期孕妇及家庭成员的心理变化,有利于护理人员为孕妇提供护理照顾,使孕妇及家庭能很好地调适,迎接新生命的来临。

(一)孕妇常见的心理反应

1.惊讶和震惊

在怀孕初期,不管是否是计划中妊娠,几乎所有的孕妇都会产生惊讶和震惊的反应。

2.矛盾心理

在惊讶和震惊的同时,孕妇可能会出现爱恨交加的矛盾心理,尤其是未计划妊娠的孕妇,此时既享受妊娠的欢愉,又觉得妊娠不是时候。影响因素包括:因工作、学习等原因暂时不想要孩子;由于初为人母,既缺乏抚养孩子的知识和技能,又缺乏可以利用的社会支持系统;经济负担过重;工作及家庭条件不许可;第一次妊娠,对恶心、呕吐等生理性变化无所适从;等等。当孕妇自觉胎儿在腹中活动时,多数孕妇会从心里接受妊娠。

3.接受

妊娠早期,孕妇对妊娠的感受仅仅是停经后的各种不适反应,并未真实感受到孩子的存在。随着妊娠进展,尤其是胎动的出现,孕妇真正感受到孩子的存在,出现了筑巢反应,计划为孩子购买衣服、睡床等,关心孩子的喂养和生活护理等方面的知识,给未出生的孩子起名字、猜测性别等,甚至有些孕妇在计划着孩子未来的职业。

妊娠晚期,因子宫明显增大,给孕妇在体力上加重负担,行动不便,甚至出现了睡眠障碍、腰背痛等症状,大多数孕妇都期盼分娩日期的到来。随着预产期的临近,孕妇常因胎儿将要出生而感到愉快,又因可能产生的分娩痛苦而焦虑,担心能否顺利分娩、分娩过程中母儿安危、胎儿有无畸形,也有的孕妇担心胎儿的性别能否为家人接受,等等。

4.情绪波动

孕妇的情绪波动较大,易激动,常为一些极小的事情而生气、哭泣,常使配偶觉得茫然不知所措,严重者会影响夫妻间感情。

5.内省

妊娠期妇女表现出以自我为中心的倾向,变得专注于自己及身体,注重穿着、体重和一日三餐,同时也较关心自己的休息,喜欢独处,这种专注使孕妇能计划、调节、适应,以迎接新生儿的来临。内省行为可能会使配偶及其他家庭成员感到被冷落而影响相互之间的关系。

(二)孕妇的心理发展任务

美国妇产科护理思维进展专家鲁宾(Rubin)提出妊娠期孕妇为接受新生命的诞生,维持个人及家庭的功能完整,必须完成4项孕期母性心理发展任务。

1.确保自己及胎儿能安全顺利地渡过妊娠期、分娩期

为了确保自己和胎儿的安全,孕妇的注意力集中于胎儿和自己的健康,寻求良好的产科护理方面的知识。例如:阅读有关书籍,遵守医师的建议和指示,使整个妊娠期保持最佳的健康

状况;自觉听从建议,补充维生素,摄取均衡饮食,保证足够的休息和睡眠;等等。

2.促使家庭重要成员接受新生儿

孩子的出生会对整个家庭产生影响。最初是孕妇自己不接受新生儿,随着妊娠的进展,尤其是胎动的出现,孕妇逐渐接受了孩子,并开始寻求家庭重要成员对孩子的接受和认可。在此过程中,配偶是关键人物,有了他的支持和接受,孕妇才能完成孕期心理发展任务和形成母亲角色的认同。

3.学习对孩子贡献自己

无论是生育还是养育新生儿,都包含了许多给予的行为。孕妇必须发展自制的能力,学习延迟自己的需要以迎合另一个人的需要。在妊娠过程中,她必须开始调整自己,以适应胎儿的成长,从而顺利担负产后照顾孩子的重任。

4.情绪上与胎儿连成一体

随着妊娠的进展,孕妇和胎儿建立亲密的感情,尤其是胎动产生以后。孕妇常借着抚摸、对着腹部讲话等行为表现她对胎儿的情感。幻想理想中孩子的模样,会使她与孩子更加亲近。这种情绪及行为的表现将为她日后与新生儿建立良好情感奠定基础。

第三节　妊娠诊断

根据妊娠不同时期的特点,临床上将妊娠分为三个时期:妊娠 13 周末以前称为早期妊娠;14～27 周末称为中期妊娠;28 周及以后称为晚期妊娠。

一、早期妊娠诊断

(一)健康史

1.停经

月经周期正常的育龄期妇女,有性生活史,一旦月经过期 10 天或以上,应首先考虑早期妊娠的可能。若停经已达 8 周,则妊娠的可能性更大。停经是妊娠最早的症状,但不是妊娠的特有症状,服用避孕药物与精神、环境因素也可引起闭经,应予鉴别。哺乳期妇女的月经虽未恢复,但也可能妊娠。

2.早孕反应

有半数左右的妇女,在停经 6 周左右出现晨起恶心、呕吐、食欲减退、喜食酸物或偏食等征象,称早孕反应。其可能与体内 hCG 增多、胃酸分泌减少及胃排空时间延长有关。早孕反应一般于妊娠12 周左右自然消失。

3.尿频

尿频由妊娠早期增大的子宫压迫膀胱而引起,至妊娠 12 周左右,增大的子宫进入腹腔,尿频症状自然消失。

(二)临床表现

1.乳房

自妊娠 8 周,在雌、孕激素作用下,乳房逐渐增大。孕妇自觉乳房轻度胀痛,乳头刺痛,乳房增大,乳头及周围乳晕着色,有深褐色蒙氏结节出现。哺乳妇女妊娠后乳汁明显减少。

2.妇科检查

子宫增大变软,妊娠 6～8 周时,阴道黏膜及子宫颈充血,呈紫蓝色,阴道检查子宫随停经月份增加而逐渐增大,子宫峡部极软,子宫体与子宫颈似不相连,称黑加征。随着妊娠进展至 8 周,子宫约为非妊娠子宫的 2 倍大小,妊娠 12 周时,子宫约为非妊娠子宫的 3 倍大小,在耻骨联合上方可以触及。

(三)辅助检查

1.妊娠试验

利用孕卵着床后滋养细胞分泌 hCG,并经孕妇尿液排出的原理,用免疫学方法测定受检者血或尿中 hCG 含量,协助诊断早期妊娠。

2.超声检查

超声检查是检查早期妊娠的快速、准确的方法。阴道 B 型超声较腹部超声可提前 1 周诊断早孕。最早在停经 4～5 周时,宫腔内可见圆形或椭圆形妊娠囊。停经 6 周时,妊娠囊内可见胚芽和原始心管搏动。停经 14 周,测量胎儿头臀长度能较准确地估计孕周,矫正预产期。停经 9～14 周,B 型超声可以排除无脑儿等严重的胎儿畸形。B 型超声测量胎儿颈项透明层和胎儿鼻骨等指标,可作为孕早期染色体疾病筛查的指标。彩色多普勒超声检查可见胎儿心脏区彩色血流,可以确诊为早期妊娠、活胎。

3.宫颈黏液检查

宫颈黏液量少、黏稠、拉丝度差,涂片干燥后光镜下仅见排列成行的椭圆体,不见羊齿植物叶状结晶,则早期妊娠的可能性较大。

4.基础体温测定

每日清晨醒来后(夜班工作者于休息 6～8 h 后),尚未进行起床、进食、谈话等任何活动之前,量体温 5 min(多测口腔体温),并记录于基础体温单上,按日连成曲线。如有感冒、发热或用药治疗等情况,在体温单上注明。具有双相型体温的妇女,停经后高温相持续 18 天不见下降者,早孕可能性大;如高温相持续 3 周以上,则早孕可能性更大。

如就诊时停经时间尚短,根据病史、体征和辅助检查难以确定早孕时,可嘱 1 周后复诊。避免将妊娠试验阳性作为唯一的诊断依据,因可出现假阳性,导致误诊。

二、中、晚期妊娠诊断

(一)病史

早期妊娠后,孕妇子宫明显增大,自觉腹部逐渐增大。初产妇于妊娠 20 周感到胎动,经产妇感觉略早于初产妇。可触及胎体,听诊有胎心音,容易确诊。

(二)临床表现

1.子宫增大

随着妊娠进展,子宫逐渐增大。手测子宫底高度或尺测耻上子宫高度,可以判断子宫大小与妊娠周数是否相符。因孕妇的脐耻间距离、胎儿发育情况、羊水量、单胎、多胎等有差异,子宫底高度增长过速或过缓均可能为异常(图 3-4)。

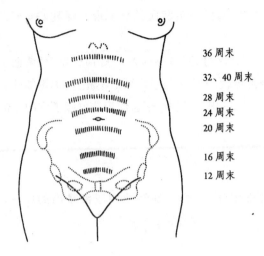

36 周末	
32、40 周末	
28 周末	
24 周末	
20 周末	
16 周末	
12 周末	

图 3-4　妊娠周数与子宫底高度

2.胎动

胎儿的躯体活动称胎动(FM)。孕妇于妊娠 18～20 周时开始自觉有胎动,胎动随妊娠进展逐渐增强,至妊娠 32～34 周达高峰,妊娠 38 周后逐渐减少。胎动每小时 3～5 次。腹壁薄且松弛的孕妇,经腹壁可见胎动。

3.胎心音

妊娠 12 周,用多普勒胎心听诊仪经孕妇腹壁能探测到胎心音。妊娠 18～20 周时用普通听诊仪经孕妇腹壁可听到胎心音。胎心音呈双音,第一音与第二音接近,如钟表的"滴答"声,速度较快,每分钟 110～160 次。注意与子宫杂音、腹主动脉音及脐带杂音相鉴别。

4.胎体

妊娠 20 周以后,经腹壁可以触及子宫内的胎体。妊娠 24 周以后,运用四步触诊法可以区分胎头、胎臀、胎背及胎儿四肢,从而判断胎产式、胎先露和胎方位。胎头圆而硬,用手经阴道轻触胎头并轻推,得到胎儿浮动又回弹的感觉,称之为浮球感(图 3-5)。

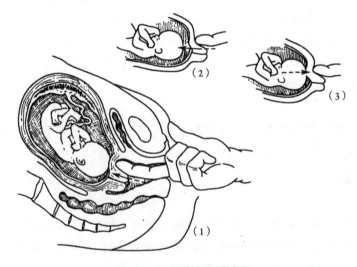

图 3-5　经阴道检查浮球感

（三）辅助检查

B型超声显像法不仅能显示胎儿数目、胎方位、胎心搏动、胎盘位置、羊水量并评估胎儿体重，且能测定胎头双顶径股骨长等多条径线，了解胎儿生长发育情况。妊娠18～24周，可采用超声进行胎儿系统检查，筛查胎儿有无结构畸形。超声多普勒法可探胎心音、胎动音、脐带血流音及胎盘血流音。

三、胎产式、胎先露、胎方位

妊娠28周以前，羊水较多、胎体较小，因此胎儿在子宫内的活动范围较大，胎儿在宫内的位置和姿势易于改变。妊娠32周以后，胎儿生长发育迅速、羊水相对减少，胎儿与子宫壁贴近，因此胎儿在宫内的位置和姿势相对固定。胎儿在子宫内的姿势，简称胎姿势。正常胎姿势为：胎头俯屈，颏部贴近胸壁，脊柱略前弯，四肢屈曲交叉弯曲于胸腹部前方。整个胎体呈头端小、臀端大的椭圆形，适应妊娠晚期椭圆形子宫腔的形状。

由于胎儿在子宫内位置和姿势的不同，因此有不同的胎产式、胎先露和胎方位。尽早确定胎儿在子宫内的位置非常重要，以便及时纠正异常胎位。

（一）胎产式

胎儿身体纵轴与母体身体纵轴之间的关系称胎产式。两轴平行者称纵产式，占妊娠足月分娩总数的99.75％。两轴垂直者称横产式，仅占妊娠足月分娩总数的0.25％。两轴交叉者称斜产式，在分娩过程中转为纵产式，偶尔转为横产式（图3-6）。

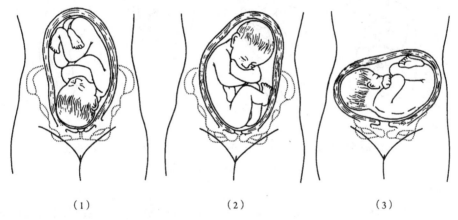

（1）　　　　　　　　　　（2）　　　　　　　　　　（3）

（1）纵产式-头先露；（2）纵产式-臀先露；（3）横产式-肩先露

图 3-6　胎产式及胎先露

（二）胎先露

最先进入骨盆入口的胎儿部分称为胎先露。纵产式有头先露、臀先露，横产式有肩先露。

头先露又可因胎头屈伸程度不同分为枕先露、前囟先露、额先露、面先露（图3-7）。臀先露又可因入盆先露不同分为混合臀先露、单臀先露和足先露（图3-8）。偶见头先露或臀先露与胎手或胎足同时入盆，称之为复合先露。

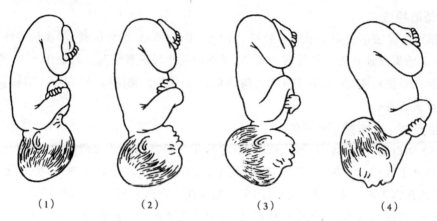

（1）　　　　　（2）　　　　　（3）　　　　　（4）

（1）枕先露；（2）前囟先露；（3）额先露；（4）面先露

图 3-7　头先露的种类

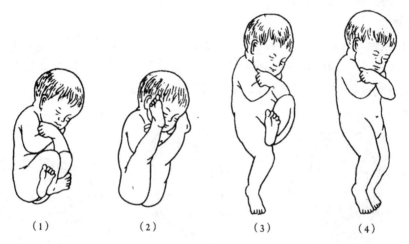

（1）　　　　　（2）　　　　　（3）　　　　　（4）

（1）混合臀先露；（2）单臀先露；（3）单足先露；（4）双足先露

图 3-8　臀先露的种类

（三）胎方位

　　胎儿先露部指示点与母体骨盆的关系称胎方位，简称胎位。枕先露以枕骨、面先露以颏骨、臀先露以骶骨、肩先露以肩胛骨为指示点。根据指示点与母体骨盆左、右、前、后、横的关系而有不同的胎位。

第四节 妊娠期管理

妊娠期管理包括对孕妇的定期产前检查以明确孕妇和胎儿的健康状况、指导妊娠期营养和用药、及时发现和处理异常情况、对胎儿宫内情况进行监护、保证孕妇和胎儿的健康直至安全分娩等。妊娠期管理的护理评估主要通过定期产前检查来实现,收集完整的病史资料、体格检查,为孕妇提供连续的整体护理。

围生医学是研究在围生期内加强围生儿及孕产妇的卫生保健的一门科学,对降低围生期母儿死亡率和病残儿发生率、保障母儿健康具有重要意义。围生期是指产前、产时和产后的一段时间。对孕产妇而言,要经历妊娠、分娩和产褥3个阶段。对胎儿而言,要经历受精、细胞分裂、繁殖、发育,从不成熟到成熟和出生后开始独立生活的复杂变化过程。

我国现阶段围生期指从妊娠满28周(胎儿体重大于等于1 000 g或身长大于等于35 cm)至产后1周。围生期死亡率是衡量产科和新生儿科质量的重要指标,因此妊娠期管理是围生期保健的关键所在。

一、护理评估

(一)健康史

1.个人资料

(1)年龄:年龄过小者容易发生难产;年龄过大,尤其是35岁以上的高龄初产妇,容易并发妊娠期高血压疾病、产力异常和产道异常,应予以重视。

(2)职业:放射线能诱发基因突变,造成染色体异常,妊娠早期接触放射线者,可造成流产、胎儿畸形。铅、汞、苯及有机磷农药、一氧化碳中毒等,均可引起胎儿畸形。

(3)其他:孕妇的受教育程度、婚姻状况、经济状况、住址、电话等资料。

2.目前健康状况

询问孕妇过去的饮食习惯,包括饮食形态、饮食内容和摄入量,怀孕后饮食习惯的改变,早孕反应对孕妇饮食的影响程度,等等。询问孕妇的休息与睡眠情况、排泄情况、日常活动与自理情况和有无特殊嗜好。

3.既往史

重点了解孕妇有无高血压、心脏病、糖尿病、肝肾疾病、血液病、传染病(如结核病)等,注意其发病时间和治疗情况,有无手术史及手术名称;既往有无胃肠道疾病史;有无甲状腺功能亢进或糖尿病等内分泌疾病史;有无食物过敏史。

4.月经史

询问孕妇月经初潮的年龄、月经周期和月经持续时间。月经周期的长短因人而异,了解月经周期有助于准确推算预产期,如月经周期40天的孕妇,其预产期应相应推迟10天。

5.家族史

询问孕妇家族中有无高血压、糖尿病、双胎、结核病等病史。对有遗传疾病家族史者,可以在妊娠早期行绒毛活检,或妊娠中期做胎儿染色体核型分析,还应请专科医师做遗传咨询,以降低遗传病儿的出生率。

6.配偶健康状况

重点了解配偶有无烟酒嗜好及遗传性疾病等。

7.孕产史

(1)既往孕产史:了解既往的孕产史及分娩方式,有无流产、早产、难产、死胎、死产、产后出血史。

(2)本次妊娠经过:了解本次妊娠早孕反应出现的时间、严重程度,有无病毒感染史及用药情况,胎动开始时间,妊娠过程中有无阴道流血、头痛、心悸、气短、下肢水肿等症状。

8.预产期的推算

问清孕妇 LMP 的日期,推算预产期(EDC)。计算方法为:末次月经第一日起,月份减 3 或加 9,日期加 7。如为农历,月份仍减 3 或加 9,但日期加 15。实际分娩日期与推算的预产期可以相差 1~2 周。如孕妇记不清末次月经的日期,则可根据早孕反应出现时间、胎动开始时间、子宫底高度和 B 型超声波检查的孕囊(GS)大小、冠-臀长(CRL)、双顶径(BPD)及股骨长(FL)值推算出预产期。

(二)身体评估

1.全身检查

观察孕妇发育、营养、精神状态、身高及步态。身材矮小者(145 cm 以下)常伴有骨盆狭窄。测量血压,正常孕妇不应超过 140/90 mmHg,超过者属病理状态。测量体重,计算体重指数(BMI),BMI=体重(kg)/[身高(m)]^2,评估营养状况。妊娠晚期体重每周增加不应超过 500 g,超过者应注意水肿或隐性水肿的发生。检查心肺有无异常、乳房发育情况、乳头大小及有无乳头凹陷、脊柱及下肢有无畸形。

2.产科检查

产科检查包括腹部检查、骨盆测量、阴道检查、肛诊和绘制妊娠图。检查前先告知孕妇检查的目的、步骤,检查时动作尽可能轻柔,以取得合作。若检查者为男护士,则应有女护士陪同,注意保护被检查者的隐私。

(1)腹部检查:排尿后,孕妇仰卧于检查床上,头部稍抬高,露出腹部,双腿略屈曲分开,放松腹肌。检查者站在孕妇右侧。

①视诊:注意腹形及大小,腹部有无妊娠纹、手术瘢痕和水肿。腹部过大者,应考虑双胎、羊水过多、巨大胎儿的可能;腹部过小、子宫底过低者,应考虑胎儿生长受限、孕周推算错误等。如孕妇腹部向前突出(尖腹,多见于初产妇)或向下悬垂(悬垂腹,多见于经产妇),应考虑骨盆狭窄的可能。

②触诊:注意腹壁肌肉的紧张度,有无腹直肌分离,注意羊水量的多少及子宫肌的敏感度。用手测子宫底高度,用软尺测耻骨上方至子宫底的弧形长度及腹围值。用四步触诊法检查子宫大小、胎产式、胎先露、胎方位及先露是否衔接(图 3-9)。在做前 3 步手法时,检查者面向孕妇,做第 4 步手法时,检查者应面向孕妇足端。

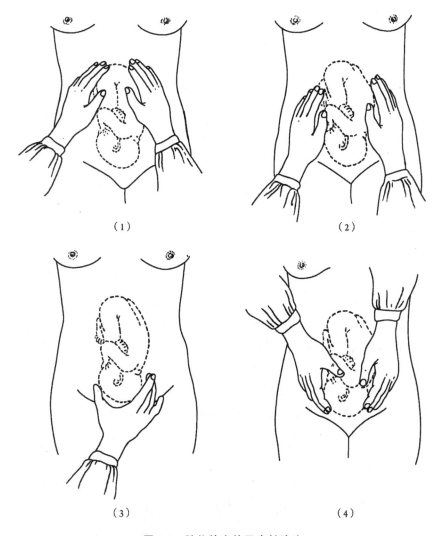

（1）　　　　　　　　　　　　（2）

（3）　　　　　　　　　　　　（4）

图 3-9　胎位检查的四步触诊法

　　第一步手法:检查者双手置于子宫底部,了解子宫外形并摸清子宫底高度,估计胎儿大小与妊娠月份是否相符。然后以双手指腹相对轻推,判断子宫底部的胎儿部分。如为胎头,则硬而圆且有浮球感;如为胎臀,则软而宽且形状略不规则。

　　第二步手法:检查者两手分别置于腹部左右两侧,一手固定,另一手轻轻深按检查,两手交替,分辨胎背及胎儿四肢的位置。平坦饱满则为胎背,确定胎背是向前、侧方还是向后;可变形的高低不平部分是胎儿的肢体,有时可以感觉到胎儿肢体活动。

　　第三步手法:检查者右手置于耻骨联合上方,拇指与其余 4 指分开,握住胎先露部,进一步查清是胎头还是胎臀,并左右推动以确定是否衔接。如胎先露部仍高浮,表示尚未入盆;如已衔接,则胎先露部不能被推动。

　　第四步手法:检查者两手分别置于胎先露部的两侧,向骨盆入口方向向下深压,再次判断胎先露部的诊断是否正确,并确定胎先露部入盆的程度。

　　③听诊:胎心音在靠近胎背侧上方的孕妇腹壁上听得最清楚。枕先露时,胎心音在脐下方

右或左侧；臀先露时,胎心音在脐上方右或左侧；肩先露时,胎心音在脐部下方听得最清楚(图3-10)。当腹壁紧、子宫较敏感、确定胎背方向有困难时,可借助胎心音及胎先露综合分析判断胎位。

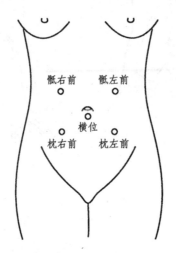

图 3-10　不同胎位胎心音听诊位置

(2)骨盆测量:了解骨产道情况,以判断胎儿能否顺利经阴道分娩。分为骨盆外测量和骨盆内测量两种。

①骨盆外测量:此法常测量下列径线。

a.髂棘间径:孕妇取伸腿仰卧位,测量两侧髂前上棘外缘的距离(图3-11),正常值为23～26 cm。

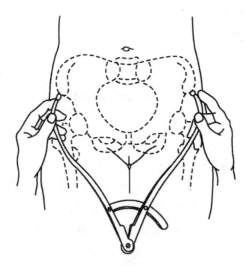

图 3-11　测量髂棘间径

b.髂嵴间径:孕妇取伸腿仰卧位,测量两侧髂嵴外缘最宽的距离(图3-12),正常值为25～28 cm。

以上两径线可间接推测骨盆入口横径的长度。

c.骶耻外径:孕妇取左侧卧位,右腿伸直,左腿屈曲,测量第五腰椎棘突下凹陷处(相当于腰骶部米氏菱形窝的上角)至耻骨联合上缘中点的距离(图 3-13),正常值为 18～20 cm。此径线可间接推测骨盆入口前后径长短,是骨盆外测量中最重要的径线。

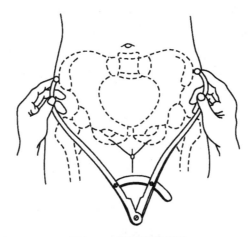

图 3-12　测量髂嵴间径

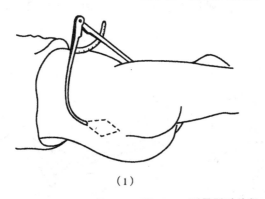 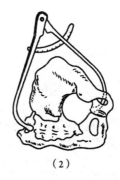

（1）　　　　　　　　　　　　　　（2）

图 3-13　测量骶耻外径

　　d.坐骨结节间径:又称出口横径。孕妇取仰卧位,两腿屈曲,双手抱膝。测量两侧坐骨结节内侧缘之间的距离(图 3-14),正常值为 8.5～9.5 cm,平均值为 9 cm。

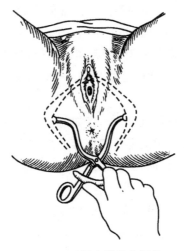

图 3-14　测量坐骨结节间径

e.出口后矢状径:坐骨结节间径中点至骶骨尖的距离,正常值为 8~9 cm。出口横径与出口后矢状径之和大于 15 cm 者,一般足月胎儿可以经阴道娩出。

f.耻骨弓角度:用两拇指尖斜着对拢,放于耻骨联合下缘,左右两拇指平放在耻骨降支的上面,测量两拇指之间的角度即为耻骨弓角度。正常为 90°,小于 80°为异常。

中华医学会妇产科学分会产科学组制定的《孕前和孕期保健指南》认为,已有充分的证据表明骨盆外测量并不能预测产时头盆不称,因此孕期不需要常规进行骨盆外测量。对于经阴道分娩者,妊娠晚期可测定骨盆出口径线。

②骨盆内测量:适用于骨盆外测量有狭窄者。测量时,孕妇取膀胱截石位,外阴消毒,检查者须戴消毒手套并涂以润滑油。常用径线如下。

a.对角径(DC):也称骶耻内径,是自耻骨联合下缘至骶岬上缘中点的距离。检查者一手示指、中指伸入阴道,用中指尖触骶岬上缘中点,示指上缘紧贴耻骨联合下缘,并标记示指与耻骨联合下缘的接触点。中指尖至此接触点的距离,即为对角径(图 3-15)。正常值为 12.5~13.0 cm,此值减去 1.5~2.0 cm,即为真结合径值,正常值为 11 cm。如触不到骶岬,说明此径线大于 12.5 cm。测量宜在妊娠 24~36 周、阴道松软时进行,36 周以后测量应在消毒情况下进行。

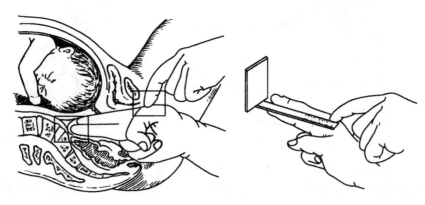

图 3-15　测量对角径

b.坐骨棘间径:测量两侧坐骨棘间的距离。正常值约为 10 cm。检查者一手的示指、中指伸入阴道,分别触及两侧坐骨棘,估计其间的距离(图 3-16)。

c.坐骨切迹宽度:坐骨棘与骶骨下部间的距离,即骶棘韧带的宽度。检查者将伸入阴道内的示指、中指并排置于韧带上,如能容纳 3 横指(5.5~6.0 cm)为正常(图 3-17),否则属中骨盆狭窄。

(3)阴道检查:确诊早孕时应行阴道检查,已如前述。妊娠最后 1 个月及临产后,应避免不必要的检查。如确实需要,则须外阴消毒及戴消毒手套,以防感染。

(4)肛诊:了解胎先露部、骶骨前面弯曲度、坐骨棘间径及坐骨切迹宽度与骶骨关节活动度。

(5)绘制妊娠图:将各项检查结果如血压、体重、宫高、腹围、胎位、胎心率等填于妊娠图中,绘成曲线图,观察动态变化,及早发现并处理孕妇或胎儿的异常情况。

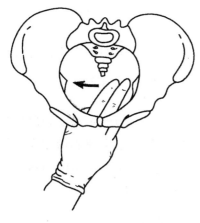

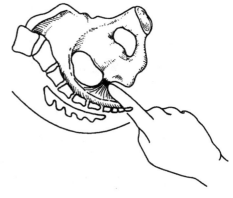

图 3-17　测量坐骨切迹宽度

图 3-16　测量坐骨棘间径

(三)心理-社会评估

1.妊娠早期

评估孕妇对妊娠的态度是积极的还是消极的,以及影响因素。评估孕妇对妊娠的接受程度;孕妇遵循产前指导的能力,筑巢行为,能否主动地或在鼓励下谈论妊娠的不适、感受和困惑,妊娠过程中与家人和配偶的关系,等等。

2.妊娠中、晚期

评估孕妇对妊娠有无不良的情绪反应,对即将为人母和分娩有无焦虑和恐惧心理。孕妇到妊娠中、晚期,强烈意识到将要有一个新生儿,同时,妊娠晚期子宫明显增大,给孕妇在体力上加重负担,行动不便,甚至出现睡眠障碍、腰背痛等症状,并日趋加重,使大多数孕妇都急切盼望分娩日期的到来。随着预产期的临近,孕妇常因新生儿将要出生而感到愉快,但又对分娩将产生的痛苦而感到焦虑,担心能否顺利分娩、分娩过程中母儿安危、新生儿有无畸形,也有的孕妇担心新生儿的性别能否为家人接受。

评估支持系统,尤其是配偶对此次妊娠的态度。对准父亲而言这是一种心理压力,他会经历与准母亲同样的情感和冲突。他可能会为自己有生育能力而骄傲,也会为即将来临的责任和生活形态的改变而感到焦虑。他会为妻子在妊娠过程中的身心变化而感到惊讶与迷惑,更时常因妻子多变的情绪而不知所措。因此,评估准父亲的感受和态度,才能有针对性地协助他承担父亲的角色,继而成为孕妇强有力的支持者。

应评估孕妇的家庭经济情况、居住环境及孕妇在家庭中的角色等。

(四)高危因素评估

重点评估孕妇是否存在下列高危因素:年龄小于 18 岁或大于等于 35 岁;残疾;遗传性疾病史;既往有流产、异位妊娠、早产、死产、死胎、难产、畸胎史;有妊娠合并症,如心脏病、肾病、肝病、高血压、糖尿病等;有妊娠并发症,如妊娠期高血压疾病、前置胎盘、胎盘早剥、羊水异常、胎儿生长受限、过期妊娠、母儿血型不符等。

(五)辅助检查

1.常规检查

血常规、尿常规、血型(ABO 和 Rh)、肝功能、肾功能、空腹血糖、HBsA g、梅毒螺旋体、人类免疫缺陷病毒(HIV)筛查等。

2.超声检查

妊娠 18~24 周时进行胎儿系统超声检查,筛查胎儿有无严重畸形;超声检查可以观察胎儿生长发育情况、羊水量、胎位、胎盘位置、胎盘成熟度等。

3.妊娠糖尿病(GDM)筛查

先行 50 g 葡萄糖筛查,若 7.2 mmol/L≤血糖≤11.1 mmol/L,则进行 75 g 口服葡萄糖耐量试验(OGTT);若大于等于 11.1 mmol/L,则测定空腹血糖。国际最近推荐的方法是可不必先行 50 g 葡萄糖筛查,有条件者直接行 75 g OGTT,其正常上限为空腹血糖 5.1 mmol/L,1 h 血糖 10.0 mmol/L,2 h 血糖 8.5 mmol/L,或者检测空腹血糖作为筛查标准。

二、常见护理诊断/问题

1.孕妇

(1)便秘:与妊娠引起肠蠕动减弱有关。

(2)知识缺乏:缺乏妊娠期保健知识。

2.胎儿

有受伤的危险:与遗传、感染、中毒、胎盘功能障碍有关。

三、护理目标

①孕妇获得孕期相关健康指导,保持良好排便习惯。

②孕妇掌握有关育儿知识,适应母亲角色,维持母儿健康状态。

四、护理措施

(一)一般护理

告知孕妇产前检查的意义和重要性,预约下次产前检查的时间,解释产前检查内容。一般情况下,产前检查从确诊早孕开始,其主要目的是:①确定孕妇和胎儿的健康状况;②估计和核对孕期或胎龄;③制订产前检查计划。根据孕期保健需要,《孕前和孕期保健指南》推荐的产前检查时间为:妊娠 6~13^{+6} 周、14~19^{+6} 周、20~23^{+6} 周、24~27^{+6} 周、28~31^{+6} 周、32~36^{+6} 周各 1 次,37~41 周则每周检查 1 次。凡属高危妊娠者,应酌情增加产前检查次数。

(二)心理护理

了解孕妇对妊娠的心理适应程度,可在每一次产前检查接触孕妇时进行。鼓励孕妇抒发内心感受和想法,解决其面临的问题。若孕妇始终抱怨身体不适,应判断是否有其他潜在的心理问题,找出症结所在。

孕妇体型随妊娠的进展而发生改变,这是正常的生理现象,产后体型将逐渐恢复。给孕妇提供心理支持,可以帮助孕妇清除由体型改变而产生的不良情绪。

告诉孕妇,母体是胎儿生活的小环境,孕妇的生理和心理活动都会影响胎儿,要保持心情愉快、轻松。孕妇的情绪变化可以通过血液和内分泌调节的改变对胎儿产生影响,若孕妇经常心境不佳、焦虑、恐惧、紧张、悲伤等,会使胎儿脑血管收缩,减少脑部供血量,影响脑部发育。过度紧张、恐惧甚至可以造成胎儿大脑发育畸形。大量研究资料证明,受情绪困扰的孕妇易发生妊娠期、分娩期并发症。

(三)症状护理

1.恶心、呕吐

半数左右妇女在妊娠 6 周左右出现早孕反应,12 周左右消失。在此期间应避免空腹,清晨起床时先吃几块饼干或面包,起床时宜缓慢,避免突然起身;每天进食 5～6 餐,少量多餐,避免空腹状态;两餐之间进食液体;食用清淡食物,避免油炸、难以消化或引起不舒服的食物。应给予孕妇精神鼓励和支持,以减少其心理的困扰和忧虑。若妊娠 12 周以后仍继续呕吐,甚至影响孕妇营养,应考虑妊娠剧吐的可能,须住院治疗,纠正电解质紊乱。对偏食者,在不影响饮食平衡的情况下,可不做特殊处理。

2.尿频、尿急

尿频、尿急常发生在妊娠初 3 个月及末 3 个月。若由妊娠子宫压迫所致,且无任何感染征象,可向患者解释,不必处理。孕妇无须通过减少液体摄入量的方式来缓解症状,有尿意时应及时排空。此现象产后可逐渐消失。

3.白带增多

白带增多于妊娠初 3 个月及末 3 个月明显,是妊娠期正常的生理变化。但应排除假丝酵母菌、滴虫、淋菌、衣原体等感染。嘱孕妇每日清洗外阴或经常洗澡,以避免分泌物刺激外阴部,保持外阴部清洁,但严禁阴道冲洗。指导穿透气性好的棉质内裤,经常更换。分泌物过多的孕妇,可用卫生巾并经常更换,增加舒适感。

4.水肿

孕妇在妊娠后期易发生下肢水肿,经休息后可消退,属正常现象。若下肢明显凹陷性水肿或经休息后不消退,应及时诊治,警惕妊娠期高血压疾病的发生。嘱孕妇取左侧卧位休息,解除右旋增大的子宫对下腔静脉的压迫,下肢稍垫高,避免长时间站或坐,以免加重水肿。长时间站立的孕妇,应两侧下肢轮流休息,收缩下肢肌肉,以利血液回流。适当限制孕妇对盐的摄入,但不必限制水分。

5.下肢、外阴静脉曲张

孕妇应避免两腿交叉或长时间站立、行走,并注意时常抬高下肢;指导孕妇穿弹力裤或袜,避免穿妨碍血液回流的紧身衣裤,以促进血液回流;会阴部有静脉曲张者,可于臀下垫枕,抬高髋部休息。

6.便秘

便秘是妊娠期常见的症状之一,尤其是妊娠前已有便秘者。嘱孕妇养成每日定期排便的习惯,多吃水果、蔬菜等含纤维素多的食物,同时增加每日饮水量,注意适当活动。未经医师允许,不可随意用药。

7.腰背痛

指导孕妇穿低跟鞋,在俯拾或抬举物品时,保持上身直立,弯曲膝部,用两下肢的力量抬起。若工作要求长时间弯腰,妊娠期间应适当给予调整。疼痛严重者,必须卧床休息(硬床垫),局部热敷。

8.下肢痉挛

指导孕妇在饮食中增加钙的摄入,若因钙磷不平衡致下肢痉挛,则限制牛奶(含大量的磷)

的摄入量,以减少体内磷质来平衡钙磷浓度。告诫孕妇避免腿部疲劳、受凉,伸腿时避免脚趾尖伸向前,走路时脚跟先着地。发生下肢肌肉痉挛时,嘱孕妇背屈肢体或站直前倾以伸展痉挛的肌肉,或局部热敷按摩,直至痉挛消失。必要时遵医嘱口服钙剂。

9.仰卧位低血压综合征

取左侧卧位后症状可自然消失,不必紧张。

10.失眠

每日坚持户外活动,如散步。睡前用梳子梳头,温水洗脚,喝热牛奶等均有助于入眠。

11.贫血

孕妇应适当增加含铁食物的摄入,如动物肝脏、瘦肉、蛋黄、豆类等。若病情需要补充铁剂,可用温水或水果汁送服,以促进铁的吸收,且应在餐后 20 min 服用,以减轻对胃肠道的刺激。向孕妇解释,服用铁剂后大便可能会变黑,或出现便秘、轻度腹泻,不必担心。

(四)健康教育

1.异常症状的判断

孕妇出现下列症状,应立即就诊:阴道流血,妊娠 3 个月后仍持续呕吐,寒战、发热,腹部疼痛,头痛、眼花、胸闷、心悸、气短,液体突然自阴道流出,胎动计数突然减少,等等。

2.营养

母体是胎儿成长的环境,孕妇的营养状况直接或间接地影响自身和胎儿的健康。孕妇必须增加营养的摄入以满足自身及胎儿的需要。

(1)帮助制订备孕期和孕期合理的饮食计划,以满足自身和胎儿的需要,并为分娩和哺乳做准备。

①备孕是指育龄妇女有计划地妊娠并对优孕进行必要的前期准备,是优孕与优生优育的重要前提。备孕期妇女的营养状况直接关系着孕育和哺育新生命的质量,并对妇女及其下一代的健康产生长期影响。

②妊娠期营养对母子双方的近期和远期健康都有着至关重要的影响。妊娠各期妇女膳食应根据胎儿生长速率及母体生理和代谢的变化进行适当调整。孕期妇女的膳食应是由多样化食物组成的营养均衡膳食。中国营养学会《中国孕期妇女膳食指南(2016)》建议孕期妇女膳食应在一般人群膳食的基础上补充以下 5 项内容。

a.补充叶酸,常吃含铁丰富的食物,选用碘盐。叶酸对预防神经管畸形和高同型半胱氨酸血症、促进红细胞成熟和血红蛋白合成极为重要。孕期叶酸的推荐摄入量比非孕时增加了 200 μg DFE/d,达到 600 μg DFE/d。为预防早产、流产,满足孕期血红蛋白合成增加和胎儿铁储备的需要,孕期应常吃含铁丰富的食物,铁缺乏严重者可在医师指导下适量补铁。碘是合成甲状腺素的原料,是调节新陈代谢和促进蛋白质合成的微量元素,孕期碘的推荐摄入量比非孕时增加了 110 μg/d,除选用碘盐外,每周还应摄入 1～2 次含碘丰富的海产品。

b.孕吐严重者,可少量多餐,保证摄入含必要量碳水化合物的食物。孕吐较明显或食欲不佳的孕妇不必过分强调平衡膳食,但每天必须摄取至少 130 g 碳水化合物,首选易消化的粮谷类食物,如 180 g 米或面食,550 g 薯类或鲜玉米。进食少或孕吐严重者需寻求医师帮助。

c.孕中晚期适量增加奶、鱼、禽、蛋、瘦肉的摄入。孕中期开始,每天增加 200 g 奶,使总摄入量达到 500 g/d;孕中期每天增加鱼、禽、蛋、瘦肉共计 50 g,孕晚期再增加 75 g 左右。深海鱼类含有较多 n-3 多不饱和脂肪酸,其中的二十二碳六烯酸(DHA)对胎儿脑和视网膜功能发育有益,每周最好食用 2～3 次。

d.适量身体活动,维持孕期适宜增重。体重增长不足者,可适当增加能量密度高的食物摄入;体重增长过多者,应在保证营养素供应的同时注意控制总能量的摄入。健康的孕妇每天应进行不少于 30 min 的中等强度身体活动。

e.禁烟酒,避免被动吸烟和吸入不良空气,适当进行户外活动和运动,愉快孕育新生命,积极准备母乳喂养。

(2)定期测量体重,监测体重增长情况。孕早期体重变化不大,可每月测量 1 次,孕中、晚期应每周测量体重。

(3)饮食符合均衡、自然的原则,采用正确的烹饪方法,避免破坏营养素。选择易消化、无刺激性的食物,避免烟、酒、浓咖啡、浓茶及辛辣食品。

(4)孕妇的饮食宜重质不重量,即尽量摄取高蛋白质、高维生素、高矿物质、适量脂肪及碳水化合物、低盐饮食。孕妇和乳母需合理饮食,维持机体所需的不饱和脂肪酸,如维持适宜的DHA 水平,有利于改善妊娠结局、婴儿早期神经和视觉功能发育。

3.清洁和舒适

孕期养成良好的刷牙习惯,注意用软毛牙刷;妊娠后排汗量增多,要勤淋浴,勤换内衣。孕妇衣服应宽松、柔软、舒适、冷暖适宜。不宜穿紧身衣或袜带,以免影响血液循环和胎儿发育、活动。胸罩宜以舒适、合身、足以支托增大的乳房为标准,以减轻不适感。孕期宜穿轻便舒适的鞋子,鞋跟宜低,但不应完全平跟,以能够支撑体重而且感到舒适为宜;避免穿高跟鞋,以防腰背痛及身体失衡。

4.活动与休息

一般孕妇可坚持工作到妊娠 28 周,28 周后宜适当减轻工作量,避免长时间站立或重体力劳动。坐时可抬高下肢,减轻下肢水肿。接触放射线或有毒物质的工作人员,妊娠期应予以调离。

妊娠期孕妇因身心负荷加重,易感疲惫,需要充足的休息和睡眠。每日应有 8 h 的睡眠,午休 1～2 h。卧床时宜取左侧卧位,以增加胎盘血供。居室内保持安静、空气流通。

运动可促进孕妇的血液循环,增进食欲和睡眠,且可以强化肌肉,为分娩做准备,因此孕妇要保证适量的运动。孕期适宜的活动包括:一切家务操作均可正常,注意不要攀高举重;散步是孕妇最适宜的运动,但要注意不要到人群拥挤、空气不佳的公共场所。

5.胎教

胎教是有目的、有计划地为胎儿的生长发育实施的最佳措施。现代科学技术对胎儿的研究发现:胎儿的眼睛能随送入的光亮而活动,触其手足可产生收缩反应;外界音响可传入胎儿听觉器官,并能引起心率的改变。因此,有人提出两种胎教方法:①对胎儿进行抚摸训练,激发胎儿的活动积极性;②对胎儿进行音乐训练。

6.孕期自我监护

胎心音计数和胎动计数是孕妇自我监护胎儿宫内情况的重要手段。教会孕妇和家庭成员听胎心音计数与胎动计数,并做记录,不仅可以了解胎儿宫内情况,而且可以和谐孕妇和家庭成员的关系。胎动计数大于等于每 2 小时 6 次为正常,小于每 2 小时 6 次或减少 50 %者,均应视为子宫胎盘功能不足,胎儿可有宫内缺氧,应及时就诊,进一步诊断并处理。

7.药物的使用

许多药物可通过胎盘进入胚胎,影响胚胎发育。妊娠最初两个月是胚胎器官的形成时期,此时用药更应注意。孕妇合理用药的原则是:能用一种药,避免联合用药;选用疗效确定的药物,避免用尚难确定的对胎儿有不良反应的药物;能用小剂量药物,避免用大剂量药物;严格掌握用药剂量和持续时间,注意及时停药。若病情需要,选用了对胚胎、胎儿有害的致畸药物,应先终止妊娠,然后用药。

8.性生活指导

妊娠前 3 个月及末 3 个月,均应避免性生活,以防流产、早产及感染。

9.识别先兆临产

临近预产期的孕妇,若出现阴道血性分泌物或规律宫缩(间歇 5～6 min,持续 30 s),应尽快到医院就诊。若阴道突然有大量液体流出,嘱孕妇平卧,由家属送往医院,以防脐带脱垂而危及胎儿生命。

五、结果评价

①母婴健康、舒适,无并发症发生。

②产妇能正确演示育儿技能。

第五节　分娩的准备

多数孕妇,尤其是初产妇,由于缺乏有关分娩方面的一些知识,对分娩时疼痛和不适有错误理解,担忧分娩过程中自身和胎儿安全,会产生焦虑和恐惧心理,而这些心理问题又会影响产程的进展和母婴的安全,因此帮助孕妇做好分娩的准备非常重要。分娩准备包括识别先兆临产、分娩物品的准备、分娩时不适的应对技巧等。

一、先兆临产

分娩发动前,出现预示孕妇临产的症状,称之为先兆临产。

(一)假临产

孕妇在分娩发动前,常会出现假临产,其特点为:宫缩持续时间短(<30 s)且不恒定,间歇时间长而不规则;宫缩的强度不加强;不伴随出现宫颈管消失和宫颈口扩张;常在夜间出现,白天消失;给予强镇静剂可以抑制。

(二)胎儿下降感

随着胎先露下降入骨盆,宫底随之下降,多数孕妇会感觉上腹部较前舒适,进食量也增加,呼吸轻快。由于胎先露入盆压迫了膀胱,孕妇常出现尿频症状。

(三)见红

在分娩发动前 24～48 h(少数 1 周内),宫颈内口附近的胎膜与该处的子宫壁分离,毛细血管破裂经阴道排出少量血液,与宫颈管内的黏液相混排出,称为见红,是分娩即将开始的征象。但若出血量超过月经量,则不应认为是见红,而可能为妊娠晚期出血性疾病。

二、分娩的物品准备

母亲的用物准备:足够的消毒卫生巾、内裤和内衣,大小合适的胸罩,吸奶器(以备吸空乳汁),等等。

新生儿的用物:柔软、舒适、宽大、便于穿脱的衣物,质地柔软、吸水、透气性好的纯棉织品尿布或一次性洁净纸尿裤。此外,还要准备婴儿包被、毛巾、梳子、围嘴、爽身粉、温度计等。对不能进行母乳喂养者,还要准备奶瓶、奶粉、奶嘴等。

三、产前运动

妊娠期间做运动的目的是减轻身体的不适,伸展会阴部肌肉,使分娩得以顺利进行;同时可强化肌肉,以助产后身体迅速恢复。产前运动包括以下八种。

(一)腿部运动

以手扶椅背,左腿固定,右腿做 360°转动,做毕后还原。换腿继续做。目的是增进骨盆肌肉的强韧度,增加会阴部肌肉的伸展性。

(二)腰部运动

手扶椅背,慢慢吸气,同时手臂用力,使身体重心集中于椅背上,脚尖立起使身体抬高,腰部伸直后使下腹部紧靠椅背,然后慢慢呼气,同时手臂放松,脚还原。目的在于减轻腰背部疼痛,并可在分娩时增加腹压及会阴部肌肉的伸展性。

(一)(二)两项运动在妊娠早期即可开始做。

(三)盘腿坐式

平坐于床上,两小腿平行交接,一前一后,两膝远远分开,注意两小腿不可重叠。可在看电视或聊天时采取此姿势(图 3-18)。目的是强化腹股沟肌肉及关节处韧带张力,预防妊娠末期因膨大子宫的压力所产生的痉挛或抽筋,伸展会阴部肌肉。

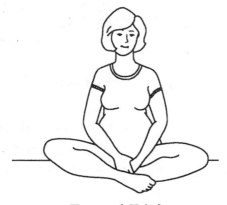

图 3-18　盘腿坐式

(四)盘坐运动

平坐于床上,将两跖骨并拢,两膝分开,两手轻放于两膝上,然后用手臂力量把膝盖慢慢压下,配合深呼吸运动,再把手放开,持续 2～3 min。目的是加强小腿肌肉张力,避免腓肠肌痉挛。

（三）（四）两项运动可在妊娠 3 个月后进行。

（五）骨盆与背摇摆运动

平躺仰卧，双腿屈曲，两腿分开与肩同宽，用足部和肩部的力量，将背部与臀部轻轻抬起，然后并拢双膝，收缩臀部肌肉，再分开双膝，将背部与臀部慢慢放下。重复运动 5 次（图 3-19）。目的在于锻炼骨盆底及腰背部肌肉，增加其韧性和张力。

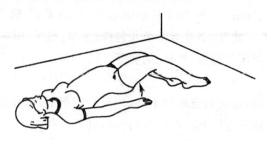

图 3-19　骨盆与背摇摆运动

（六）骨盆倾斜运动

孕妇双手和双膝支撑于床上，缓慢弓背，放松复原；取仰卧位，两手背沿肩部伸展，腿部屈膝，双脚支撑，缓慢抬高腰部，放松复原（图 3-20）。此项活动可站立式进行。

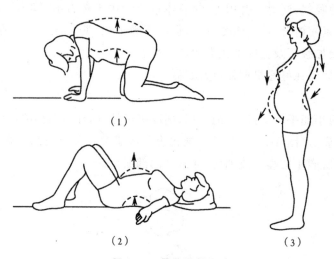

（1）

（2）

（3）

图 3-20　骨盆倾斜运动

（七）脊柱伸展运动

平躺仰卧，双手抱住双膝关节下缘使双膝弯曲，头部与上肢向前伸展，使脊柱、背部至臀部肌肉弯曲成弓字形，将头与下巴贴近胸部，然后放松，恢复平躺姿势。

（五）至（七）三项运动可以减轻腰背部酸痛，通常在妊娠 6 个月以后开始进行。

（八）双腿抬高运动

平躺仰卧，双腿垂直抬高，足部抵住墙，每次持续 3～5 min（图 3-21）。目的在于伸展脊椎骨，锻炼臀部肌肉张力，促进下肢血液循环。

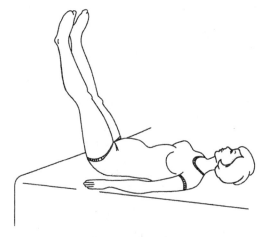

图 3-21　双腿抬高运动

孕妇进行产前运动时,要注意:循序渐进,持之以恒;锻炼之前排空大小便;若有流产、早产现象应停止锻炼,并执行相应的医嘱。

四、减轻分娩不适的方法

目前有多种方式可协助减轻分娩时的疼痛。所有这些方法都依据 3 个重要的前提:①孕妇在分娩前已获得有关分娩方面的知识,在妊娠晚期已进行过腹式呼吸运动的练习,且已会应用腹式呼吸运动来减轻分娩时的不适;②临产后子宫阵缩时,保持腹部放松,则阵痛的不适感会减轻;③疼痛会因注意力分散而得到缓解。目前常用的减轻分娩时不适的方法有以下三种。

(一)拉梅兹分娩法

拉梅兹分娩法是由法国医师拉梅兹(Lamaze)整理,目前使用较广的预习分娩法。首先,根据巴甫洛夫条件反射的原理,在分娩过程中,训练孕妇当听到口令"开始收缩"或感觉收缩开始时,使自己自动放松;其次,孕妇要学习集中注意力于自己的呼吸,排斥其他现象,即利用先占据脑中用以识别疼痛的神经细胞,使痛的冲动无法被识别,从而达到减轻疼痛的目的。具体应用方法如下。

1.廓清式呼吸

所有的呼吸运动在开始和结束前均深吸一口气后再完全吐出。目的在于减少快速呼吸造成的过度换气,从而保证胎儿的氧气供应。

2.放松技巧

先通过有意识地刻意放松某些肌肉进行练习,然后逐渐放松全身肌肉。孕妇无皱眉、握拳或手臂僵直等肌肉紧张现象。可通过触摸紧张部位、想象某些美好事物或听轻松愉快的音乐来达到放松目的,使全身肌肉放松,在分娩过程中不至于因不自觉的紧张而造成不必要的肌肉用力和疲倦。

3.意志控制的呼吸

孕妇平躺于床上,头下、膝下各置一小枕。用很轻的方式吸满气后,再用稍强于吸气的方式吐出,注意控制呼吸的节奏。

在宫缩早期,用缓慢而有节奏的胸式呼吸,频率为正常呼吸的 1/2;随着产程进展,宫缩的频率和强度增加,此时用浅式呼吸,频率为正常呼吸的 2 倍;当宫口开大到 7～8 cm 时,产妇的不适感最严重,此时选择喘息-吹气式呼吸,方法是先快速呼吸 4 次,再用力吹气 1 次,并维持此节奏。此比率也可提升为 6∶1 或 8∶1,产妇视自己情况调整。注意不要造成过度换气。

4.画线按摩法

孕妇用双手指尖在腹部做环形运动。做时压力不宜太大,以免引起疼痛,也不宜太小,引起酥痒感。也可以单手在腹部用指尖做横"8"字形按摩。若腹部有监护仪,则可按摩两侧大腿(图 3-22)。

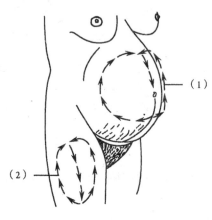

图 3-22　画线按摩法

(二)瑞德法

瑞德法由英国医师迪克·瑞德(Dick Reid)提出。其原理为:恐惧会导致紧张,因而造成或强化疼痛。若能打破恐惧—紧张—疼痛的链环,便能减轻分娩时的疼痛。瑞德法也包括采用放松技巧和腹式呼吸技巧。

1.放松技巧

孕妇先侧卧,头下垫一小枕,让腹部的重量施于床垫上,身体的任一部位均不交叠。练习方法类似于拉梅兹法。

2.腹式呼吸

孕妇平卧,集中精神使腹肌提升,缓慢地呼吸。在分娩末期,当腹式呼吸已不足以应付时,可改用快速胸式呼吸。此法目的在于转移注意力,减轻全身肌肉的紧张性,迫使腹部肌肉升起,使子宫能在收缩时轻松而不受限制,维持子宫良好的血液供应。

(三)布莱德雷法(丈夫教练法)

布莱德雷法由罗伯特·布莱德雷(Robert Bradley)医师提出,通常称为"丈夫教练法"。其放松和控制呼吸技巧同前,主要强调在妊娠、分娩和新生儿出生后最初几天中丈夫的重要性。在分娩过程中,丈夫可以鼓励产妇适当活动来促进产程,且可以指导产妇用转移注意力的方法减轻疼痛。

五、护理程序在分娩准备中的应用

在分娩准备中应用护理程序可以帮助护士识别孕妇对分娩的准备情况,并发现需要指导的问题。

（一）护理评估

①评估影响孕妇分娩准备的因素,如受教育程度、既往孕产史、文化因素等。

②评估孕妇缺乏哪些有关分娩方面的知识及实际准备情况。

③评估影响孕妇学习的因素,如理解和接受能力、学习态度、环境,以及丈夫和主要家庭成员的支持,等等。

（二）常见护理诊断/问题

1.知识缺乏

缺乏有关分娩方面的知识。

2.焦虑

焦虑与担心分娩不适有关。

（三）护理目标

①孕妇能叙述与分娩相关的知识。

②孕妇能正确示范应对分娩期疼痛的技巧,焦虑减轻或缓解。

（四）护理措施

①向孕妇系统讲解有关分娩准备方面的知识。可利用上课、看录像、发健康教育处方等形式进行。

②讲解有关减轻分娩不适的技巧。可以示范、反示范、角色扮演等形式进行。

③鼓励孕妇提问,并对错误概念加以澄清。

④鼓励孕妇说出心中的焦虑,给予针对性的心理支持。

⑤协助其配偶参与分娩准备过程,使妊娠、分娩成为更有意义的家庭经验。

（五）结果评价

①孕妇能叙述分娩准备的具体内容。

②孕妇示范用呼吸控制的技巧来应对分娩时的不适,愉快体验分娩过程。

第四章　分娩期妇女的护理

第一节　影响分娩的因素

影响分娩的因素包括产力、产道、胎儿及精神心理因素。子宫收缩力是临产后最主要的产力,腹压是第二产程中胎儿娩出的重要辅助力量,肛提肌收缩力是协助胎儿内旋转及胎头仰伸的必需力量。骨盆三个平面的大小与形态、子宫下段形成、宫颈管消失与宫口扩张、会阴体伸展等直接影响胎儿顺利通过产道。胎儿大小及胎方位是分娩的重要影响因素。精神心理因素会影响分娩的全过程,通过人文关怀以缓解产妇紧张与焦虑已越来越受到关注和重视,是十分重要的护理措施。

一、产力

将胎儿及其附属物从宫腔内逼出的力量称为产力。产力包括子宫收缩力(简称宫缩)、腹壁肌及膈肌收缩力(统称腹压)和肛提肌收缩力。

(一)子宫收缩力

子宫收缩力是临产后的主要产力,贯穿整个分娩过程。临产后的宫缩可使宫颈管缩短直至消失、宫口扩张、胎先露下降、胎儿和胎盘娩出。正常子宫收缩有节律性、对称性和极性的特点。

1.节律性

宫缩的节律性是临产的重要标志。正常宫缩是宫体肌不随意、有规律的阵发性收缩并伴有疼痛,每次宫缩由弱渐强(进行期),维持一定时间(极期),随后由强渐弱(退行期),直至消失进入间歇期(图 4-1),宫缩如此反复出现,直至分娩全程结束。

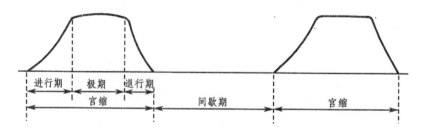

图 4-1　临产后正常宫缩节律性示意图

临产开始时,宫缩间歇期为 5～6 min,宫缩持续时间约为 30 s。随产程进展宫缩间歇期逐渐缩短,宫缩持续时间逐渐延长。当宫口开全(10 cm)后,宫缩间歇期为 1～2 min,宫缩持续时间长达 60 s。宫缩强度也随产程进展逐渐增强。正常间歇期的宫腔内压力仅为 6～12 mmHg,临产初期升为 25～30 mmHg,于第一产程末可为 40～60 mmHg,第二产程末可高达 150 mmHg。宫缩时子宫肌壁血管及胎盘受压,致子宫血流量减少、胎盘绒毛间隙血流量减少;宫缩间歇期,子宫血流量又恢复至原来水平,胎盘绒毛间隙血流重新充盈。因此,宫缩节律性对胎儿有利。

2.对称性

正常宫缩源自两侧子宫角部(受起搏点控制),迅速以微波形式向子宫底中线集中,左右对称,再以每秒 2 cm 的速度向子宫下段扩散,在 15 s 内均匀协调地扩展至整个子宫,此为子宫收缩的对称性(图 4-2)。

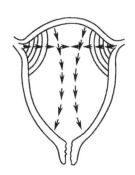

图 4-2　子宫收缩力的对称性示意图

3.极性

宫缩以宫底部最强且最持久,向下逐渐减弱,宫底部收缩力的强度几乎是子宫下段的 2 倍,此为宫缩的极性。

4.缩复作用

宫缩时,子宫体部肌纤维短缩变宽,间歇期肌纤维不能恢复到原来的长度,经反复收缩,肌纤维越来越短,此为子宫肌纤维的缩复作用。缩复作用使宫腔内容积逐渐缩小,迫使胎先露部下降、宫颈管逐渐缩短直至消失。

(二)腹壁肌及膈肌收缩力

腹壁肌及膈肌收缩力是第二产程时娩出胎儿的重要辅助力量。宫口开全后,每当宫缩时,前羊水囊或胎先露部压迫盆底组织和直肠,反射性引起排便动作。产妇主动屏气,喉头紧闭向下用力,腹壁肌及膈肌收缩使腹内压增高,促使胎儿娩出。但是,过早使用腹压易使产妇疲劳、宫颈水肿,导致产程延长。第三产程时,腹压还可迫使已剥离的胎盘尽早娩出,减少产后出血。

(三)肛提肌收缩力

肛提肌收缩力可协助胎先露部在骨盆腔进行内旋转。当胎头枕部露于耻骨弓下时,能协助胎头仰伸及娩出。胎儿娩出后,有助于已降至阴道的胎盘娩出。

二、产道

产道是胎儿娩出的通道,分为骨产道与软产道两部分。

(一)骨产道

骨产道又称真骨盆,分为三个平面,每个平面又由多条径线组成。在分娩过程中,骨产道几乎无变化,但其原来的大小、形态与顺利分娩有着密切关系。

1.骨盆入口平面

骨盆入口平面为骨盆腔上口,呈横椭圆形,其前方为耻骨联合上缘,两侧为髂耻线,后方为骶岬上缘。共有 4 条径线(图 4-3)。

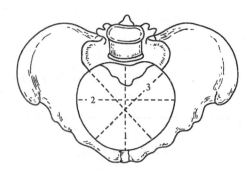

1.前后径 11 cm;2.横径 13 cm;3.斜径 12.75 cm

图 4-3　骨盆入口平面各径线

(1)入口前后径:又称真结合径。耻骨联合上缘中点至骶岬上缘正中间的距离,平均为 11 cm,其长短与胎先露衔接关系密切。

(2)入口横径:左右髂耻缘间的最大距离,平均为 13 cm。

(3)入口斜径:左右各一,平均为 12.75 cm。左骶髂关节至右髂耻隆突间的距离为左斜径;右骶髂关节至左髂耻隆突间的距离为右斜径。

2.中骨盆平面

骨盆最小平面,是骨盆腔最狭窄的部分,呈前后径长的纵椭圆形。其前方为耻骨联合下缘,两侧为坐骨棘,后方为骶骨下端。有 2 条径线(图 4-4)。

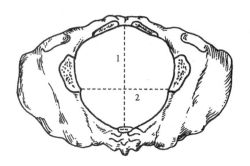

1.前后径 11.5 cm;2.横径 10 cm

图 4-4　中骨盆平面各径线

(1)中骨盆前后径:耻骨联合下缘中点通过两侧坐骨棘连线中点至骶骨下端间的距离,平均为 11.5 cm。

(2)中骨盆横径:也称坐骨棘间径。两坐骨棘间的距离,平均为 10 cm,其长短与胎先露内旋转关系密切。

3.骨盆出口平面

骨盆腔下口,由两个不在同一平面的三角形组成,其共同的底边称为坐骨结节间径。前三角平面顶端为耻骨联合下缘,两侧为耻骨降支;后三角平面顶端为骶尾关节,两侧为骶结节韧带。有 4 条径线(图 4-5)。

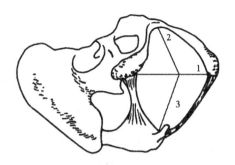

1.出口横径 9 cm;2.出口前矢状径 6 cm;3.出口后矢状径 8.5 cm

图 4-5 骨盆出口平面各径线(斜面观)

(1)出口前后径:耻骨联合下缘至骶尾关节间的距离,平均为 11.5 cm。

(2)出口横径:也称坐骨结节间径。两坐骨结节内侧缘的距离,平均为 9 cm,此径线与分娩关系密切。

(3)出口前矢状径:耻骨联合下缘中点至坐骨结节间径中点间的距离,平均为 6 cm。

(4)出口后矢状径:骶尾关节至坐骨结节间径中点间的距离,平均为 8.5 cm。若出口横径稍短,而出口横径与出口后矢状径之和大于 15 cm,正常大小胎儿可以通过后三角区经阴道娩出。

4.骨盆轴与骨盆倾斜度

(1)骨盆轴:连接骨盆各平面中点的假想曲线,称为骨盆轴。此轴上段向下向后,中段向下,下段向下向前(图 4-6)。分娩时,胎儿沿此轴完成一系列分娩机制,助产时也应按此轴方向协助胎儿娩出。

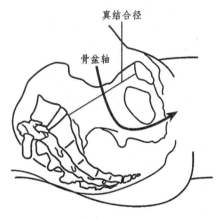

图 4-6 骨盆轴

(2)骨盆倾斜度:妇女站立时,骨盆入口平面与地平面形成的角度,一般为 60°(图 4-7)。若骨盆倾斜度过大,可影响胎头衔接和娩出。

(二)软产道

软产道是由子宫下段、宫颈、阴道及骨盆底软组织构成的弯曲管道。

1.子宫下段的形成

子宫下段由非孕时长约 1 cm 的子宫峡部伸展形成。妊娠 12 周后的子宫峡部逐渐扩展成宫腔的一部分,至妊娠末期逐渐拉长,形成子宫下段。临产后的规律宫缩使子宫下段进一步拉长为 7～10 cm,肌壁变薄成为软产道的一部分(图 4-8)。由于子宫肌纤维的缩复作用,子宫上段肌壁越来越厚,子宫下段肌壁被牵拉越来越薄,子宫上下段的肌壁厚薄不同,在两者间的子宫内面形成一环状隆起,称生理缩复环,此环在正常情况下不易自腹部见到。

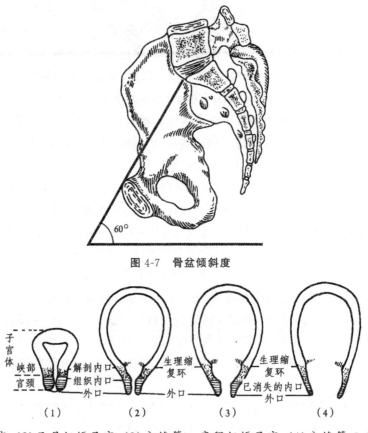

图 4-7　骨盆倾斜度

(1)非妊娠子宫;(2)足月妊娠子宫;(3)分娩第一产程妊娠子宫;(4)分娩第二产程妊娠子宫

图 4-8　子宫下段的形成及宫口扩张

2.宫颈的变化

(1)宫颈管消失:临产前的宫颈管长 2～3 cm,初产妇较经产妇稍长。临产后的规律宫缩牵拉宫颈内口的子宫肌纤维及周围韧带,加之胎先露部的支撑使前羊水囊呈楔状,使宫颈内口水平的肌纤维向上牵拉,使宫颈管形成漏斗状,此时宫颈外口变化不大,随后宫颈管逐渐变短直至消失。初产妇多是宫颈管先缩短、消失,然后宫口扩张;经产妇多是宫颈管缩短消失与宫口扩张同时进行。

(2)宫口扩张:临产前,初产妇的宫颈外口仅容一指尖,经产妇能容一指。临产后,子宫收缩及缩复向上牵拉使宫口扩张。子宫下段的蜕膜发育不良,胎膜容易与该处蜕膜分离而向宫颈管突出形成前羊水囊,协同扩张宫口。宫口近开全时,胎膜多自然破裂,破膜后胎先露部直接压迫宫颈,扩张宫口的作用更显著。宫口开全(10 cm)时,足月妊娠的胎头方能通过。

3.骨盆底组织、阴道及会阴的变化

前羊水囊及胎先露先扩张阴道上部,破膜后的胎先露部下降直接压迫骨盆底,使软产道下段形成一个向前弯的长筒,前壁短后壁长,阴道外口朝向前上方,阴道黏膜皱襞展平加宽腔道。肛提肌向下及两侧扩展,肌纤维拉长,会阴体变薄,以利胎儿通过。阴道及骨盆底的结缔组织和肌纤维于妊娠期增生肥大、血管变粗、血运丰富、组织变软、伸展性良好。分娩时,会阴体能承受一定压力,但若保护不当,仍易造成会阴裂伤。

三、胎儿

除产力和产道外,胎儿大小、胎位及有无造成分娩困难的胎儿畸形也是影响分娩的因素。

(一)胎儿大小

胎儿过大致胎头径线过大时,尽管骨盆大小正常,也可因相对性骨盆狭窄造成难产。

1.胎头颅骨

胎头颅骨由顶骨、额骨、颞骨各两块及枕骨一块构成。颅骨间膜状缝隙称颅缝,两顶骨之间为矢状缝,顶骨与额骨之间为冠状缝,枕骨与顶骨之间为人字缝,颞骨与顶骨之间为颞缝,两额骨之间为额缝。两颅缝交界处空隙较大,称为囟门,位于胎头前方的囟门呈菱形称前囟(大囟门),位于胎头后方的囟门呈三角形称后囟(小囟门)(图4-9)。颅缝与囟门均有软组织覆盖,使骨板有一定活动余地,胎头具有一定可塑性。在分娩过程中,颅骨轻度移位重叠使头颅变形,缩小头颅体积,有利于胎头娩出。但若胎儿过熟,颅骨较硬,胎头不易变形,会导致难产。

2.胎头径线

①双顶径:两顶骨隆突间的距离,是胎头最大的横径,足月时平均为 9.3 cm。②枕额径:鼻根上方至枕骨隆突间的距离,胎头以此径线衔接,足月时平均为 11.3 cm。③枕下前囟径:又称小斜径,为前囟中央至枕骨隆突下方的距离,足月时平均为 9.5 cm,胎头俯屈后以此径通过产道。④枕颏径:又称大斜径,为颏骨下方中央至后囟顶部间的距离,足月时平均为 13.3 cm(图4-9)。

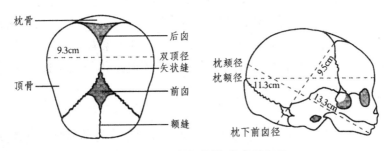

图 4-9 胎儿颅骨、颅缝、囟门及径线

(二)胎位

纵产式时,胎体纵轴与骨盆轴一致,容易通过产道。头先露时胎头先通过产道,经颅骨重叠、胎头变形、周径变小,利于胎头娩出,矢状缝和囟门是确定胎位的重要标志。臀先露时,胎臀先娩出,胎臀较胎头周径小且软,软产道未经充分扩张,胎头娩出时又无变形机会,易致胎头娩出困难。肩先露时,胎体纵轴与骨盆轴垂直,妊娠足月活胎不能通过产道,对母儿威胁极大。

(三)胎儿畸形

胎儿某一部分发育异常,如脑积水、联体儿等,致胎头或胎体过大,难以顺利通过产道。

四、精神心理因素

分娩对于孕妇是一种压力源,会引起一系列特征性的心理情绪反应,主要表现为焦虑和恐惧。孕妇出现焦虑和恐惧的原因很多,如担心胎儿畸形、胎儿性别与自己期望的不一致、难产、分娩疼痛、分娩中出血、分娩意外、住院造成的陌生感、医院环境的刺激及与家人分离的孤独感等。孕妇的这种情绪改变还可能致机体产生一系列的生理变化,如心率加快、呼吸急促、肺内气体交换不足,使子宫缺氧而出现宫缩乏力、宫口扩张缓慢、胎先露下降受阻、产程延长、体力消耗过多等。同时,因交感神经兴奋,释放儿茶酚胺,导致害怕、紧张、疼痛,可因胎儿缺血缺氧而出现胎儿窘迫。

第二节 正常分娩妇女的护理

一、枕先露的分娩机制

分娩机制是指胎儿先露部在通过产道时,为适应骨盆各平面的不同形态,被动地进行一连串的适应性转动,以其最小径线通过产道的过程(图 4-10)。临床上枕先露占 95.55 %～97.55 %,又以枕左前位最多见,故以枕左前位的分娩机制为例说明。

1.衔接

胎头双顶径进入骨盆入口平面,颅骨最低点接近或达到坐骨棘水平,称为衔接。胎头取半俯屈状态以枕额径进入骨盆入口,由于枕额径大于骨盆入口前后径,胎头矢状缝坐落在骨盆入口右斜径上,胎头枕骨位于骨盆左前方。部分初产妇可在预产期前 1～2 周胎头衔接,经产妇多在分娩开始后胎头衔接。若初产妇已临产而胎头仍未衔接,应警惕头盆不称可能。

2.下降

胎头沿骨盆轴前进的动作称为下降,是胎儿娩出的首要条件。下降动作贯穿分娩的全过程,与其他动作相伴随。下降动作呈间歇性,宫缩时胎头下降,间歇时胎头又稍回缩。胎头下降程度可作为判断产程进展的重要标志。促使胎头下降的因素有:①宫缩时通过羊水传导,压力经胎轴传至胎头;②宫缩时宫底直接压迫胎臀;③宫缩时胎体伸直伸长;④腹肌收缩使腹压增加,压力经子宫传至胎儿。

3.俯屈

当胎头继续下降至骨盆底时,原来处于半俯屈状态的胎头遇肛提肌阻力,借杠杆作用进一步俯屈,使下颏接近胸部,以最小的枕下前囟径取代胎头衔接时的枕额径,以适应产道形态,利于胎头继续下降。

4.内旋转

胎头围绕骨盆纵轴向前旋转,使矢状缝与中骨盆及骨盆出口前后相一致的动作称为内旋转。内旋转动作从中骨盆平面开始至骨盆出口平面完成,以适应中骨盆及骨盆出口前后径大于横径的特点,利于胎头下降,一般在第一产程末完成。枕先露时,胎头枕部到达骨盆底最低位置,肛提肌收缩力将胎头枕部推向阻力小、部位宽的前方,枕左前位的胎头向前旋转 45°,后囟转至耻骨弓下。

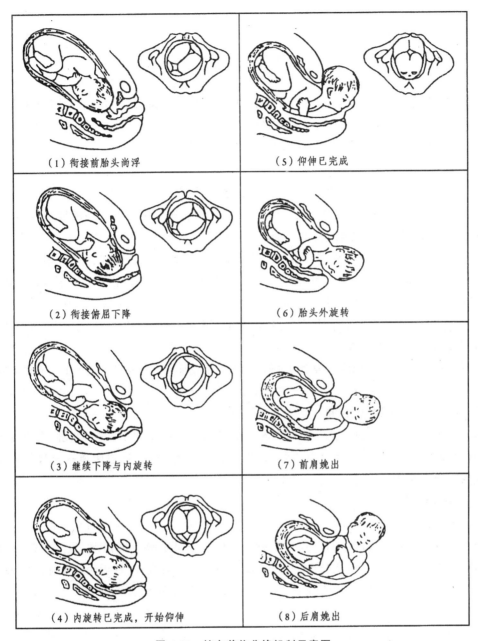

（1）衔接前胎头尚浮　　　　　（5）仰伸已完成

（2）衔接俯屈下降　　　　　　（6）胎头外旋转

（3）继续下降与内旋转　　　　（7）前肩娩出

（4）内旋转已完成，开始仰伸　（8）后肩娩出

图 4-10　枕左前位分娩机制示意图

5.仰伸

完成内旋转后，俯屈的胎头下降达阴道外口，宫缩和腹压继续迫使胎头下降，而肛提肌收缩力又将胎头向前推进，两者的合力作用使胎头沿骨盆轴下段向下向前转向，胎头枕骨下部达耻骨联合下缘时，以耻骨弓为支点，胎头逐渐仰伸，胎头的顶、额、鼻、口、颏相继娩出。当胎头仰伸时，胎儿双肩径沿左斜径进入骨盆入口。

6.复位及外旋转

胎头娩出时，胎儿双肩径沿骨盆入口左斜径下降。胎头娩出后，胎头枕部向母体左侧旋转

45°,称复位,恢复胎头与胎肩的垂直关系。胎肩在盆腔内继续下降,前(右)肩向前向中线旋转45°,胎儿双肩径转成与骨盆出口前后径相一致的方向,而胎头枕部需在外继续向母体左侧旋转45°,以保持胎头与胎肩的垂直关系,称外旋转。

7.胎肩及胎儿娩出

胎头完成外旋转后,胎儿前(右)肩在耻骨弓下先娩出,随即后(左)肩从会阴前缘娩出。胎儿双肩娩出后,胎体及下肢随之娩出,完成分娩全过程。

注意:以上分娩机制各动作虽分别介绍,却是连续进行的。

二、临产

临产的标志为有规律且逐渐增强的子宫收缩,持续 30 s 或以上,间歇 5～6 min,同时伴随进行性子宫颈管消失、宫颈口扩张和胎先露下降。即使使用强镇静药也不能抑制宫缩。

三、总产程及产程分期

总产程即分娩全过程,从临产开始至胎儿胎盘完全娩出为止。临床上分为 3 个产程。

第一产程又称宫颈扩张期。从临产开始至宫口开全。初产妇宫颈口扩张较慢,需 11～12 h;经产妇宫颈口扩张较快,需 6～8 h。

第二产程又称胎儿娩出期。从宫口开全至胎儿娩出。初产妇需 1～2 h;经产妇一般数分钟即可完成,也有长达 1 h 者。

第三产程又称胎盘娩出期。从胎儿娩出至胎盘、胎膜娩出。正常需 5～15 min,不应超过30 min。

四、第一产程产妇的护理

第一产程是宫颈扩张期,是产程的开始。在规律宫缩的作用下,宫口扩张、胎先露下降。但第一产程时间长,可发生各种异常,需严密观察胎心、宫缩情况,通过阴道检查判断宫口扩张与胎先露下降及胎方位、产道等有无异常。

(一)护理评估

1.健康史

健康史的评估在入院时进行。通过复习产前检查记录了解孕期情况,重点了解:年龄、身高、体重、有无不良孕产史、有无合并症等;孕期是否定期产前检查、有无阴道流血或流液;心理状况;B 型超声等重要辅助检查的结果;宫缩开始的时间、强度及频率等。

2.身心状况

(1)全身状况评估

①一般状况:观察孕妇生命体征,评估精神状态、休息与睡眠、饮食与大小便情况等。

②疼痛评估:询问孕妇对疼痛的感受,观察孕妇面部表情,了解疼痛的部位及程度;根据孕妇的病情和认知水平选择不同的疼痛评估工具,如数字评分法、文字描述评定法、面部表情疼痛评定法等进行疼痛评估及结果评价。

③心理状况:因产房陌生的环境和人员、对分娩结局的未知、宫缩所致的疼痛逐渐增强等,孕妇可表现出焦虑、恐惧,反复询问产程及胎儿情况,或大声喊痛以故意引人注意。评估方法包括:a.与孕妇交谈,了解其心理状态;b.观察孕妇的行为,如身体姿势是放松或紧张,睡眠及饮食情况有无改变,呻吟、尖叫或沉默,等等;c.用心理评估工具,如状态-特质焦虑量表可评估

孕妇即刻和经常的心理状况。

(2)专科评估

①子宫收缩:产程开始时,出现伴有疼痛的子宫收缩,俗称"产痛"或"阵痛"。开始时,宫缩持续时间较短(约 30 s)且弱,间歇时间较长(5~6 min)。随着产程的进展,持续时间渐长(50~60 s),且宫缩强度不断增强,间歇时间渐短(2~3 min)。当宫口近开全时,宫缩持续时间可长达 1 min 或 1 min 以上,间歇时间仅 1 min 或稍长。

产程中需重视观察并记录子宫收缩的情况,包括宫缩持续时间、间歇时间及强度。临床常用触诊观察法及电子胎儿监护两种方法。a.触诊观察法:监测宫缩最简单的方法,观察者将手掌放于孕妇腹壁的宫体近宫底处,宫缩时宫体部隆起变硬,间歇期松弛变软。b.电子胎儿监护:用电子胎儿监护仪描述宫缩曲线,可以直观地看出宫缩强度、频率和持续时间,是反映宫缩的客观指标。监护仪有外监护及内监护两种。外监护临床应用最广,适用于产程的所有阶段,将宫缩压力探头固定在孕妇腹壁宫体近宫底部即可。对宫缩的观察不能完全依赖电子胎儿监护,对做电子胎儿监护的孕妇,护士至少要亲自评估 1 次宫缩。内监护有宫腔内感染的可能且价格昂贵,临床应用较少。

②胎心:胎心率是产程中极为重要的观察指标。正常胎心率为 110~160 次/分。临产后更应严密监测胎心的频率、规律性和宫缩后胎心有无变异,注意与孕妇的脉搏区分。胎心监测有两种方法。a.听诊:临床现多采用电子胎心听诊器。此方法简单,但仅获得每分钟胎心率,不能分辨胎心率变异、瞬间变化及其与宫缩、胎动的关系,需同时观察孕妇脉搏,与孕妇脉搏区分。b.电子胎儿监护:多用于外监护描记胎心曲线。观察胎心率变异及其与宫缩、胎动的关系。此方法较能准确判断胎儿在宫内的状态。但是,电子胎儿监护可能出现假阳性,不能过度依赖。

③宫口扩张和胎头下降:宫口扩张与胎头下降的速度和程度是产程观察的两个重要指标,通过阴道检查可了解宫口扩张及胎头下降情况。

宫口扩张是临产后规律宫缩的结果,当宫缩渐频且不断增强时,宫颈管逐渐缩短至展平。当宫口开全时,宫口边缘消失,与子宫下段及阴道共同形成产道。根据宫口扩张情况,第一产程可分为潜伏期和活跃期。潜伏期是指从出现规律宫缩开始至宫口扩张 3 cm。潜伏期宫口扩张速度缓慢,平均每 2~3 h 扩张 1 cm,约需 8 h,最长时限为 16 h,超过 16 h 称潜伏期延长。活跃期是指宫口扩张 3 cm 至宫口开全。活跃期宫口扩张速度明显加快,约需 4 h,最长时限为8 h,超过 8 h 称活跃期延长。活跃期又划分 3 个时期:加速期是指宫口扩张 3~4 cm,约需 1.5 h;最大加速期是指宫口扩张 4~9 cm,约需 2 h;减速期是指宫口扩张 9~10 cm,约需 30 min。

胎头下降程度是决定胎儿能否经阴道分娩的重要观察指标。临床上通过阴道检查,能够明确胎头颅骨最低点的位置,并协助判断胎方位。胎头下降的程度以颅骨最低点与坐骨棘平面的关系标示。坐骨棘平面是判断胎头高低的标志。胎头颅骨最低点平坐骨棘平面时,以"0"表示;在坐骨棘平面上 1 cm 时,以"-1"表示;在坐骨棘平面下 1 cm 时,以"+1"表示。其余依此类推(图 4-11)。潜伏期胎头下降不明显,活跃期下降加快,平均每小时下降 0.86 cm。一般宫口开大为 4~5 cm 时,胎头应达坐骨棘水平。

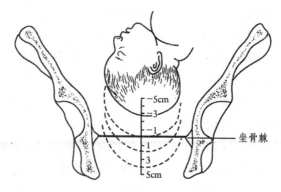

图 4-11　胎头高低的判定

　　临床多采用产程图来描记和反映宫口扩张及胎头下降的情况,并指导产程的处理。美国学者弗里德曼(Friedman)提出"Friedman 产程曲线"。后经不断修改及完善,形成以横坐标为临产时间(h),纵坐标左侧为宫口扩张程度,纵坐标右侧为胎先露下降程度(cm)的产程图(图 4-12)。

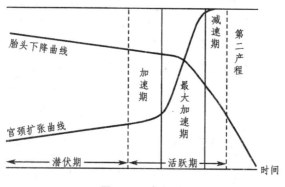

图 4-12　产程图

　　④胎膜破裂:胎儿先露部衔接后,将羊水阻断为前后两部分。宫缩时,前羊水囊楔入宫颈管内,有助于扩张宫口。随着产程的进展,宫缩增强,当羊膜腔内压力达到一定程度时,胎膜自然破裂,破膜后羊水冲洗阴道,减少感染机会。正常破膜多发生于宫口近开全时。

　　评估胎膜是否破裂。若未破,阴道检查时可触及有弹性的水囊。若已破,则推动先露部可见羊水流出。确定破膜时间,羊水颜色、性状及量。也可用 pH 试纸检测,pH≥7.0 时破膜的可能性大。破膜后,宫缩常暂时停止,产妇略感舒适,随后宫缩重现且较前增强。

　　3.辅助检查

　　常用多普勒仪、电子胎儿监护仪监测胎儿宫内情况。

　　(二)常见护理诊断/问题

　　1.分娩疼痛

　　分娩疼痛与逐渐增强的宫缩有关。

　　2.舒适度减弱

　　舒适度减弱与子宫收缩、膀胱充盈、胎膜破裂等有关。

　　3.焦虑

　　焦虑与知识缺乏、担心自己和胎儿的安全有关。

(三)护理目标

(1)孕妇能正确对待宫缩痛。

(2)孕妇主动参与和控制分娩过程。

(3)孕妇情绪稳定。

(四)护理措施

1.一般护理

(1)生命体征监测:临产后,宫缩频繁致出汗较多,加之阴道血性分泌物及胎膜破裂羊水流出,易导致感染,因此在做好基础护理的同时,应注意体温的监测。宫缩时,血压会升高 5～10 mmHg,间歇期复原。产程中应每隔 4～6 h 测量 1 次,若发现血压升高或高危人群,应增加测量次数并给予相应的处理。

(2)饮食指导。

①正常孕妇的饮食指导如下。WHO 推荐在没有高危因素的情况下,在产程中不应该干扰孕妇饮食,鼓励低风险孕妇进食。但是,临产后的孕妇胃肠功能减弱,加之宫缩引起的不适,多不愿进食,有时还会出现恶心、呕吐等情况。临产过程中,长时间的呼吸运动和流汗会使孕妇体力消耗增大。为保证分娩的顺利进行,应鼓励孕妇在宫缩间歇期少量多次进食高热量、易消化、清淡的食物。

②常见妊娠合并症或并发症孕妇的饮食指导如下。a.妊娠糖尿病孕妇:临产后仍采用糖尿病饮食,产程中密切监测孕妇血糖、宫缩、胎心变化,避免产程过长。b.妊娠期高血压疾病孕妇:指导孕妇摄入富含蛋白质和热量的饮食,补充维生素、铁和钙剂。食盐不必严格控制,因为低盐饮食会影响食欲,让临产的孕妇更加厌食。若蛋白质及热量摄入不足,对母儿均不利。c.妊娠合并肝功能异常孕妇:肝脏是人体最重要的代谢器官,糖、蛋白质、脂肪三大营养物质均需在肝脏内代谢转化,孕妇摄入过多高蛋白、高脂饮食会增加肝脏的负担。因此,临产后的孕妇应进食高碳水化合物、高维生素、低脂饮食。

(3)休息与活动:临产后,应鼓励孕妇在室内活动,采取站、蹲、走等多种方式活动,更利于产程的进展。初产妇或距前次分娩已多年的经产妇,如果休息欠佳,在临产早期并估计胎儿短期内不会娩出者,可遵医嘱给予肌内注射盐酸哌替啶助其休息。

(4)排尿及排便:临产后,鼓励孕妇每 2～4 h 排尿 1 次,以免膀胱充盈影响宫缩及胎先露下降。过去认为,在临产初期为孕妇行温肥皂水灌肠可促进产程的进展,现已被证实是无效操作。

(5)人文关怀:分娩不仅仅是身体的疼痛,很多妇女对分娩的记忆是痛苦的、负面的。孕妇面对陌生的环境、陌生的医务人员,可能缺乏安全感。因此,应从孕期即开始对孕妇进行教育和关怀,以改变其对分娩的认知。①孕期健康教育:在孕期进行健康教育,特别是分娩预演,以改变孕妇对分娩的不正确认知,增强她们自然分娩的信心。②陪伴分娩和心理支持:进入分娩室后,不能让孕妇独处一室,陪伴分娩和心理支持非常重要,一个眼神、一次握手、一个拍背、一句鼓励或赞扬的话都可能让孕妇改变对分娩的认知而使分娩经历成为美好的回忆。③自由体位:待产过程中,可以根据胎位、胎先露下降情况、孕妇自感舒适等采取不同的体位。孕妇怎样舒适、胎儿需要怎样的体位,孕妇就可以采取怎样的体位。在自由体位中,丈夫可以起到很重要的作用,让孕妇感受到爱、安全等。④按摩:按摩是一种很好的非药物镇痛方法,孕妇自行按摩、他人帮助按摩都行,可行全身按摩或局部按摩。

2.专科护理

(1)胎心监测:胎心听诊应在宫缩间歇期完成。潜伏期每小时听胎心1次,活跃期每15～30 min听诊胎心1次,每次听诊1 min。

(2)观察宫缩:潜伏期应每2～4 h观察1次,活跃期每1～2 h观察1次,一般需要连续观察至少3次宫缩。根据产程进展情况决定处理方法。若产程进展好则继续观察;若产程进展差、子宫收缩欠佳应及时处理。处理方法为:没有破膜的孕妇,可行人工破膜,使胎先露充分压迫宫口,加强子宫收缩;已经破膜且宫缩欠佳的孕妇,可以遵医嘱静脉滴注缩宫素以促进宫缩。

(3)观察宫颈扩张和胎头下降程度:通过阴道检查判断宫口扩张程度及胎头下降程度。阴道检查的主要内容包括内骨盆、宫口扩张及胎头下降情况等。如果胎膜已破,则应上推胎头了解羊水和胎方位。若胎方位异常、产程进展好,则可继续观察到宫口开全;若产程进展差,应了解宫缩情况,宫缩好可改变产妇体位以助改变胎方位,宫缩差应加强宫缩。

(4)胎膜破裂的处理:胎膜多在宫口近开全时自然破裂,前羊水流出。一旦胎膜破裂,应立即听诊胎心,并观察羊水性状和流出量、有无宫缩,同时记录破膜时间。正常羊水的颜色随孕周增加而改变。足月以前,羊水是无色、澄清的液体;足月时,因有胎脂及胎儿皮肤脱落细胞、毳毛、毛发等小片物混悬其中,羊水呈轻度乳白色并混有白色的絮状物。若羊水粪染,胎心监测正常,宫口开全或近开全,可继续观察,等待胎儿娩出。若破膜超过12 h未分娩,应给予抗生素预防感染。

(5)疼痛护理:见本章第三节。

(五)结果评价

(1)孕妇表示不同程度的疼痛和不适减轻,保持适当的摄入与排泄。

(2)孕妇在分娩过程中情绪稳定,能积极配合,适当休息、活动。

五、第二产程产妇的护理

第二产程是胎儿娩出期,应密切观察胎心、宫缩、胎先露下降情况。正确指导孕妇使用腹压是缩短第二产程的关键。

(一)护理评估

1.健康史

了解孕妇第一产程的经过与处理、有无妊娠并发症或合并症。

2.身心状况

(1)一般状况

观察孕妇生命体征,评估其精神心理状态、饮食情况等。

(2)专科评估

①子宫收缩和胎心:进入第二产程后,宫缩的频率和强度达到高峰,宫缩持续1 min或以上,宫缩间歇期仅为1～2 min。了解子宫收缩和胎心情况,询问孕妇有无便意,判断是否需要行会阴切开术。

②胎儿下降及娩出:当胎头降至骨盆出口压迫骨盆底组织时,孕妇有排便感,不自主地向

下屏气用力,会阴逐渐膨隆和变薄,肛门括约肌松弛。随着产程进展,宫缩时胎头露出阴道口,露出部分不断增大,宫缩间歇时胎头又缩回阴道内,称胎头拨露。当胎头双顶径越过骨盆出口,宫缩间歇时胎头也不再回缩,称胎头着冠(图 4-13)。此时会阴极度扩张,产程继续进展,胎头枕骨于耻骨弓下露出,出现仰伸动作,胎儿额、鼻、口、颏部相继娩出,接着出现胎头复位及外旋转,前肩和后肩、胎体相继娩出,后羊水随之涌出。

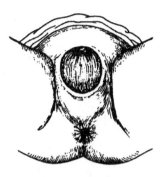

图 4-13　胎头着冠

3.辅助检查

常用多普勒仪、电子胎儿监护仪监测胎儿宫内情况。

(二)常见护理诊断/问题

1.焦虑

焦虑与对分娩结局的不确定有关。

2.知识缺乏

产妇缺乏正确使用腹压的知识。

3.有受伤的危险

有受伤的危险与会阴保护及接生手法不当有关。

(三)护理目标

(1)产妇情绪稳定,能较好地配合医务人员完成分娩。

(2)产妇能正确使用腹压,分娩顺利。

(3)未发生严重的软产道裂伤及新生儿产伤。

(四)护理措施

1.一般护理

第二产程期间,助产士应陪伴在旁,及时提供产程进展信息,给予安慰、支持和鼓励,缓解其紧张和恐惧,同时协助其饮水、擦汗等。

2.专科护理

(1)指导产妇屏气用力:正确使用腹压是缩短第二产程的关键。宫口开全后,指导产妇双足蹬在产床上,两手握住产床把手,如解大便样向下用力。

(2)观察产程进展:此期宫缩频而强,需密切监测胎心,每 5～10 min 听 1 次,观察胎儿有无急性缺氧情况。宫口开全后,胎膜多已自然破裂,若仍未破膜,常影响胎头下降,应行人工破膜。

（3）接产准备：初产妇宫口开全、经产妇宫口扩张 4 cm 且宫缩规律有力时，应做好接产准备工作。让产妇仰卧于产床（有条件的医院可采取自由体位），两腿屈曲分开，露出外阴部，臀下放便盆或塑料布，用消毒纱布蘸肥皂水擦洗外阴部，顺序是阴阜、大阴唇、小阴唇、大腿内1/3、会阴及肛门周围，然后用温开水冲掉肥皂水。接产者按要求洗手、戴手套、穿手术衣，准备接产。

（4）接产。

①评估是否需行会阴切开术：综合评估胎儿大小、会阴体长度及弹性后，确定是否需行会阴切开术，防止发生严重会阴裂伤。

②协助娩出胎头：接产者站在产妇右侧，当胎头拨露使阴唇后联合紧张时开始保护会阴。方法是在会阴部盖消毒巾，接产者右肘支在产床上，右手拇指与其余四指分开，利用手掌大鱼际肌顶住会阴部。每当宫缩时应向上内方托压，同时左手应轻轻下压胎头枕部，协助胎头俯屈和使胎头缓慢下降。宫缩间歇时，保护会阴的右手稍放松，以免压迫过久引起会阴水肿。当胎头枕部在耻骨弓下方露出时，左手应协助胎头仰伸。此时若宫缩强，应嘱产妇呼气以消除腹压，让产妇在宫缩间歇时稍向下屏气，使胎头缓慢娩出，以免造成会阴裂伤。

③脐带绕颈的处理：当胎头娩出见有脐带绕颈一周且较松时，可用手将脐带顺胎肩推下或从胎头滑下。若脐带绕颈过紧或绕颈两周或以上，应用两把血管钳将其一段夹住从中剪断，注意勿伤及胎儿颈部。

④协助娩出胎体：胎头娩出后，右手仍应注意保护会阴，不要急于娩出胎肩，而应先以左手自新生儿鼻根向下颏挤压，挤出口鼻内的黏液和羊水。然后协助胎头复位及外旋转，使胎儿双肩径与骨盆出口前后径相一致。接产者左手向下轻压胎儿颈部，使前肩从耻骨弓下娩出，再托胎颈向上，使后肩从会阴前缘缓慢娩出。双肩娩出后，保护会阴的右手方可放松，然后双手协助胎体及下肢相继以侧位娩出，记录胎儿娩出时间。

注意：保护会阴的同时协助胎头俯屈，让胎头以最小径线在宫缩间歇时缓慢地通过阴道口，是预防会阴撕裂的关键，胎肩娩出时也要注意保护会阴。若有产后出血史或易发生宫缩乏力的产妇，可在胎儿前肩娩出时静注缩宫素 10～20 U，也可在胎儿前肩娩出后立即肌内注射缩宫素 10 U，均能促使胎盘迅速剥离以减少出血。

（五）结果评价

（1）孕妇能正确使用腹压，顺利分娩。

（2）新生儿没有发生头颅血肿、锁骨骨折等产伤。

六、第三产程产妇的护理

第三产程是胎盘娩出期，正确处理已娩出的新生儿、仔细检查胎盘完整性、检查软产道有无损伤、预防产后出血等是该期的主要内容。

（一）护理评估

1.健康史

了解孕妇第一、第二产程的经过及其处理。

2.身心状况

（1）一般状况：观察孕妇生命体征，评估其精神心理状态，了解其对新生儿性别及外形等是否满意。

(2)专科评估。

①子宫收缩及阴道流血:胎儿娩出后,宫底降至平脐,产妇感到轻松,宫缩暂停数分钟后再现,应注意评估子宫收缩及阴道流血情况。

②胎盘剥离征象:胎儿娩出后,由于宫腔容积突然明显缩小,胎盘不能相应缩小,胎盘附着面与子宫壁发生错位而剥离。剥离面出血形成胎盘后血肿,子宫继续收缩,增大剥离的面积,直至胎盘完全剥离而排出。胎盘剥离的征象有:a.子宫底变硬呈球形,胎盘剥离后降至子宫下段,下段被扩张,子宫体呈狭长形被推向上,宫底升高达脐上;b.剥离的胎盘降至子宫下段,阴道口外露的一段脐带自行延长;c.阴道少量流血;d.用手掌尺侧在产妇耻骨联合上方轻压子宫下段时,宫体上升而外露的脐带不再回缩。

③胎盘排出方式:a.胎儿面娩出式:胎盘胎儿面先排出。胎盘从中央开始剥离,而后向周围剥离,其特点是胎盘先排出,随后见少量阴道流血,这种娩出方式多见。b.母体面娩出式:胎盘母体面先排出。胎盘边缘先开始剥离,血液沿剥离面流出,其特点是先有较多阴道流血,然后胎盘娩出,这种娩出方式少见。

④胎盘、胎膜的完整性:胎盘娩出后,评估胎盘、胎膜是否完整,有无胎盘小叶或胎膜残留,胎盘周边有无断裂的血管残端,判断是否有副胎盘。

⑤会阴伤口:仔细检查软产道,注意有无宫颈裂伤、阴道裂伤及会阴裂伤。

3.新生儿评估

对新生儿的评估重点包括阿普加(Apgar)评分和一般状况评估。①Apgar评分:用于判断有无新生儿窒息及窒息的严重程度。以出生后 1 min 内的心率、呼吸、肌张力、喉反射及皮肤颜色 5 项体征为依据,每项为 0～2 分,满分为 10 分(表4-1)。若评分为 8～10 分,属正常新生儿;4～7 分属轻度窒息,又称青紫窒息,需清理呼吸道、人工呼吸、吸氧、用药等措施才能恢复;0～3 分属重度窒息,又称苍白窒息,缺氧严重须紧急抢救,在直视下行喉镜气管内插管并给氧。对缺氧严重的新生儿,应在出生后 5 min、10 min 时再次评分,直至连续两次评分均大于等于8分。1 min 评分反映胎儿在宫内的情况;5 min 及以后评分反映复苏效果,与预后关系密切。新生儿 Apgar 评分以呼吸为基础,皮肤颜色最灵敏,心率是最终消失的指标。临床恶化顺序为皮肤颜色—呼吸—肌张力—反射—心率。复苏有效顺序为心率—反射—皮肤颜色—呼吸—肌张力。肌张力恢复越快,预后越好。②一般状况:评估新生儿身高、体重、体表有无畸形等。

表 4-1 新生儿 Apgar 评分法

体征	0分	1分	2分
每分钟心率	0	<100 次/分	≥100 次/分
呼吸	0	浅慢,且不规则	佳,哭声响
肌张力	松弛	四肢稍屈曲	四肢屈曲,活动好
喉反射	无反射	有些动作	咳嗽、恶心
皮肤颜色	全身苍白	身体红,四肢青紫	全身粉红

4.辅助检查

根据产妇情况选择必要的检查。

(二)常见护理诊断/问题

1.有母子依恋关系改变的危险

有母子依恋关系改变的危险与疲乏、会阴切口疼痛或新生儿性别不理想有关。

2.潜在并发症

潜在并发症包括产后出血、新生儿窒息等。

(三)护理目标

(1)产妇接受新生儿并开始亲子间互动。

(2)住院期间未发生产后出血及新生儿窒息等。

(四)护理措施

1.新生儿护理

(1)清理呼吸道:用吸耳球或新生儿吸痰管轻轻吸出新生儿口、鼻腔黏液和羊水,以免发生吸入性肺炎。当确认呼吸道通畅而仍未啼哭时,可用手轻拍新生儿足底。新生儿大声啼哭后即可处理脐带。

(2)处理脐带:结扎脐带可用多种方法,如气门芯、脐带夹、血管钳等。目前常用气门芯套扎法,即将消毒后系有丝线的气门芯套入止血钳,用止血钳夹住距脐根部 0.5 cm 处的脐带,在其上端的 0.5 cm 处将脐带剪断,套拉丝线将气门芯拉长套住脐带,取下止血钳,挤出脐带残端血后用 5 %聚维酮碘溶液或 75 %乙醇消毒脐带断面,最后用无菌纱布覆盖脐带断面。处理脐带时,应注意新生儿保暖。

(3)一般护理:擦净新生儿足底胎脂,打足印及拇指印于新生儿病历上,经仔细体格检查后,系以标明母亲姓名、床号、住院号,以及新生儿性别、体重和出生时间的手腕带及脚腕带,将新生儿抱给母亲进行母婴皮肤接触及母乳喂养。

2.协助胎盘娩出

正确协助胎盘娩出,可降低产后出血的风险。接产者切忌在胎盘尚未完全剥离时用手按揉、下压宫底或牵拉脐带,以免引起胎盘部分剥离而出血或拉断脐带,甚至造成子宫内翻。当确认胎盘已完全剥离时,于宫缩时以左手握住宫底(拇指置于子宫前壁,其余 4 指放于子宫后壁)并按压,同时右手轻拉脐带,协助胎盘娩出。当胎盘娩出至阴道口时,接产者用双手接住胎盘,向一个方向旋转并缓慢向外牵拉,协助胎盘完整娩出。若在胎盘娩出过程中发现胎膜有部分断裂,可用血管钳夹住断裂上端的胎膜,再继续向原方向旋转,直至胎膜完全娩出。胎盘、胎膜娩出后,按摩子宫以刺激子宫收缩、减少出血,同时注意观察并测量出血量。若胎盘未完全剥离而出血多,或胎儿已娩出 30 min 胎盘仍未排出,应行人工剥离胎盘术。

3.检查胎盘、胎膜

将胎盘铺平,先检查胎盘母体面胎盘小叶有无缺损,然后将胎盘提起,检查胎膜是否完整,再检查胎盘胎儿面边缘有无血管断裂,及时发现副胎盘。若有副胎盘、部分胎盘残留或大部分胎膜残留时,应在无菌操作下伸手入宫腔取出残留组织。若确认仅有少量胎膜残留,可给予子宫收缩剂待其自然排出。

4.检查软产道

胎盘娩出后,应仔细检查会阴、小阴唇内侧、尿道口周围、阴道及宫颈有无裂伤。若有裂伤,应立即缝合。

5.产后2 h护理

产后2 h的护理要点有以下三点。①在产房观察2 h:重点观察产妇血压、脉搏、子宫收缩情况、阴道流血量、膀胱是否充盈、会阴及阴道有无血肿等,发现异常及时处理。②提供舒适:为产妇擦汗更衣,及时更换床单及会阴垫,提供清淡、易消化的流质食物,帮助产妇恢复体力。③情感支持:帮助产妇接受新生儿,协助产妇和新生儿进行皮肤接触和早吸吮,建立母子情感。

(五)结果评价

(1)产妇出血量小于500 mL。

(2)产妇接受新生儿并开始与新生儿互动。

第三节 分娩期焦虑与疼痛妇女的护理

一、分娩期焦虑妇女的护理

焦虑是个人在对一个模糊的、非特异性威胁做出反应时所经受的不适感和忧虑感,是应激反应中最常出现的情绪反应。分娩对于产妇来说是一次强烈的生理心理应激过程。由于分娩过程中存在诸多不测和不适,很多产妇临产后情绪紧张,常常处于焦虑的心理状态。而焦虑又可影响分娩进程,甚至导致子宫收缩乏力、产程延长及胎儿窘迫等。因此,减轻焦虑成为产科护理工作的重要环节。

(一)护理评估

1.健康史

评估孕产妇受教育情况、社会经济状况、婚姻、个性特征及家庭关系,孕产史、参与产前教育情况、对分娩相关知识的了解程度,日常生活如睡眠、衣着、饮食等,以往面临问题的态度及应对方式。

2.身心状况

焦虑的孕产妇表现为坐立不安,对分娩缺乏信心,易于激动、哭泣、自卑或自责等。她们常常提出许多问题,例如:我的孩子正常吗?我能顺产吗?分娩需多长时间?是否需要用药?我将要接受哪些检查和治疗?等等。焦虑的孕产妇甚至出现身体方面的症状和体征,如心悸、血压升高、呼吸加快、出汗、声音变调或颤抖、尿频、恶心或呕吐、头痛、头晕失眠、面部潮红等。

(二)常见护理诊断/问题

1.焦虑

焦虑与担心分娩结局有关。

2.应对无效

应对无效与孕产妇过度焦虑及未能运用应对技巧有关。

（三）护理目标

（1）孕产妇情绪稳定，能以正常心态接受分娩。

（2）孕产妇积极运用有效的心理防御机制及应对技巧。

（四）护理措施

1.加强产前健康教育

充分而有效的产前健康教育是减轻分娩期妇女焦虑最有效的措施。在孕期，应通过健康教育使孕妇及其家属充分了解分娩的过程，学会非药物镇痛方法，通过实地参观消除对产房环境和工作人员的陌生感和恐惧感。

2.营造安静而舒适的分娩环境

努力为产妇营造一个安静而舒适的分娩环境，包括房间的家庭化设施、颜色、光线、声音、温湿度等；允许家属陪伴，增加产妇的安全感。

3.加强心理支持

分娩过程中的心理支持非常重要，一个眼神、一次握手、一个拍背、一句鼓励或赞扬的话都可能让孕妇改变对分娩的认知而使分娩经历成为美好的回忆。尽量陪伴产妇，倾听她们的诉求，给予针对性的心理支持。

4.指导家属给予支持

家属，尤其是丈夫的陪伴是产妇最有力的心理支持。鼓励家人特别是丈夫陪伴产妇，并教会他们通过语言、按摩等表达对产妇的理解、关心和爱。

（五）结果评价

（1）产妇能应用有效方法缓解焦虑状态。

（2）产妇的心率、呼吸、血压等在正常范围。

二、分娩期疼痛妇女的护理

疼痛是个体在应对有害刺激过程中所经受的不舒适体验。分娩期疼痛是每一位产妇都要经历的最主要的身体不适，大约 50 % 的产妇认为其是难以忍受的剧烈疼痛，35 % 的产妇认为其是可以忍受的中等程度疼痛，15 % 的产妇认为其是轻微的疼痛感觉。

（一）分娩期疼痛的特点及发生机制

1.分娩期疼痛的特点

分娩期疼痛是一种很独特的疼痛，有别于其他任何病理性疼痛。①疼痛的性质多为痉挛性、压榨性、撕裂样疼痛；②由轻、中度疼痛开始，随宫缩的增强而逐渐加剧；③分娩期疼痛源于宫缩，但不只限于下腹部，会放射至腰骶部、盆腔及大腿根部。

2.分娩期疼痛产生的机制

分娩期疼痛可能与下列因素有关：①宫颈生理性扩张刺激了盆壁神经，引起后背下部疼痛；②宫缩时的子宫移动引起腹部肌肉张力增高；③宫缩时子宫血管收缩引起子宫缺氧；④胎头压迫引起会阴部被动伸展而致会阴部固定性疼痛；⑤会阴切开或裂伤及其修复；⑥分娩过程中膀胱、尿道、直肠受压；⑦产妇紧张、焦虑及恐惧可导致疼痛感增强。

（二）影响分娩期疼痛的因素

分娩期妇女对疼痛的耐受性因人而异，其影响因素主要有身体、心理、社会及文化等方面。

1.身体因素

产妇的年龄、产次、既往痛经史、难产、体位等许多因素交互影响分娩期疼痛。经产妇的宫颈在分娩发动前开始变软,因而对疼痛的感觉较初产妇轻;既往有痛经者血液中分泌更多的前列腺素,会引起强烈的子宫收缩,产生剧烈疼痛;难产时,宫缩正常而产程停滞,常会伴随更为剧烈的疼痛;产妇如果采用垂直体位(坐位、站立、蹲位),疼痛较轻。

2.心理因素

产妇分娩时的情绪、情感、态度等可影响分娩期疼痛。产妇害怕疼痛、出血、胎儿畸形、难产等,产生焦虑和恐惧心理,将增加对疼痛的敏感性。如果产妇对分娩有坚定的信心,则有助于缓解分娩期疼痛。

3.社会因素

分娩环境、氛围、对分娩过程的认知、其他产妇的表现、家人的鼓励和支持等可影响分娩期疼痛,如产妇感觉备受关爱则可减轻痛感。

4.文化因素

产妇的家庭文化背景、信仰、风俗和产妇受教育程度等均会影响其对疼痛的耐受性,护理人员应对每个产妇进行全面评估,并制订和实施个性化分娩计划,因人而异采取减轻疼痛的措施。

(三)护理评估

1.健康史

通过产前检查记录了解产妇相关信息,如生育史、本次妊娠经过、有无妊娠合并症及并发症、孕期用药情况等;详细询问孕期接受健康教育情况,以往对疼痛的耐受性和应对方法;了解产妇及其家属对分娩和分娩镇痛的态度与需求。

2.身心状况

通过观察、访谈、量表调查等可对产妇疼痛程度做出评估。大多数产妇会感觉身不由己、失去控制、疲惫不堪,表现为呻吟、愁眉苦脸、咬牙、坐立不安等。一些产妇会浑身发抖、寒战样哆嗦、哭泣、呕吐等。疼痛还可以引起出汗、心率加快、血压升高、呼吸急促等生理反应,与应激生理反应类似。疼痛可影响产妇的情绪,产生烦躁、恐惧,甚至绝望感。

3.辅助检查

通过实验室检查测定血、尿常规及出凝血时间等。

(四)常见护理诊断/问题

1.恐惧

恐惧与因疼痛而感到不安有关。

2.应对无效

应对无效与过度疼痛及未能运用应对技巧有关。

(五)护理目标

(1)孕产妇表述疼痛程度减轻、舒适感增加。

(2)孕产妇情绪稳定,能以正常心态接受分娩。

(3)孕产妇积极运用有效的应对技巧。

(六)护理措施

1.一般护理

营造温馨、安全、舒适的家庭化产房,提供分娩球等设施,协助产妇采取舒适体位,及时补充热量和水分,定时督促排尿,减少不必要的检查。

2.非药物性分娩镇痛

(1)呼吸技术:指导产妇在分娩过程中采取产前掌握的各种呼吸技术,达到转移注意力、放松肌肉、减少紧张和恐惧、提高产妇的自我控制感、有效减轻疼痛的目的。这些常用的呼吸技术在第一产程应用可增强腹部肌肉力量,增加腹腔容量,减少子宫和腹壁的摩擦及不适感;在第二产程应用则能增加腹腔压力,有助于胎儿娩出(具体方法参见第三章第五节)。

(2)集中和想象:①集中注意力和分散注意力有益于缓解疼痛,当子宫收缩时,注视图片或固定的物体等可转移产妇对疼痛的注意,可缓解对疼痛的感知;②分娩过程中让产妇积极想象过去生活中某件愉快事情的情景,同时进行联想诱导,让产妇停留在愉快的情景之中。这些技术可以加强放松效果,护士应通过提供安静的环境来帮助产妇达到理想的效果。

(3)音乐疗法:在产程中聆听音乐,让产妇的注意力从宫缩疼痛转移到音乐旋律上,分散对疼痛的注意力。音乐能唤起喜悦的感觉,引导产妇全身放松,如果同时有效运用呼吸法,则能更好地减轻焦虑和疼痛。在产前就需要进行音乐训练,以便在产程中挑出产妇最喜欢、最熟悉、最能唤起愉快情绪的音乐,起到最佳的镇痛效果。

(4)导乐陪伴分娩:在整个分娩过程中应有一个富有生育经验的妇女时刻陪伴在旁边,传授分娩经验,不断提供生理上、心理上、感情上的支持,随时给予分娩指导和生理上的帮助,充分调动产妇的主观能动性,使其在轻松、舒适、安全的环境下顺利完成分娩过程。根据产妇的需求和医院的条件可选择家属(丈夫、母亲、姐妹)陪伴、接受专门培训的专职人员陪伴、医护人员陪伴。

(5)水中分娩:分娩时用温水淋浴,或在充满温水的分娩池中利用水的浮力和适宜的温度完成自然分娩的过程。水中分娩通过温热的水温和按摩的水流缓解产妇焦虑紧张的情绪;水的浮力支撑作用使身体及腿部肌肉放松,增加会阴部和软产道的弹性;水的向上托力可减轻胎儿对会阴部的压迫;适宜的水温还可以阻断或减少疼痛信号向大脑传递;在温水中还便于孕妇休息和翻身,减少孕妇在分娩过程中的阵痛。水中分娩既有其优点,但也存在着一定的风险,因此需要严格掌握适应证,遵守操作流程,遵循无菌操作的原则,在整个分娩过程中实施系统化管理。

(6)经皮神经电刺激疗法:通过使用表皮层电极神经刺激器,持续刺激背部胸椎和骶椎的两侧,使局部皮肤和子宫的痛阈提高,并传递信息到神经中枢,激活体内抗痛物质和内源性镇痛物质的产生,从而达到镇痛目的。此法操作简单,对产妇和胎儿没有危害,产妇还可根据自身耐受程度调节刺激强度和频率。

此外,也可采用芳香疗法、催眠术、穴位按摩、热敷等方法减轻疼痛。

3.药物性分娩镇痛

当非药物性镇痛方法不能有效缓解分娩过程中的疼痛时,可选用药物性镇痛方法。

(1)药物性分娩镇痛原则:①对产妇及胎儿不良作用小;②药物起效快,作用可靠,给药方法简便;③对产程无影响或加速产程;④产妇清醒,可参与分娩过程。

(2)常用的方法:①吸入法,起效快、苏醒快,但用时需防止产妇缺氧或过度通气。常用的药物有氧化亚氮、氟烷、安氟烷等。②硬膜外镇痛(连续硬膜外镇痛,产妇自控硬膜外镇痛),镇痛效果较好,常用的药物为丁哌卡因、芬太尼,其优点为镇痛平面恒定,较少引起运动阻滞。③腰麻-硬膜外联合阻滞,镇痛效果快,用药剂量少,运动阻滞较轻。④连续腰麻镇痛(连续蛛网膜下腔阻滞镇痛),镇痛效果比硬膜外镇痛或单次腰麻镇痛更好,但可能出现腰麻后头痛。

(3)注意事项:注意观察药物的不良反应,如恶心、呕吐、呼吸抑制等;严密观察是否有硬膜外镇痛的并发症,如硬膜外感染、硬膜外血肿、神经根损伤、下肢感觉异常等,一旦发现异常,应立即终止镇痛,对症治疗。

疼痛是个人的主观感受,分娩镇痛只能减轻痛感而并不是完全无痛,应对分娩过程有正确的认识,根据产程的进展情况及产妇的不同需求,选择不同的分娩镇痛方法。

(七)结果评价

(1)产妇接受缓解疼痛的方法,表述疼痛减轻。

(2)产妇运用有效的非药物性镇痛技巧,应对分娩期疼痛。

(3)产妇主动配合分娩,过程顺利。

第五章 产褥期管理

第一节 正常产褥

产褥期产妇全身各系统发生了较大的生理变化,其中生殖系统变化最明显。同时,伴随着新生儿的出生,产妇及其家庭也经历着心理和社会的适应过程。因此,了解正常产褥期的这些变化,对做好产褥期的保健,保证母婴健康有重要意义。

一、产褥期妇女的生理变化

1.生殖系统的变化

(1)子宫:子宫是产褥期生殖系统中变化最大的器官,其主要变化是子宫复旧。子宫复旧是指妊娠子宫自胎盘娩出后逐渐恢复至未孕状态的过程,一般需 6 周,主要变化为子宫体肌纤维缩复、子宫内膜再生、子宫血管变化及子宫颈和子宫下段的复原。

①子宫体肌纤维缩复:子宫复旧不是肌细胞数目减少,而是肌浆中蛋白质分解排出,使细胞质减少导致肌细胞缩小。被分解的蛋白质及其代谢产物由肾脏排出体外。随着肌纤维不断缩复,子宫体积和重量均发生变化。胎盘娩出后,子宫逐渐缩小,产后 1 周子宫缩小至妊娠 12 周大小,在耻骨联合上方可扪及;产后 10 日子宫降至骨盆腔内,在腹部检查摸不到子宫底;产后 6 周子宫恢复至正常妊娠前大小。伴随着子宫体积的缩小,子宫重量也逐渐减少,分娩结束时约 1 000 g,产后 1 周约 500 g,产后 2 周约 300 g,产后 6 周子宫逐渐恢复到 50~70 g。

②子宫内膜再生:胎盘、胎膜娩出后,遗留在宫腔内的表层蜕膜逐渐变性、坏死、脱落,随恶露自阴道排出;接近肌层的子宫内膜基底层逐渐再生出新的功能层,将子宫内膜修复。胎盘附着部位的子宫内膜修复约需 6 周,其余部位的子宫内膜修复大约需要 3 周。

③子宫血管变化:胎盘娩出后,胎盘附着面缩小为原来的一半,使螺旋动脉和静脉窦压缩变窄,数小时后形成血栓,出血量逐渐减少直到最后停止,最终被机化吸收。在新生的内膜修复期,胎盘附着面因复旧不良出现血栓脱落,可引起晚期产后出血。

④子宫下段变化及子宫颈复原:由于产后肌纤维缩复,子宫下段逐渐恢复至非孕时的子宫峡部。胎盘娩出后子宫颈外口呈环状如袖口。产后 2~3 天,宫口可容纳 2 指;产后 1 周,宫颈内口关闭,宫颈管复原;产后 4 周,子宫颈完全恢复至非孕时形态。由于分娩时子宫颈外口发生轻度裂伤(多在子宫颈 3 点、9 点处),初产妇子宫颈外口由产前的圆形(未产型)变为产后的"一"字形横裂(已产型)。

(2)阴道:分娩后的阴道腔扩大,阴道黏膜及周围组织水肿、黏膜皱襞减少甚至消失,导致阴道壁松弛、肌张力低下。阴道壁肌张力在产褥期逐渐恢复,但不能完全恢复未孕时的张力。阴道腔逐渐缩小,阴道黏膜皱襞在产后 3 周重新呈现。

（3）外阴：分娩后的外阴有轻度水肿，于产后 2～3 天逐渐消退。因会阴部血液循环丰富，若有轻度撕裂或会阴后-侧切开缝合，均能在产后 3～4 天愈合。处女膜因分娩时撕裂，形成残缺的处女膜痕。

（4）盆底组织：分娩过程中，由于胎先露长时间压迫，盆底组织过度伸展使弹性降低，而且常伴有盆底肌纤维部分撕裂，因此产褥期应避免过早进行较强的体力劳动。盆底肌及其筋膜发生严重的断裂造成骨盆底松弛、产褥期过早参加重体力劳动或剧烈运动、分娩次数过多且间隔时间短等因素，可导致阴道壁脱垂、子宫脱垂等。产褥期坚持做产后康复锻炼，有利于盆底肌的恢复。

2.乳房

乳房的主要变化是泌乳。妊娠期孕妇体内雌激素、孕激素、胎盘催乳素水平升高，使乳腺发育及初乳形成。分娩后血液中雌激素、孕激素及胎盘催乳素水平急剧下降，抑制了下丘脑分泌的催乳素释放抑制因子(PIF)，在催乳素的作用下，乳房腺细胞开始分泌乳汁。当婴儿吸吮乳头时，来自乳头的感觉信号经传入神经纤维抵达下丘脑，通过抑制下丘脑分泌的多巴胺及其他催乳素抑制因子，使腺垂体催乳素呈脉冲式释放，促进乳汁分泌。吸吮乳头反射性地引起神经垂体释放缩宫素。缩宫素使乳腺腺泡周围的肌上皮收缩，使乳汁从腺泡、小导管进入输乳导管和乳窦从而喷出，此过程称为喷乳反射。吸吮是保持不断泌乳的关键环节，不断排空乳房也是维持泌乳的重要条件。乳汁的分泌还与产妇的营养、睡眠、情绪及健康状况密切相关。因此，保证产妇有足够的睡眠、丰富的饮食，避免精神刺激非常重要。

产妇以自身乳汁哺育婴儿的时期为哺乳期。母乳喂养对母儿均有益处。母乳喂养有利于产妇生殖器官及相关器官组织的恢复。初乳是产后 7 天内分泌的乳汁，因含 β-胡萝卜素呈淡黄色且具有较多有形物质，故性状较稠。初乳中含蛋白质及矿物质较成熟乳多，还含有多种抗体，尤其是免疫球蛋白 G。脂肪和乳糖含量较成熟乳少，因此极易消化，是新生儿早期最理想的天然食物。产后 7～14 天分泌的乳汁为过渡乳，14 天以后分泌的乳汁为成熟乳。从过渡乳到成熟乳，蛋白质含量逐渐减少，脂肪和乳糖含量逐渐增多。初乳和成熟乳均含有大量的免疫抗体，有助于新生儿抵抗疾病的侵袭。母乳中还有矿物质、维生素和各种酶，对新生儿的生长发育非常重要。因多种药物可以经过母体血液渗入乳汁，故哺乳期间用药必须考虑药物对新生儿的影响。

3.血液及其循环系统

产褥早期血液仍然处于高凝状态，有利于胎盘剥离创面形成血栓，减少产后出血量。纤维蛋白原、凝血酶、凝血酶原于产后 2～4 周降到正常水平。血红蛋白水平于产后 1 周左右回升。白细胞总数于产褥早期较高，可为(15～30)×10⁹/L，一般于产后 1～2 周恢复至正常水平。淋巴细胞稍减少，中性粒细胞增多，血小板增多。红细胞沉降率于产后 3～4 周降至正常。分娩后，子宫胎盘血液循环终止和子宫缩复，使大量血液从子宫涌入产妇的血液循环，产后 72 h 内产妇的血液循环量增加 15 ％～25 ％，应注意预防心力衰竭。循环血量于产后 2～3 周恢复至未孕状态。

4.消化系统

妊娠期胃肠肌张力及蠕动力均减弱，胃液中盐酸分泌量减少，产后需 1～2 周逐渐恢复。

产妇因分娩时能量的消耗及体液流失,产后1~2天常感口渴,喜进流质饮食或半流质饮食,但食欲差,以后逐渐好转。产妇因卧床时间长、缺少运动、腹肌及盆底肌肉松弛、肠蠕动减弱等,容易发生便秘和肠胀气。

5.泌尿系统

妊娠期体内潴留的大量液体在产褥早期主要由肾脏排出,故产后1周内产妇尿量增多。妊娠期发生的肾盂及输尿管生理性扩张,在产后2~8周恢复正常。分娩过程中膀胱受压,导致黏膜水肿、充血及肌张力降低,会阴伤口疼痛、不习惯卧床排尿、器械助产、区域阻滞麻醉等,均可导致尿潴留。

6.内分泌系统

产后雌激素、孕激素水平急剧下降,产后1周降至未孕时水平。胎盘催乳素于产后6 h已测不出。催乳素水平受哺乳的影响:若产妇哺乳,催乳素水平于产后下降,但仍高于非孕时水平;若产妇不哺乳,催乳素于产后2周降至非孕时水平。月经复潮及排卵恢复时间受哺乳影响:不哺乳产妇一般在产后6~10周月经复潮,产后10周左右恢复排卵;哺乳产妇月经复潮延迟,一般在产后4~6个月恢复排卵。产后月经复潮较晚者,复潮前多有排卵,故哺乳期妇女虽无月经来潮,仍有受孕的可能。

7.腹壁的变化

腹部皮肤受妊娠子宫增大影响,部分弹力纤维断裂,腹直肌呈不同程度分离,使产后腹壁明显松弛,其紧张度需产后6~8周恢复。妊娠期出现的下腹正中线色素沉着,在产褥期逐渐消退。初产妇腹部紫红色妊娠纹变为银白色。

二、产褥期妇女的心理调适

产褥期心理调适是指产后产妇从妊娠期和分娩期的不适、疼痛、焦虑中恢复,接纳家庭新成员的过程。因为产褥期产妇心理处于脆弱和不稳定状态,面临着潜意识的内在冲突,初为人母的情绪调整,家庭关系改变,经济需求,家庭、社会支持系统的寻求等,故产褥期对其进行心理调适指导和支持十分重要。

1.产褥期妇女的心理变化

产褥期妇女的心理变化与分娩经历、伤口愈合、体态恢复、婴儿性别、哺乳情况和健康问题等变化有关,表现为情绪高涨、希望、高兴、满足感、幸福感、乐观、压抑及焦虑等。有的产妇可因为理想与现实中母亲角色的差距而发生心理冲突;因为胎儿娩出后生理上的排空而感到心理空虚;因为新生儿外貌及性别与理想中的不相吻合而感到失望;因为现实中母亲有太多的责任而感到恐惧;因为丈夫注意力转移到新生儿而感到失落;等等。

2.影响产褥期妇女心理变化的因素

影响产褥期妇女心理变化的因素很多,包括产妇的年龄、产妇对分娩的感受、产妇身体的恢复情况、是否胜任母亲角色、家庭环境和家庭成员的支持等。

(1)年龄:年龄小于18岁的产妇,由于自身在生理、心理及社会等各方面发育尚未成熟,在母亲角色的学习上会遇到很多困难。年龄大于35岁的产妇,心理及社会等各方面发育比较成熟,但体力和精力下降,容易出现疲劳感,在事业和母亲角色之间的转换上也会面临更多的冲突,对心理适应有不同程度的影响。

（2）身体状况：产妇在妊娠期的身体健康状况、妊娠过程中有无并发症、是否剖宫产等都会影响产妇的身体状况，从而影响产妇的心理适应。

（3）产妇对分娩经历的感受：产妇对分娩过程的感受与产妇所具有的分娩知识、对分娩的期望、分娩的方式及分娩过程支持源的获得有关。当产妇对分娩的期望与实际情况有差异时，则会影响其心理适应。

（4）社会支持：社会支持系统不但提供心理支持，同时也提供物质基础。稳定的家庭经济状况、家人的理解与帮助，有助于产妇的心理适应。

3.产褥期妇女心理调适

产褥期妇女的心理调适主要表现在两方面：确立家长与孩子的关系和承担母亲角色的责任。根据鲁宾（Rnbin）的研究结果，产褥期妇女的心理调适过程一般经历3个时期。

（1）依赖期：产后前3天。产妇的很多需要是通过别人来满足的，如对孩子的关心、喂奶、沐浴等，同时产妇喜欢用语言表达对孩子的关心，较多地谈论自己妊娠和分娩的感受。较好的妊娠和分娩经历、满意的产后休息、丰富的营养和较早较多地与孩子间的目视及身体接触将有助于产妇较快地进入第二期。在依赖期，丈夫及家人的关心帮助、医务人员的悉心指导极为重要。

（2）依赖-独立期：产后3～14天。产妇表现出较为独立的行为，开始注意周围的人际关系，主动参与活动，学习和练习护理孩子。但这一时期容易产生压抑感，可能由分娩后产妇感情脆弱、太多的母亲责任、新生儿诞生而产生爱的被剥夺感、痛苦的妊娠和分娩过程、糖皮质激素和甲状腺素处于低水平等因素造成。严重者表现为哭泣，对周围环境漠不关心，拒绝哺乳和护理新生儿，等等。此时，应及时提供护理、指导和帮助，促使产妇纠正这种消极情绪。加倍地关心产妇，并督促其家人参与；提供婴儿喂养和护理知识，耐心指导并帮助哺乳和护理新生儿；鼓励产妇表达自己的心情并与其他产妇交流，提高产妇的自信心和自尊感，促进其接纳孩子、接纳自己，缓解抑郁状态，平稳地度过这一时期。

（3）独立期：产后2周至1个月。此时，新家庭形成，产妇、家人和婴儿已成为一个完整的系统，形成新的生活形态。夫妇两人共同分享欢乐和责任，开始逐渐恢复分娩前的家庭生活。但是，产妇及丈夫会承受更多的压力，出现兴趣与需要、事业与家庭间的矛盾，以及哺育孩子、承担家务及维持夫妻关系等各种矛盾。

第二节　产褥期妇女的护理

一、临床表现

产妇在产褥期的临床表现属于生理性变化。

1.生命体征

产妇体温多数在正常范围内。产妇体温在产后24 h内稍升高，一般不超过38 ℃，可能与产程延长导致过度疲劳有关。产后3～4天出现乳房血管、淋巴管极度充盈，乳房胀大，伴有37.8～39 ℃发热，称为泌乳热，一般持续4 h后降至正常，不属于病态，但需要排除其他原因，尤其是感染引起的发热。产后脉搏在正常范围内，一般略慢，每分钟60～70次。产后呼吸深慢，一般每分钟14～16次，原因是产后腹压降低，膈肌下降，由妊娠时的胸式呼吸变为腹式呼吸。产褥期血压平稳，在正常水平。

2.子宫复旧

胎盘娩出后子宫圆而硬，宫底在脐下一指，产后第1日略上升至平脐，以后每日下降1～2 cm，至产后第10日降入骨盆腔内。剖宫产产妇子宫复旧所需时间略长。子宫复旧可伴有因宫缩而引起的下腹部阵发性剧烈疼痛，称产后宫缩痛。经产妇产后宫缩痛较初产妇明显，哺乳者较不哺乳者明显。产后宫缩痛常在产后1～2天出现，持续2～3天自然消失，不需特殊用药。

3.恶露

产后随子宫蜕膜的脱落，含有血液、坏死的蜕膜等组织经阴道排出称为恶露。恶露有血腥味，但无臭味，持续4～6周，总量为250～500 mL。正常恶露根据颜色、内容物及出现持续时间不同分为血性恶露、浆液性恶露及白色恶露(表5-1)。

表 5-1　正常恶露的特点

恶露的类型	持续时间	颜色	大体与镜下成分
血性恶露	产后3天内	红色	大量血液、坏死蜕膜及少量胎膜
浆液性恶露	产后4～14天	淡红色	较多坏死蜕膜组织、宫腔渗出液、宫颈黏液、少量红细胞、白细胞和细菌
白色恶露	产后14天以后	白色	大量白细胞、坏死蜕膜组织、表皮细胞及细菌

4.褥汗

产后1周内，产妇体内潴留的液体通过皮肤排泄，在睡眠时明显，醒来时常满头大汗，习称"褥汗"，不属于病态。

三、处理原则

产褥期母体变化很大，属于生理范畴，如果处理不当可转变为病理状态。处理的原则是科学护理产妇，为产妇提供支持和帮助，促进舒适，促进产后生理功能恢复，预防产后出血、感染、中暑、抑郁等并发症，促进母乳喂养成功。

三、护理评估

1.健康史

健康史包括对产妇妊娠前、妊娠过程和分娩过程的全面评估。评估妊娠前产妇的身体健康状况，有无慢性疾病及精神心理疾病；评估妊娠期有无妊娠期并发症、合并症病史；评估分娩过程是否顺利、产后出血量、会阴撕裂程度、新生儿出生后的 Apgar 评分等内容。

2.身心状况

(1)一般情况

体温多在正常范围，产后3～4 d 出现的发热可能与泌乳热有关，但需要排除其他原因，尤其是感染引起的发热。脉搏每分钟60～70次，脉搏过快应考虑发热及产后出血引起休克的早期症状。呼吸每分钟14～16次。血压平稳，有妊娠期高血压疾病的产妇产后血压明显降低或恢复正常。产后出血总量一般不超过 300 mL。若阴道流血量多或血块大于 1 cm,最好用弯盆放于产妇臀下,以准确评估出血量,并查看子宫收缩情况;若阴道流血量不多,但子宫收缩不良、宫底上升,提示宫腔内有积血;若产妇自觉有肛门坠胀感,应注意是否有阴道后壁血肿;若子宫收缩好,但仍有阴道流血,色鲜红,应警惕软产道损伤。

(2)生殖系统

①子宫:应每日在同一时间评估产妇的子宫底高度。评估前,嘱产妇排尿后平卧,双膝稍屈曲,腹部放松,剖宫产术后产妇应解开腹带,注意遮挡及保暖。先按摩子宫使其收缩后,再测耻骨联合上缘至子宫底的距离。正常子宫圆而硬,位于腹部中央。若子宫质地软,应考虑是否有产后宫缩乏力;子宫偏向一侧应考虑是否有膀胱充盈。子宫不能如期复原常提示异常,应了解是否有宫缩痛及其程度。

②会阴及阴道:经阴道分娩后出现的会阴水肿一般在产后 2～3 天自行消退。观察会阴伤口愈合情况,若会阴伤口疼痛加重,局部出现红肿、硬结并有分泌物,应考虑会阴伤口感染。每日应观察恶露的量、颜色及气味。若子宫复旧不全、胎盘或胎膜残留或感染,可致恶露时间延长,并有臭味,提示有宫腔感染的可能。

(3)排泄

①排尿:评估膀胱充盈程度,经阴道分娩的产妇有尿意应随时排尿。若产后 4 h 未排尿或第 1 次排尿尿量少,应再次评估膀胱的充盈情况,防止尿潴留影响子宫收缩引起子宫收缩乏力,导致产后出血。此外,观察剖宫产术后产妇尿管是否通畅,尿量及性状是否正常。

②排便:产妇在产后 1～2 天多不排便,可能与产后卧床时间长、进食较少有关,但要注意产后便秘。

(4)乳房

①乳头:评估有无乳头平坦、内陷及乳头皲裂。产妇在最初几日哺乳后容易出现乳头皲裂,表现为乳头红、裂开,有时有出血,哺乳时疼痛,可能原因是孕期乳房护理不良、哺乳方法不当、在乳头上使用肥皂及干燥剂等。

②乳房胀痛:评估乳房胀痛的原因,若触摸乳房时有坚硬感,并有明显触痛,提示产后哺乳延迟或没有及时排空乳房。产后 1～3 天若没有及时哺乳或排空乳房,产妇可有乳房胀痛。当产妇乳房出现局部红、肿、热、痛时,或有痛性结节,提示患有乳腺炎。

③乳汁的质和量:初乳呈淡黄色,质稠,产后 3 天每次哺乳可吸出初乳 2～20 mL。过渡乳和成熟乳呈白色。乳量是否充足主要通过评估两次喂奶之间婴儿是否满足、安静,婴儿尿布 24 h 湿几次,大便每日几次,体重增长情况等进行判断。

(5)心理状态

产妇在产后 2～3 天发生轻度或中度的情绪反应称为产后压抑。产后压抑的发生可能与产妇体内的雌、孕激素水平急剧下降、产后心理压力及疲劳等因素有关。因此,要注意评估产妇的心理状态,包括以下五点。①产妇对分娩经历的感受:产妇在分娩过程中的感受直接影响产后母亲角色的获得。②产妇的自我形象:产妇孕期不适、形体的恢复等均影响其对孩子的接纳。③母亲的行为:评估母亲的行为是否属于适应性行为。母亲能满足孩子的需要并表现出喜悦,积极有效地锻炼身体,学习护理孩子的知识和技能为适应性行为。相反,母亲不愿接触孩子,不亲自喂养孩子,不护理孩子或表现出不悦、不愿交流、食欲差等为不适应性行为。④产妇对孩子行为的看法:评估母亲是否认为吃得好、睡得好、又少哭就是好孩子,因而自己是一个好母亲;而常啼哭、哺乳困难、常常需要换尿布的孩子是坏孩子,因而自己是一个坏母亲。母亲能正确理解孩子的行为将有利于建立良好的母子关系。⑤其他影响因素:研究表明,产妇的年龄、健康状况、社会支持系统、经济状况、性格特征、文化背景等因素影响产妇的产后心理状态。

(6)社会支持

良好的家庭氛围有助于家庭各成员角色的获得,也有助于建立多种亲情关系。

(7)影响母乳喂养因素的评估

(1)生理因素:a.患有严重的疾病;b.会阴或腹部切口疼痛;c.使用某些药物;d.乳房胀痛、乳头皲裂、乳头内陷及乳腺炎。

(2)心理因素:a.异常的妊娠史;b.不良的分娩体验;c.分娩及产后的疲劳;d.失眠或睡眠不佳;e.自尊紊乱;f.缺乏信心;g.焦虑;h.压抑。

(3)社会因素:a.缺乏医护人员或丈夫及家人的关心、帮助;b.工作负担过重或离家工作;c.婚姻问题;d.青少年母亲或单身母亲;e.母婴分离;f.缺乏相关知识与技能。

3.辅助检查

必要时进行血常规、尿常规等检查。

四、常见护理诊断/问题

1.尿潴留

尿潴留与产时损伤、活动减少及不习惯床上排尿有关。

2.母乳喂养无效

母乳喂养无效与母乳供给不足或喂养技能不熟有关。

五、护理目标

(1)产妇产后 4 h 内未发生尿潴留。

(2)产妇住院期间母乳喂养成功。

六、护理措施

1.一般护理

为产妇提供空气清新、通风良好、舒适安静的病室环境,保持床单位的清洁、整齐、干净,保证产妇足够的营养和睡眠,护理活动应不打扰产妇休息。

(1)生命体征:每日测体温、脉搏、呼吸及血压,若体温超过 38 ℃,应加强观察,查找原因,并向医师汇报。

(2)饮食:产后 1 h 鼓励产妇进流质饮食或清淡半流质饮食,以后可进普通饮食。食物应富含营养、足够热量和水分。哺乳产妇应多进蛋白质和汤汁食物,同时适当补充维生素和铁剂,推荐补充铁剂 3 个月。

(3)排尿与排便。

①排尿:鼓励产妇尽早自行排尿。若出现排尿困难,首先要解除产妇担心排尿引起疼痛的顾虑,鼓励产妇坐起排尿,必要时可协助其排尿。a.用热水熏洗外阴或用温开水冲洗尿道外口周围诱导排尿;热敷下腹部、按摩膀胱刺激膀胱肌收缩。b.针刺关元、气海、三阴交、阴陵泉等

穴位促其排尿。c.肌内注射甲硫酸新斯的明 1 mg 兴奋膀胱逼尿肌促其排尿。若上述方法均无效,应给予导尿,留置尿管 1～2 天。

②排便:产妇产后因卧床休息、食物缺乏纤维素、肠蠕动减弱、盆底肌张力降低等容易发生便秘,因此应该鼓励产妇多吃蔬菜,及早下床活动以预防便秘。一旦发生便秘可口服缓泻剂。

(4)活动:产后产妇应尽早开始适宜活动。经阴道自然分娩者产后 6～12 h 可下床轻微活动,产后第 2 日可在室内随意走动,按时做产后健身操。会阴后-侧切开或剖宫产的产妇适当推迟活动时间,鼓励产妇在床上适当活动,预防下肢静脉血栓形成。待拆线后伤口不感疼痛时做产后健身操。由于产妇产后盆底肌肉松弛,应避免负重劳动或蹲位活动,以防止子宫脱垂。

2.症状护理

(1)产后 2 h 的护理:产后 2 h 内极易发生严重并发症,如产后出血、产后心衰、产后子痫等,故产后应严密观察产妇生命体征、子宫收缩情况及阴道出血量,注意宫底高度及膀胱是否充盈。在此期间应该协助产妇首次哺乳。如果产后 2 h 一切正常,可将产妇和新生儿送回病室。

(2)观察子宫复旧及恶露:每日在同一时间手测子宫底高度,了解子宫复旧情况。测量前嘱产妇排尿。每日观察恶露的量、颜色和气味。红色恶露增多且持续时间延长应考虑子宫复旧不全,应及时给予子宫收缩剂;若合并感染,恶露有臭味且子宫有压痛,应遵医嘱给予广谱抗生素控制感染。

(3)会阴及会阴伤口护理。

①会阴及会阴伤口的冲洗:用 0.05 %聚维酮碘液擦洗外阴,每日 2～3 次。擦洗的原则为由上到下、从内到外,会阴切口单独擦洗,擦过肛门的棉球和镊子应弃之。大便后用水清洗会阴,保持会阴部清洁。

②会阴伤口的观察:会阴部有缝线者,应每日观察伤口周围有无渗血、血肿、红肿、硬结及分泌物,并嘱产妇取健侧卧位。

③会阴伤口异常的护理:a.会阴或会阴伤口水肿者用 50 %硫酸镁湿热敷,产后 24 h 红外线照射外阴;b.会阴部小血肿者,24 h 后可湿热敷或远红外线灯照射,大的血肿应配合医师切开处理;c.会阴伤口有硬结者可用大黄、芒硝外敷或用 95 %乙醇湿热敷;d.会阴切口疼痛剧烈或产妇有肛门坠胀感应及时报告医生,以排除阴道壁及会阴部血肿;e.会阴部伤口缝线于产后 3～5 天拆线,伤口感染者,应提前拆线引流,并定时换药。

(4)乳房护理:推荐母乳喂养,按需哺乳。母婴同室,做到早接触、早吸吮。重视对产妇心理护理的同时,指导正确的哺乳方法。于产后半小时内开始哺乳,刺激泌乳。乳房应经常擦洗,保持清洁、干燥。每次哺乳前柔和地按摩乳房,刺激泌乳反射。哺乳时应让新生儿吸空乳房,若乳汁充足尚有剩余时,应用吸乳器将剩余的乳汁吸出,以免乳汁淤积影响乳汁分泌,并预防乳腺管阻塞及两侧乳房大小不一等情况。

①一般护理:哺乳期建议产妇使用棉质乳罩,大小适中,避免过松或过紧。每次哺乳前,产妇应用清水将乳头洗净,并清洗双手。乳头处如有痂垢,应先用油脂浸软后再用温水洗净,切忌用乙醇等擦洗,以免引起局部皮肤干燥、皲裂。若吸吮不成功,则指导产妇挤出乳汁喂养。

②平坦及凹陷乳头护理:有些产妇的乳头凹陷,一旦受到刺激乳头呈扁平状或向内回缩,婴儿很难吸吮到乳头,可指导产妇做乳头伸展和乳头牵拉练习。a.乳头伸展练习:将两示指平

行放在乳头两侧,慢慢地由乳头向两侧外方拉开,牵拉乳晕皮肤及皮下组织,使乳头向外突出。接着将两示指分别放在乳头上侧和下侧,将乳头向上、向下纵向拉开(图5-1)。此练习重复多次,做满15 min,每日2次。b.乳头牵拉练习:用一只手托乳房,另一只手的拇指和中、示指抓住乳头向外牵拉重复10~20次,每日2次。另外,指导孕妇从妊娠7个月起佩戴乳头罩,对乳头周围组织起到稳定作用。柔和的压力可使内陷的乳头外翻,乳头经中央小孔保持持续突起。指导产妇改变多种喂奶的姿势和使用假乳套以利婴儿含住乳头,也可利用吸乳器进行吸引。在婴儿饥饿时可先吸吮平坦一侧,因此时婴儿吸吮力强,容易吸住乳头和大部分乳晕。

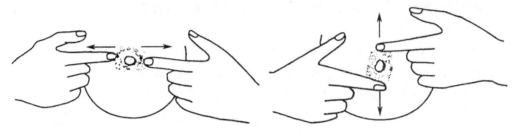

图5-1 乳头伸展练习

③乳房胀痛护理:可用以下方法缓解。a.尽早哺乳。于产后半小时内开始哺乳,促进乳汁畅流。b.外敷乳房。哺乳前热敷乳房,可促使乳腺管畅通。在两次哺乳间冷敷乳房,可减少局部充血、肿胀。c.按摩乳房。哺乳前按摩乳房,方法为从乳房边缘向乳头中心按摩,可促进乳腺管畅通,减少疼痛。d.配戴乳罩。乳房肿胀时,产妇穿戴合适的具有支托性的乳罩,可减轻乳房充盈时的沉重感。e.服用药物。可口服维生素B_6或散结通乳的中药,常用方剂为柴胡(炒)、当归、王不留行、木通、漏芦各15 g,水煎服。

④乳腺炎护理:轻度乳腺炎者在哺乳前湿热敷乳房3~5 min,并按摩乳房,轻轻拍打和抖动乳房,哺乳时先喂患侧乳房,因饥饿时婴儿的吸吮力强,有利于吸通乳腺管。每次哺乳时应充分吸空乳汁,同时增加哺乳的次数,每次哺乳至少20 min。哺乳后充分休息,饮食要清淡。若病情严重,需药物及手术治疗。

⑤乳头皲裂护理:轻者可继续哺乳。哺乳时产妇取舒适的姿势,哺乳前湿热敷乳房3~5 min,挤出少许乳汁使乳晕变软,让乳头和大部分乳晕含吮在婴儿口中。哺乳后,挤出少许乳汁涂在乳头和乳晕上,短暂暴露使乳头干燥,因乳汁具有抑菌作用,且含丰富蛋白质,能起到修复表皮的作用。疼痛严重者,可用吸乳器吸出喂给新生儿或用乳头罩间接哺乳,在皲裂处涂抗生素软膏或10%复方苯甲酸酊,于下次喂奶时洗净。

⑥催乳护理:对于乳汁分泌不足的产妇,应指导其正确的哺乳方法,按需哺乳、夜间哺乳,调节饮食,同时鼓励产妇树立信心。此外,可选用:a.中药涌泉散或通乳丹加减,用两只猪蹄炖烂服用;b.针刺合谷、外关、少泽、膻中等穴位。

⑦退乳护理:产妇因疾病或其他原因不能哺乳时,应尽早退乳。最简单的方法是停止哺乳,不排空乳房,少进汤汁,但有半数产妇会感到乳房胀痛,可口服镇痛药物,2天后疼痛减轻。目前不推荐用雌激素或溴隐亭退奶。其他退奶方法:a.可用生麦芽60~90 g,水煎服,每日1剂,连服3~5天;b.芒硝250 g分装于两个布袋内,敷于两侧乳房并包扎固定,湿硬后及时更换,直至乳房不胀为止;c.维生素B_6 200 mg口服,每日3次,共5~7天。

3.母乳喂养指导

世界卫生组织及我国均提倡母乳喂养。母乳喂养有利于母婴的健康,因此对能够进行母乳喂养的产妇进行正确的喂养指导具有重要的意义。

(1)一般护理指导。

①创造良好的休养环境:为产妇提供一个舒适、温暖的母婴同室环境进行休息。多关心、帮助产妇,使其精神愉快,并树立信心。产后3天内,主动为产妇及孩子提供日常生活护理,以避免产妇劳累。同时指导和鼓励丈夫及家人参与新生儿的护理活动,培养新家庭的观念。

②休息:充足的休息对保证乳汁分泌十分重要。嘱产妇学会与婴儿同步休息,生活要有规律。

③营养:泌乳所需要的大量能量及新生儿生长发育需要的营养物质是通过产妇的饮食摄入来保证的,因此产妇在产褥期及哺乳期所需要的能量和营养成分较未孕时高。产妇营养供给原则如下。a.热量:每日应多摄取2 100 kJ,但总量不要超过9 620 kJ/d;b.蛋白质:每日增加蛋白质20 g;c.脂肪:控制食物中总的脂肪摄入量,保持脂肪提供的热量不超过总热量的25 %,每日胆固醇的摄入量应低于300 mg;d.无机盐类:补充足够的钙、铁、硒、碘等必需的无机盐;e.饮食中应有足够的蔬菜、水果及谷类;f.锻炼:产妇营养过剩可造成产后肥胖,配合适当的锻炼以维持合理的体重。

(2)喂养方法指导:每次喂奶前产妇应用香皂洗净双手,用清水擦洗乳房和乳头,母亲及婴儿均取一个舒适的姿势,最好坐在直背椅子上,若会阴伤口疼痛无法坐起哺乳,可取侧卧位,使母婴紧密相贴。

①哺乳时间:原则是按需哺乳。一般产后半小时内开始哺乳,此时乳房内乳量虽少,但通过新生儿吸吮动作可刺激乳汁分泌。产后1周内,是母体泌乳的过程,哺乳次数应频繁,每1～3 h哺乳1次,开始每次吸吮时间3～5 min,以后逐渐延长,但一般不超过20 min,以免使乳头浸渍、皲裂而导致乳腺炎。

②哺乳方法:哺乳时,先挤压乳晕周围组织,挤出少量乳汁以刺激婴儿吸吮,然后把乳头和大部分乳晕放入婴儿口中,用一只手托扶乳房,防止乳房堵住婴儿鼻孔。哺乳结束时,用示指轻轻向下按压婴儿下颏,避免在口腔负压情况下拉出乳头而引起局部疼痛或皮肤损伤。哺乳后,挤出少许乳汁涂在乳头和乳晕上。

③注意事项:a.每次哺乳时都应该吸空一侧乳房后,再吸吮另一侧乳房;b.每次哺乳后,应将婴儿抱起轻拍背部1～2 min,排出胃内空气,以防吐奶;c.哺乳后产妇佩戴合适棉制乳罩;d.乳汁不足时,应及时补充按比例稀释的牛奶;e.哺乳期以10个月至1年为宜。

4.健康教育

(1)一般指导:产妇居室应清洁通风,合理饮食保证充足的营养。注意休息,合理安排家务及婴儿护理,注意个人卫生和会阴部清洁,保持良好的心境,适应新的家庭生活方式。

(2)适当活动:经阴道分娩的产妇,产后6～12 h即可起床轻微活动,于产后第2日可在室内随意走动。行会阴侧切或行剖宫产的产妇,可适当推迟活动时间。

(3)出院后喂养指导:①强调母乳喂养的重要性,评估产妇母乳喂养知识和技能,对知识缺乏的产妇及时进行宣教;②保证合理的睡眠和休息,保持精神愉快并注意乳房的卫生,特别是哺乳母亲上班期间应注意摄取足够的水分和营养;③上班的母亲可于上班前挤出乳汁存放于冰箱内,婴儿需要时由他人哺喂,下班后及节假日坚持自己喂养;④告知产妇及家属如遇到喂养问题时可选用的咨询方法(医院的热线电话,保健人员、社区支持组织的具体联系方法)。

(4)产后健身操:产后健身操(图 5-2)可促进腹壁、盆底肌肉张力的恢复,避免腹壁皮肤过度松弛,预防尿失禁、膀胱直肠膨出及子宫脱垂。根据产妇的情况,运动量由小到大、由弱到强循序渐进练习。一般在产后第 2 日开始,每 1~2 天增加 1 节,每节做 8~16 次。出院后继续做产后健身操直至产后 6 周。

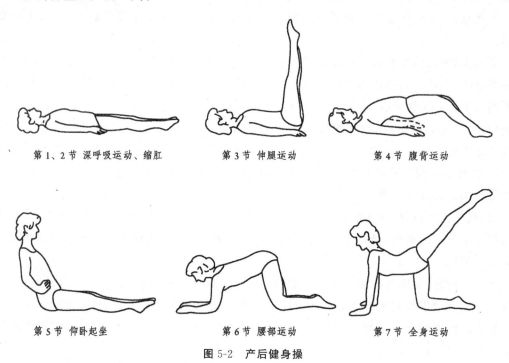

第 1、2 节 深呼吸运动、缩肛　　　第 3 节 伸腿运动　　　第 4 节 腹背运动

第 5 节 仰卧起坐　　　第 6 节 腰部运动　　　第 7 节 全身运动

图 5-2　产后健身操

第 1 节:仰卧,深吸气,收腹部,然后呼气。

第 2 节:仰卧,两臂直放于身旁,进行缩肛与放松动作。

第 3 节:仰卧,两臂直放于身旁,双腿轮流上举和并举,与身体呈直角。

第 4 节:仰卧,髋与腿放松,分开稍屈,足底支撑,尽力抬高臀部及背部。

第 5 节:仰卧起坐。

第 6 节:跪姿,双膝分开,肩肘垂直,双手平放床上,腰部进行左右旋转动作。

第 7 节:全身运动,跪姿,双臂伸直支撑,左右腿交替向背后抬高。

(5)计划生育指导:产后 42 天之内禁止性交。根据产后检查情况,恢复正常性生活,并指导产妇选择适当的避孕措施,一般哺乳者宜选用工具避孕,不哺乳者可选用药物避孕。

(6)产后检查:包括产后访视及产后健康检查。

①产后访视:由社区医疗保健人员在产妇出院后 3 天内、产后 14 天、产后 28 天分别做 3 次产后访视,通过访视可了解产妇及新生儿健康状况,内容包括:a.了解产妇饮食、睡眠及心理状况;b.观察子宫复旧及恶露;c.检查乳房,了解哺乳情况;d.观察会阴伤口或剖宫产腹部伤口情况,发现异常及时给予指导。

②产后健康检查:告知产妇于产后 42 天带孩子一起来医院进行一次全面检查,以了解产妇全身情况,特别是生殖器官的恢复情况及新生儿发育情况。产后健康检查包括全身检查和妇科检查。全身检查主要是测血压、脉搏,查血、尿常规等;妇科检查主要了解盆腔内生殖器是否已恢复至非孕状态。

七、结果评价

(1)产妇产后及时排尿、排便,未发生尿潴留。

(2)产妇积极参与新生儿及自我护理,母乳喂养成功,新生儿体重正常增长。

第三节 正常新生儿的护理

正常足月新生儿是指胎龄大于等于 37 周并小于 42 周,出生体重大于等于 2 500 g 并小于 4 000 g,无畸形或疾病的活产婴儿。新生儿期是从胎儿出生后断脐到满 28 天的一段时间。

一、正常新生儿生理特点

1.体温

新生儿体温调节中枢发育不完善,皮下脂肪薄,体表面积相对较大,皮肤表皮角化层差,易散热,因此体温易随环境温度的变化而波动。

2.皮肤黏膜

新生儿出生时体表覆盖一层白色乳酪状胎脂,具有保护皮肤、减少散热的作用。新生儿皮肤薄嫩,易受损伤而发生感染。新生儿口腔黏膜血管丰富,两面颊部有较厚的脂肪层,称颊脂体,可帮助吸吮;硬腭中线两旁有黄白色小点称上皮珠,齿龈上有白色韧性小颗粒称牙龈粟粒点。上皮珠和牙龈粟粒点是上皮细胞堆积或黏液腺分泌物蓄积形成的,出生后数周自然消失,切勿挑破以防感染。

3.呼吸系统

新生儿出生后约 10 s 出现呼吸运动,因其肋间肌薄弱,呼吸主要靠膈肌的升降,呈现腹式呼吸;新生儿呼吸浅而快,为 40~60 次/分,2 天后降为 20~40 次/分;可有呼吸节律不齐。

4.循环系统

新生儿耗氧量大,故心率较快,睡眠时平均心率为 120 次/分,清醒时可增至 140~160 次/分,且易受啼哭、吸乳等因素影响,波动范围为 90~160 次/分。新生儿血流多集中分布于躯干及内脏,因此可触及肝脾,四肢容易发冷、发绀;新生儿红细胞、白细胞计数较高,以后逐渐下降至婴儿正常值。

5.消化系统

新生儿胃容量较小,肠道容量相对较大,胃肠蠕动较快以适应流质食物的消化;新生儿吞咽功能完善,胃呈水平位,胃贲门括约肌不发达,哺乳后易发生溢乳;新生儿消化道可分泌消化酶(除胰淀粉酶外),因此新生儿消化蛋白质的能力较强,消化淀粉的能力相对较差。

6.泌尿系统

新生儿肾单位数量与成人相似,肾小球滤过、浓缩功能较成人低,容易发生电解质紊乱;输尿管较长,弯曲度大,容易受压或扭转,发生尿潴留或泌尿道感染。

7.神经系统

新生儿大脑皮层及锥体束尚未发育成熟,故新生儿动作慢而不协调,肌张力稍高,哭闹时可有肌强直;大脑皮层兴奋性低,睡眠时间长;眼肌活动不协调,对明暗有感觉,具有凝视和追视能力,有角膜反射及视听反射;味觉、触觉、温觉较灵敏,痛觉、嗅觉、听觉较迟钝;有吸吮、吞咽、觅食、握持、拥抱等先天性反射活动。

8.免疫系统

新生儿在胎儿期从母体获得多种免疫球蛋白,主要是IgG、IgM、IgA,故出生后6个月内具有抗传染病的免疫力,如麻疹、风疹、白喉等;新生儿缺乏IgA抗体,易患消化道、呼吸道感染;新生儿主动免疫系统发育不完善,巨噬细胞对抗原的识别能力差,免疫反应迟钝;新生儿自身产生的IgM不足,缺少补体及备解素,对革兰阴性菌及真菌的杀灭能力差,易引起败血症。

二、临床表现

1.体温改变

正常腋下体温为36~37.2 ℃,体温超过37.5 ℃者见于室温高、保温过度或脱水,体温低于36 ℃者见于室温较低、早产儿或感染等。

2.皮肤、巩膜发黄

足月新生儿出生后2~3天出现皮肤、巩膜发黄称生理性黄疸,持续4~10天消退,最迟不超过两周。原因是新生儿出生后体内红细胞破坏增加,产生大量间接胆红素,而肝脏内葡萄糖醛酸转移酶活性不足,不能使间接胆红素全部结合成直接胆红素,从而导致高胆红素血症。

3.体重减轻

新生儿出生后2~4天体重下降,下降范围一般不超过10 %,4天后回升,7~10天恢复到出生时水平,属生理现象。主要和摄入少、经皮肤及肺部排出的水分相对较多有关。

4.乳腺肿大及假月经

由于胎儿在母体内受胎盘分泌的雌、孕激素影响,新生儿出生后3~4天可出现乳腺肿胀,两周后自行消失;女婴出生后1周内,阴道可有白带及少量血性分泌物,持续1天后自然消失。

三、处理原则

维持新生儿正常生理状态,满足生理需求,防止合并症的发生。

四、护理评估

1.出生时评估

出生时评估见第四章第二节。

2.母婴同室时评估

母婴同室时评估一般在新生儿出生24 h内进行。

(1)健康史。①既往史:了解家属的特殊病史、母亲既往妊娠史等。②本次孕产史:本次妊娠的经过、胎儿生长发育及其监测结果、分娩经过、产程中胎儿情况等。③新生儿出生史:出生体重、性别、Apgar评分及出生后检查结果等。④新生儿记录:检查出生记录是否完整,包括床号、住院号、母亲姓名、性别、出生时间,新生儿脚印、母亲手印是否清晰,并与新生儿身上的手圈核对。

(2)身体评估。评估时注意保暖,可让母亲在场以便指导。

①一般检查。a.体重:一般在沐浴后测裸体体重。正常体重儿为 2 500 g 至不足 4 000 g。体重大于等于 4 000 g 见于父母身材高大、多胎经产妇、过期妊娠或孕妇有糖尿病等;体重小于 2 500 g 见于早产儿或足月小样儿。b.身高:测量头顶最高点至足跟的距离,正常为 45~55 cm。c.体温:一般测腋下体温,正常为 36~37.2 ℃,体温可随外界环境温度变化而波动。d.呼吸:于新生儿安静时测 1 min,正常为 40~60 次/分。产时母亲使用麻醉剂、镇静剂或新生儿产伤可使新生儿呼吸减慢;室内温度改变过快、早产儿可出现呼吸过快;持续性呼吸过快见于呼吸窘迫综合征、膈疝等。e.心率:一般通过心脏听诊获得。由于心脏容量小,每分钟搏血量较少,心率较快,可达 140 次/分。另外,注意新生儿的发育、反应、皮肤颜色,有无瘀斑、产伤或感染灶等。

②头面部。观察头颅大小、形状,有无产瘤、血肿及皮肤破损;检查囟门大小和紧张度,有无颅骨骨折和缺损;巩膜有无黄染或出血点;口腔有无唇腭裂;等等。

③颈部。注意颈部对称性、位置、活动范围和肌张力。

④胸部。观察胸廓形态、对称性,有无畸形;呼吸时是否有肋下缘和胸骨上下软组织下陷;通过心脏听诊了解心率、节律,各听诊区有无杂音;通过肺部听诊判断呼吸音是否清晰,有无啰音及啰音的性质和部位。

⑤腹部。出生时腹形平软,以后肠管充满气体,腹略膨出。观察呼吸时胸腹是否协调,外形有无异常;触诊肝脾大小;听诊肠鸣音。

⑥脐带。观察脐带残端有无出血或异常分泌物。若脐部红肿或分泌物有臭味,提示脐部感染。

⑦脊柱、四肢。检查脊柱、四肢发育是否正常,四肢是否对称,有无骨折或关节脱位。

⑧肛门、外生殖器。肛门有无闭锁,外生殖器有无异常,男婴睾丸是否已降至阴囊,女婴大阴唇有无完全遮住小阴唇。

⑨大小便。正常新生儿出生后不久排小便,出生后 10~12 h 排胎便。若 24 h 后未排胎便,应检查是否有消化道发育异常。

⑩肌张力、活动情况。新生儿正常时反应灵敏、哭声洪亮、肌张力正常。如中枢神经系统受损可表现为肌张力及哭声异常。睡眠时,刺激引起啼哭后观察。

⑪反射。通过观察各种反射是否存在,了解新生儿神经系统的发育情况。存在有觅食反射、吸吮反射、拥抱反射、握持反射,随着小儿的发育逐渐减退,一般于出生数月后消失。

⑫亲子互动。观察母亲与孩子间沟通的频率、方式及效果,评估母亲是否存在拒绝喂养新生儿行为。

3.日常评估

若母婴同室时评估新生儿无异常,以后改为每 8 h 评估 1 次或每日评估 1 次,同时做好评估记录,如有异常应增加评估次数。

五、常见护理诊断/问题

1.有窒息的危险

有窒息的危险与呛奶、呕吐有关。

2.有体温失调的危险

有体温失调的危险与体温调节系统不完善、缺乏体脂及环境温度低有关。

3.有感染的危险

有感染的危险与新生儿免疫机制发育不完善和其特殊生理状况有关。

六、护理目标

(1)住院期间新生儿不发生窒息。

(2)住院期间新生儿生命体征正常。

(3)住院期间新生儿不发生感染。

七、护理措施

1.一般护理

(1)环境:新生儿居室的温度与湿度应随气候温度变化调节,房间宜向阳,光线充足、空气流通,室温保持在24～26 ℃,相对湿度在50 %～60 %为宜;一张母亲床加一张婴儿床所占面积不少于6 m²。

(2)生命体征:定时测新生儿体温,体温过低者加强保暖,过高者采取降温措施。观察呼吸道通畅情况,保持新生儿取侧卧卧位,预防窒息。

(3)安全措施:新生儿出生后,将其右脚印及其母亲右拇指印印在病历上。在新生儿手腕上系上写有母亲姓名、新生儿性别、住院号的手圈。新生儿床应配有床围,床上不放危险物品,如锐角玩具、过烫的热水袋等。

(4)预防感染:房间内应配有手消毒液,以备医护人员或探视者接触新生儿前消毒双手用。医护人员必须身体健康,定期体检。若患有呼吸道、皮肤黏膜、肠道传染性疾病,应暂调离新生儿室。新生儿患有脓疱疮、脐部感染等感染性疾病时,应采取相应的消毒隔离措施。

2.喂养护理

新生儿喂养方法有母乳喂养、人工喂养和混合喂养。

(1)母乳喂养:母乳喂养方法见本章第二节。母乳喂养措施包括以下三点。①早吸吮:正常分娩、母婴健康状况良好时,生后半小时即可哺乳。②母婴同室:让母亲与婴儿一日24 h在一起。③按需哺乳:哺乳的次数、间隔和持续时间由母子双方的需要决定,以婴儿吃饱为度。90 %以上健康婴儿生后1个月可建立自己的进食规律。一般开始时1～2 h哺乳1次,以后2～3 h哺乳1次,逐渐延长到3～4 h哺乳1次。母乳喂养的优点如下。

对婴儿的好处如下。①提供营养、促进发育:母乳中所含的各种营养物质最有利于婴儿的消化吸收,而且随着婴儿生长发育的需要,母乳的质和量发生相应的改变。②提高免疫力、预防疾病:母乳中含有多种免疫活性细胞和丰富的免疫球蛋白。免疫活性细胞有巨噬细胞、淋巴细胞等;免疫球蛋白包括分泌型免疫球蛋白、乳铁蛋白、溶菌酶、纤维结合蛋白、双歧因子等。通过母乳喂养可预防婴儿腹泻、呼吸道和皮肤感染。③保护牙齿:呼吸时肌肉运动可促进面部肌肉正常发育,预防奶瓶喂养引起龋齿。④有利于心理健康:母乳喂养增加了婴儿与母亲皮肤接触的机会,有助于母婴间的情感联系,对婴儿建立健康的心理具有重要的作用。

对母亲的好处如下。①预防产后出血:吸吮刺激促使催乳素产生,同时促进缩宫素分泌,后者使子宫收缩,减少产后出血。②避孕:哺乳期推迟月经复潮及排卵,有利于计划生育。

③降低女性患癌的危险性：母乳喂养还可能减少哺乳母亲患乳腺癌、卵巢肿瘤的可能性。

（2）人工喂养：由于各种原因不能进行母乳喂养，而选用配方奶或其他乳制品，如牛奶、羊奶和马奶等喂哺新生儿，称为人工喂养。一般人工喂养首选配方奶。配方奶是以牛奶为基础的改造奶制品，使营养素成分尽量接近人乳，更适合新生儿的消化能力和肾功能。无条件选用配方奶时可选择羊奶等喂养，但是必须经过加热、加糖、加水等改造后才可以喂养新生儿。新生儿人工喂养也要掌握正确的喂养技巧，如喂养姿势、新生儿的觉醒状态，选择适宜的奶瓶和奶嘴、奶液的温度、喂哺时奶瓶的位置等。

3.日常护理

（1）沐浴：包括淋浴、盆浴，其目的是清洁皮肤、促进舒适。沐浴时室温控制在 26～28 ℃，水温控制在 38～42 ℃（用手腕测试较暖即可）为宜。沐浴前不要喂奶。新生儿体温未稳定时不宜沐浴。每个婴儿用一套沐浴用品，所有用物在婴儿沐浴后用消毒液浸泡消毒，以预防感染。护士的动作宜轻而敏捷，沐浴过程中手始终接触并保护婴儿。

（2）脐部护理：保持脐部清洁干燥。每次沐浴后用 75 % 乙醇消毒脐带残端及脐轮周围，然后用无菌纱布覆盖包扎。脐带脱落处如有红色肉芽组织增生，轻者可用乙醇局部擦拭，重者可用硝酸银烧灼局部。如脐部有分泌物则用乙醇消毒后涂 2.5 % 碘酊使其干燥。使用尿布时，注意勿超过脐部，以防尿粪污染脐部。

（3）皮肤护理：新生儿娩出后用温软毛巾擦净皮肤上的羊水、血迹，产后 6 h 内除去胎脂，剪去过长的指（趾）甲。

（4）臀部护理：尿布或纸尿裤要松紧适中，及时更换。大便后用温水清洗臀部，揩干后涂上软膏，预防红臀、皮疹或溃疡。红臀可用红外线照射，每次 10～20 min，每日 2～3 次。皮肤糜烂可用植物油或鱼肝油纱布敷于患处。

4.免疫接种

（1）卡介苗：足月正常新生儿出生后 12～24 h，难产或异常儿出生后 3 天，无异常时可接种卡介苗。方法是将卡介苗 0.1 mL 注射于左臂三角肌下端偏外侧皮内。禁忌证：①体温高于 37.5 ℃者；②早产儿；③低体重儿；④产伤或其他疾病者。

（2）乙肝疫苗：正常新生儿出生后 1 日、1 个月、6 个月各注射乙肝疫苗 1 次。

八、结果评价

（1）新生儿哭声洪亮，无发绀，呼吸平稳。

（2）新生儿体温维持正常。

（3）新生儿脐部、皮肤无红肿。

第六章　高危妊娠管理

第一节　高危妊娠妇女的监护

一、概述

高危妊娠的范畴广泛,基本包括了所有的病理产科。具有高危妊娠因素的孕妇称为高危孕妇。

(一)高危妊娠的因素

1.孕妇自然状况、家庭及社会经济因素

例如:孕妇年龄小于18岁或大于等于35岁、妊娠前体重过轻或超重、身高小于145 cm、受教育时间小于6年、先天发育异常、家属中有遗传性疾病;孕妇有吸烟、嗜酒、吸毒等不良嗜好;孕妇职业及稳定性差、收入低、居住条件差、未婚或独居、营养不良、交通不便等。

2.疾病因素

(1)流产、异位妊娠及异常分娩史:如复发性自然流产、异位妊娠、早产、死产、死胎、难产、新生儿死亡、新生儿溶血性黄疸、新生儿畸形、新生儿有先天性/遗传性疾病、巨大胎儿等。

(2)妊娠合并症:如心脏病、糖尿病、高血压、肾脏病、肝炎、甲状腺功能亢进、血液病、病毒感染、性病、恶性肿瘤、生殖器发育异常、智力低下、精神异常等。

(3)妊娠并发症:如妊娠期高血压疾病、前置胎盘、胎盘早剥、羊水过多/过少、胎儿宫内发育迟缓、过期妊娠、母儿血型不合等。

(4)可能造成难产的因素:如妊娠早期接触大量放射线或化学性毒物、服用对胎儿有影响的药物、病毒感染、胎位异常、巨大胎儿、多胎妊娠、骨盆异常、软产道异常等。

3.心理因素

心理因素如焦虑、抑郁、恐惧、沮丧、悲哀等。

(二)高危妊娠评分

为了早期识别高危孕妇,护士应根据修改后的内斯比特(Nesbitt)评分指标(表6-1)对孕妇进行评分。该评分指标的总分为100分,当减去孕妇具有的各种危险因素的分值后,若评分低于70分属于高危妊娠范畴。但是,孕妇的情况会随着妊娠进展而出现新的变化,护士应及时发现孕妇出现的高危因素并重新进行评分。

表 6-1　修改后的 Nesbitt 评分指标

1.孕妇年龄	
15~19岁	−10
20~29岁	0

续表

	30～34 岁	−5
	35～39 岁	−10
	40 岁及以上	−20
2.婚姻状况		
	未婚或离婚	−5
	已婚	0
3.产次		
	0 产	−10
	1～3 产	0
	4～7 产	−5
	8 产以上	−10
4.过去分娩史		
	流产 1 次	−5
	3 次以上	−30
	早产 1 次	−10
	2 次以上	−20
	死胎 1 次	−10
	2 次以上	−30
	新生儿死亡 1 次	−10
	2 次以上	−30
	先天性畸形 1 次	−10
	2 次以上	−20
	新生儿损伤:骨骼	−10
	神经	−20
	骨盆狭小:临界	−10
	狭小	−30
	先露异常史	−10
	剖宫产史	−10
5.妇科疾病		
	月经失调	−10
	不育史:少于 2 年	−10
	多于 2 年	−20

	子宫颈不正常或松弛	−20
	子宫肌瘤：＞5 cm	−20
	黏膜下	−30
	卵巢肿瘤：＞6 cm	−20
	子宫内膜异位症	−5
6.内科疾病与营养		
	全身性疾病	
	急性：中度	−5
	重度	−15
	慢性：非消耗性	−5
	消耗性	−20
	尿路感染：急性	−5
	慢性	−25
	糖尿病	−30
	慢性高血压：中度	−15
	重度	−30
	合并肾炎	−30
	心脏病：心功能 1～2 级	−10
	心功能 3～4 级	−30
	心衰史	−30
	贫血：Hb 10～11 g/dl	−5
	9～10 g/dl	−10
	＜9 g/dl	−20
	血型不合：ABO	−20
	Rh	−30
	内分泌疾病	
	垂体,肾上腺,甲状腺疾病	−30
	营养：不适当	−10
	不良	−20
	过度肥胖	−30

二、监护措施

高危妊娠监护内容主要包括：优生咨询与产前诊断；筛查妊娠并发症或合并症；评估胎儿生长发育及宫内安危；监测胎盘、脐带和羊水等。

(一)确定孕龄

根据末次月经及早孕反应出现的时间、第一次胎动出现的时间、B 型超声测量胎儿双顶径和股骨长等推算胎龄。

(二)监测宫高及腹围

测量孕妇的宫高、腹围，以间接了解胎儿宫内的发育情况。将每次产前检查测量的宫高、腹围记录在《围生期保健手册》中，绘制成宫高、腹围曲线，观察其动态变化。

(三)胎动计数

胎动计数是评估胎儿在宫内是否缺氧的方法之一，根据 12 h 胎动数以判断胎动是否正常。

(四)B 型超声波检查

B 型超声波检查不仅能显示胎儿大小(包括胎头双顶径、腹围、股骨长)、数目、胎位、有无胎心搏动、胎盘位置及成熟度，还可以发现胎儿畸形。

(五)监测胎心

1.胎心听诊

听诊胎心音是判断胎儿宫内安危情况的一种简便方法。可用胎心听诊器或多普勒胎心仪听诊胎心的强弱及节律，判断胎心率是否正常。

2.电子胎儿监护

电子胎儿监护(EFM)不仅可以连续观察并记录胎心率的动态变化，还可以了解胎动、宫缩与胎心的关系。EFM 包括内、外监护两种形式。外监护是将宫缩描绘探头和胎心描绘探头直接放在孕妇的腹壁上(具体内容见本章第二节)。

(六)胎盘功能检查

检测孕妇血液或尿液中的雌三醇、血液中的人胎盘催乳素(HPL)和妊娠特异性 β_1 糖蛋白等。

(七)胎儿成熟度检查

检测羊水中卵磷脂与鞘磷脂的比值(L/S)、磷脂酰甘油(phosphatidyl glycerol，PG)、泡沫试验等。

(八)胎儿缺氧程度检查

常用检查方法包括胎儿头皮血血气测定、胎儿血氧饱和度(FSO_2)测定等，或用羊膜镜直接观察羊水的量、颜色、性状。

(九)胎儿先天性/遗传性疾病的检查

对高风险生育先天遗传缺陷患儿的孕妇应进行产前诊断，又称宫内诊断或出生前诊断，指在胎儿出生之前应用影像学、生物化学、细胞遗传学及分子生物学等技术，了解胎儿在宫内的发育状况，分析胎儿染色体核型，检测胎儿的生化检查项目和基因等，对胎儿的先天性和遗传性疾病做出诊断。产前诊断的方法包括非侵袭性检查和侵袭性检查，前者包括孕妇血清与尿液成分检测、超声检测、X 射线、CT、磁共振成像等，后者包括羊膜腔穿刺术、绒毛活检术、经皮脐血管穿刺术、胎儿组织活检等。

第二节　高危妊娠妇女的护理

一、一般预防与处理

1.增加营养

孕妇的健康及营养状态对胎儿的生长发育极为重要。若孕妇存在营养不良、贫血、胎盘功能减退、胎儿宫内发育迟缓,应给予高蛋白、高能量饮食,并补充足够的维生素和铁、钙、碘等矿物质和微量元素。

2.卧床休息

一般建议孕妇取左侧卧位,改善肾脏及子宫-胎盘血液循环。若孕妇有心脏病、阴道流血、早产、胎膜早破等,必要时应绝对卧床。

二、病因预防与处理

1.遗传性疾病

积极预防、早期发现、及时处理。

2.妊娠并发症

及时发现高危人群,积极预防,早期发现,避免不良妊娠结局的发生。

3.妊娠合并症

加强孕期保健,增加产前检查次数和项目,定期检测合并症的病情变化,指导孕妇合理活动与休息,遵医嘱给药,适时终止妊娠。

三、产科疾病的预防与处理

1.提高胎儿对缺氧的耐受力

如 10 ％葡萄糖 500 mL 加维生素 C 2 g 静脉缓慢滴注,每日 1 次,5～7 天为一个疗程。

2.间歇吸氧

每日 2 次,每次 30 min,可以改善胎儿的血氧饱和度。

3.预防早产

指导孕妇避免剧烈运动/活动、精神过度紧张/焦虑等,预防胎膜早破、生殖道感染等。

4.适时终止妊娠

选择适当时间用引产或剖宫产的方式终止妊娠。对需终止妊娠而胎儿成熟度较差者,可用糖皮质激素促进胎儿肺成熟。

5.分娩期护理

严密观察产程进展、胎心变化,必要时给予电子胎儿监护、吸氧。经阴道分娩者应尽量缩短第二产程。做好抢救新生儿窒息的准备。

四、护理评估

(一)健康史

了解孕妇月经史、生育史、既往史、家族史等,妊娠期是否用过可能对胎儿生长发育有不利影响的药物、有无接受过放射线检查、是否有过病毒性感染等。

(二)身心状况

1.一般情况

了解孕妇年龄、身高、步态、体重。身高小于 145 cm 者容易发生头盆不称;步态异常者应注意骨盆有无不对称;体重过轻或过重者的妊娠危险性也会增加。

2.血压

若血压大于等于 140/90 mmHg 或比基础血压升高 30/15 mmHg 为异常。

3.心脏

评估有无心脏杂音及心功能。

4.宫高和腹围

判断宫高、腹围是否与停经周数相符。通常在妊娠图中标出正常妊娠情况下人群的第10个百分位线和第90个百分位线检查值,如果每次检查测得孕妇的宫高和腹围所连成的动态曲线都在上述两标准线之间,提示基本正常。如果测得孕妇的宫高低于第10个百分位线,连续两次或间断出现 3 次,提示可能存在胎儿宫内发育不良或羊水过少;如果高于第90个百分位线,提示可能存在巨大胎儿、羊水过多或多胎妊娠。

5.胎儿大小

根据孕妇的宫高、腹围、B 型超声波检查等估计胎儿体重。

6.胎心率

当胎心率小于 110 次/分或大于 160 次/分时,提示胎儿缺氧。

7.胎方位

通过腹部四步触诊法了解胎方位。

8.胎动

12 h 胎动计数小于 10 次或逐日下降超过 50 % 者,或胎动计数明显增加后出现胎动消失,提示胎儿有宫内窘迫。

9.心理状态

高危妊娠孕妇常担心自身和胎儿健康,容易产生焦虑、恐惧、悲哀和失落,也会因为妊娠并发症/合并症的存在与继续维持妊娠相矛盾而感到烦躁、无助。护士应全面评估高危妊娠孕妇的心理状态、应对机制及社会支持系统。

(三)辅助检查

1.实验室检查

血、尿常规;肝、肾功能;血糖及糖耐量;出凝血时间、血小板计数等。

2.B 型超声波检查

B 型超声波检查是产科常用的一种辅助检查方法。妊娠早期常用于诊断早孕,判断是否为宫内妊娠。妊娠中、晚期可以评估以下四点。①胎儿:不仅能评估胎产式、胎先露、胎方位,还能估计胎儿大小、是否成熟,如双顶径在 8.5 cm 以上,则 91 % 的胎儿体重超过 2 500 g。另外,B 型超声波检查还可以发现部分胎儿先天畸形。②胎盘:评估胎盘大小、厚度、位置,不仅对于分娩方式、分娩时机等临床决策有参考意义,还可以评估是否存在前置胎盘、胎盘早剥、副胎盘等。B型超声波检查还可以了解胎盘功能分级：0级，未成熟，多见于中期妊娠；Ⅰ级，开始趋向成熟，多见于妊娠29～36周；Ⅱ级，成熟期，多见于妊娠36周以后；Ⅲ级，胎盘已经成熟，多见于妊娠38周以后。③羊水：不仅可以观察羊水的性状，还可以通过测量羊水最大暗区垂直深度(AFV)和计算羊水指数(AFI)以评估羊水量是否正常。④脐带：了解脐带是否存在打结、绕颈、过长/过短等异常。

3.电子胎儿监护

电子胎儿监护不仅可以连续观察和记录胎心率(FHR)的动态变化，还可以观察胎心率受胎动、宫缩影响时的动态变化，反映胎心率与胎动、宫缩之间的关系，这些记录可以及时、客观地监测胎心率和预测胎儿宫内储备能力。

(1)监测胎心率：胎心率基线(BFHR)指在无胎动、无子宫收缩影响时，10 min以上的胎心率平均值。正常的BFHR由交感神经和副交感神经共同调节，包括每分钟心搏次数及FHR变异。FHR的正常值为110～160次/分，若FHR>160次/分或<110次/分，历时10 min，称心动过速或心动过缓。

胎心率基线变异指BFHR在振幅和频率上的不规则波动或小的周期性波动，又称基线摆动，包括胎心率的摆动幅度和摆动频率。摆动幅度指胎心率上下摆动波的高度，振幅变动范围正常为6～25次/分。摆动频率是指1 min内波动的次数，正常为6次/分及以上。BFHR变异表示胎儿有一定的储备能力，是胎儿健康的表现。基线波动活跃则频率增高，基线平直则频率降低或消失，BFHR变平即变异消失，提示胎儿储备能力丧失。

胎心率一过性变化：受胎动、宫缩、触诊及声响等刺激，胎心率发生暂时性加快或减慢，随后又能恢复到基线水平，称为胎心率一过性变化，是判断胎儿安危的重要指标。胎心率一过性变化包括加速和减速两种情况。

加速：宫缩时FHR增加大于等于15次/分，持续时间大于等于15 s，是胎儿情况良好的表现，原因可能是胎儿躯干局部或脐静脉暂时受压。散发的、短暂的胎心率加速是无害的，但脐静脉持续受压则发展为减速。

减速：宫缩时出现FHR减慢，包括以下3种情况。①早期减速(ED)。特点是FHR曲线下降几乎与宫缩曲线上升同时开始，FHR曲线最低点与宫缩曲线高峰相一致，即波谷对波峰，下降幅度小于50次/分，持续时间小于15 s，子宫收缩后迅速恢复正常(图6-1)。不受孕妇体位及吸氧而改变。意义：提示胎儿有缺氧的危险。②变异减速(VD)。特点是FHR减速与宫缩无固定关系，下降迅速，下降幅度大于70次/分，持续时间长短不一，但恢复迅速(图6-2)。意义：提示脐带有可能受压。可改变体位继续观察。如果存在变异减速伴有FHR基线变异消失，提示可能存在胎儿宫内缺氧。③晚期减速(LD)。特点是FHR减速多在宫缩高峰后开始出现，即波谷落后于波峰，时间在30～60 s，下降幅度小于50次/分，恢复所需时间较长(图6-3)。意义：提示胎盘功能不良、胎儿有宫内缺氧。

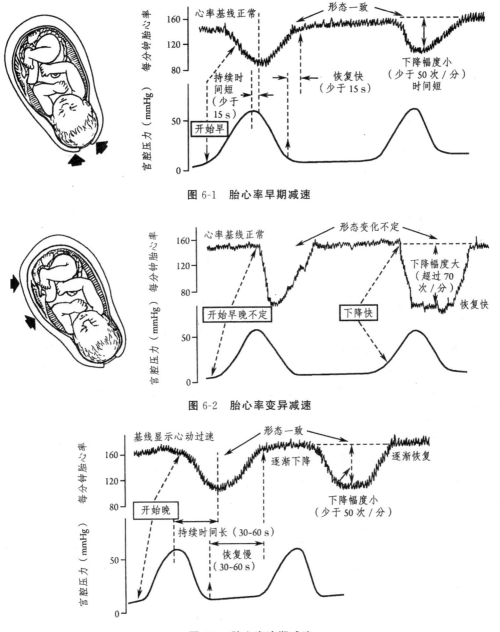

图 6-1　胎心率早期减速

图 6-2　胎心率变异减速

图 6-3　胎心率晚期减速

（2）预测胎儿宫内储备能力。

①无应激试验（NST）：在无宫缩、无外界负荷刺激下，用电子胎儿监护仪进行胎心率与胎动的观察和记录，以了解胎儿储备能力。原理：在胎儿不存在酸中毒或神经受压的情况下，胎动时会出现胎心率的短暂上升，预示着正常的自主神经功能。方法：孕妇取坐位或侧卧位，一般监护 20 min。由于胎儿存在睡眠周期，NST 可能需要监护 40 min 或更长时间。本试验根据胎心率基线、胎动时胎心率一过性变化（变异、减速和加速）等分为 NST 反应型和无反应型。NST 反应型：监护时间内出现两次或以上的胎心加速。妊娠 32 周前，加速在基线水平上大于

等于 10 次/分、持续时间大于等于 10 s,已证明对胎儿正常宫内状态有足够的预测价值。在 FHR 基线正常、变异正常且不存在减速的情况下,电子胎儿监护达到 NST 反应型即可。NST 无反应型:超过 40 min 没有足够的胎心加速。

②催产素激惹试验(OCT):又称宫缩应激试验(CST),其目的为观察和记录宫缩后胎心率的变化,了解宫缩时胎盘一过性缺氧的负荷变化,评估胎儿的宫内储备能力。原理:在宫缩的应激下,子宫动脉血流减少,可促发胎儿一过性缺氧表现。对已处于亚缺氧状态的胎儿,在宫缩的刺激下缺氧逐渐加重,将诱导出现晚期减速。宫缩的刺激还可引起脐带受压,从而出现变异减速。宫缩的要求:宫缩大于等于 3 次/10 分,每次持续时间大于等于 40 s。如果产妇自发的宫缩满足上述要求,无须诱导宫缩,否则可通过刺激乳头或静脉滴注子宫收缩药诱导宫缩。

OCT/CST 图形的判读主要基于是否出现晚期减速,结果判断如下。阴性:无晚期减速或明显的变异减速。阳性:50% 以上的宫缩后出现晚期减速。可疑阳性:间断出现晚期减速或明显的变异减速。可疑过度刺激:宫缩大于 5 次/10 分或每次宫缩持续时间大于 90 s 时出现胎心减速。不满意的 OCT/CST:宫缩频率小于 3 次/10 分或出现无法解释的图形。

(3)胎儿生物物理评分(BPPS):应用多项生物物理现象进行综合评定的方法,常用曼宁(Manning)评分法。该法通过 NST 联合实时超声检查,前者是对胎儿储备能力和胎盘功能实时、有效的观察手段,后者可以对胎儿器官发育、功能状况、胎儿血液循环、胎盘循环、胎盘子宫循环的血流动力学状态做出评价。通过观察 NST、胎儿呼吸运动(FBM)、胎动(FM)、胎儿张力(FT)、羊水最大暗区垂直深度(AFV)共 5 项指标综合判断胎儿宫内安危。每项指标 2 分,总分为 10 分,观察时间为 30 min。

4.胎盘功能检查

(1)孕妇尿雌三醇(E_3)测定:一般测 24 h 尿 E_3 含量。24 h 尿 $E_3 \geqslant 15$ mg 为正常值,10~15 mg 为警戒值,小于 10 mg 为危险值。若妊娠晚期连续多次测得此值小于 10 mg,表示胎盘功能低下。

(2)孕妇血清游离雌三醇测定:正常足月妊娠时临界值为 40 nmol/L。若每周连续测定 2~3 次,E_3 值均在正常范围说明胎儿情况良好;若发现 E_3 值持续缓慢下降可能为过期妊娠;下降较快者可能为重度妊娠期高血压疾病或胎儿宫内发育迟缓;急骤下降或下降大于 50% 时说明胎儿有宫内死亡危险。

(3)孕妇血清人胎盘催乳素(HPL)测定:足月妊娠时应为 4~11 mg/L,若该值于足月妊娠时小于 4 mg/L 或突然降低 50%,表示胎盘功能低下。

(4)孕妇血清妊娠特异性 β1 糖蛋白测定:若该值于足月妊娠时小于 100 mg/L,提示胎盘功能障碍。

(5)脐动脉血流 S/D:通过测定妊娠晚期脐动脉收缩末期峰值(S)与舒张末期峰值(D)的比值,可以反映胎盘血流动力学改变。正常妊娠晚期 S/D<3,若 S/D≥3 为异常,应及时处理。

5.胎儿成熟度检查

测定胎儿成熟度的方法,除计算妊娠周数、测量宫高与腹围、B 型超声测量胎头双顶径外,还可经腹壁羊膜腔穿刺抽取羊水进行以下检测。①卵磷脂与鞘磷脂比值(L/S)：用于评估胎儿肺成熟度，L/S＞2 提示胎儿肺成熟。②磷脂酰甘油(PG)测定：大于 3 ％提示肺成熟。③泡沫试验或震荡试验：一种能快速而简便地测定羊水中表面活性物质的试验。若两管液面均有完整的泡沫环，提示胎儿肺成熟。

6. 胎儿缺氧程度检查

(1)胎儿头皮血 pH 测定：通过采集胎儿头皮毛细血管血样测定，正常胎儿头皮血 pH 为 7.25～7.35，pH 为 7.21～7.24 提示可疑酸中毒，pH≤7.20 提示有酸中毒。

(2)胎儿血氧饱和度(FSO$_2$)测定：用于监测胎儿氧合状态和酸碱平衡状态，是诊断胎儿呼吸窘迫、预测新生儿酸中毒的重要指标。若 FSO$_2$＜30 ％，应立即采取干预措施。

7. 甲胎蛋白(AFP)测定

AFP 异常增高是胎儿患有开放性神经管缺损的重要指标。多胎妊娠、死胎及胎儿上消化道闭锁等也伴有升高。

五、常见护理诊断/问题

1. 有母体与胎儿双方受干扰的危险

有母体与胎儿双方受干扰的危险与高危妊娠因素易致胎儿血氧供应和(或)利用异常有关。

2. 知识缺乏

缺乏孕期保健、胎儿评估等知识。

3. 焦虑

焦虑与担心自身及胎儿健康、妊娠出现不良结局有关。

六、护理目标

(1)胎儿未出现宫内窘迫。

(2)孕妇学会如何合理活动与休息，掌握胎动计数等知识。

(3)孕妇对妊娠过程有理性的认知，既不放松警惕，又不过分担心。

七、护理措施

1. 病情观察

指导孕妇加强产前检查，酌情增加检查的项目和次数。严密观察孕妇有无阴道流血、水肿、腹痛等症状和体征，观察胎儿生长发育是否正常、是否有宫内缺氧，及时做好母儿的病情观察与监护记录。

2. 健康教育

指导孕妇定期参加孕妇学校学习，通过有针对性地指导，提供相应的信息，帮助孕妇加强自我监护，提高其自我管理的能力。与孕妇讨论食谱及烹饪方法，尊重其饮食文化，提出恰当的建议，增加营养，保证胎儿发育需要。对胎盘功能减退、胎儿发育迟缓的孕妇给予高蛋白、高能量饮食，补充维生素、铁、钙及多种氨基酸；对胎儿增长过快者则要控制饮食。卧床休息，一般取左侧卧位。注意个人卫生，勤换衣裤。保持室内空气新鲜，通风良好。教会孕妇自测胎动。告知孕妇若出现胎动异常、阴道流血/流液、头晕、心悸等症状时应及时就诊。

3.心理护理

引导孕妇积极应对与健康相关的问题,缓解其心理压力与焦虑、紧张的情绪。在做各种检查和操作之前向孕妇解释,提供指导,告知全过程及注意事项。鼓励和指导孕妇家人参与围产保健,提供有利于孕妇倾诉和休息的环境。

4.分娩期护理

严密观察产程进展、胎心率及羊水情况。必要时实施产时电子胎儿监护,防止缺氧和酸中毒引起的胎儿不良结局。做好新生儿窒息的抢救准备。如为早产儿或极低体重儿还需准备好暖箱,必要时转入儿科重症监护病房。

八、结果评价

(1)胎儿未发生严重的宫内缺氧。

(2)孕妇能够描述孕期营养要求、合理安排活动与休息、会计数胎动。

(3)孕妇能与护士共同讨论自己及胎儿的安全,积极参与治疗与护理。

第七章　妊娠期并发症妇女的护理

第一节　自然流产

凡妊娠不足 28 周、胎儿体重不足 1 000 g 而终止者,称为流产。流产发生于妊娠 12 周以前者称早期流产,发生在妊娠 12 周至不足 28 周者称晚期流产。流产又分为自然流产和人工流产,本节内容仅阐述自然流产。自然流产的发生率占全部妊娠的 10 %～15 %,其中 80 %以上为早期流产。

一、病因

流产的原因很多,除了胚胎本身原因,还有子宫环境、内分泌状态及其他因素。主要可分为以下四方面。

(一)胚胎因素

染色体异常是自然流产最常见的原因。在早期,自然流产中有 50 %～60 %的妊娠产物存在染色体异常。染色体异常多为数目异常,如 X 单体、某条染色体出现 3 条,或者三倍体、多倍体等;其次为结构异常,如染色体断裂、缺失或易位。染色体异常的胚胎多数发生流产,极少数继续发育成胎儿,但出生后也会发生某些功能异常或合并畸形。若已流产,妊娠产物有时仅为一空泡或已经退化了的胚胎。

(二)母体因素

1.全身性疾病

妊娠期高热可引起子宫收缩而发生流产;细菌毒素或病毒通过胎盘进入胎儿血液循环,导致胎儿死亡而发生流产。孕妇患严重贫血或心力衰竭可致胎儿缺氧,也可能引起流产。此外,内分泌功能失调、身体或精神的创伤也可导致流产。

2.免疫因素

母体妊娠后母儿双方免疫不适应,导致母体排斥胎儿发生流产;母体内有抗精子抗体也常导致早期流产。

3.生殖器官异常

子宫发育不良、子宫畸形、子宫肌瘤、宫腔粘连等可影响胎儿的生长发育而导致流产。子宫颈重度裂伤、宫颈内口松弛易因胎膜早破而引起晚期流产。

4.其他

母儿血型不合(如 Rh 或 ABO 血型系统等)可能引起晚期流产。另外,妊娠期特别是妊娠早期行腹部手术,劳动过度,性交,或有吸烟、酗酒、吸毒一类不良习惯等诱因,均可刺激子宫收缩而引起流产。

(三)胎盘因素

滋养细胞的发育和功能不全是胚胎早期死亡的重要原因。此外,胎盘内巨大梗塞、前置胎盘、胎盘早期剥离而致胎盘血液循环障碍、胎儿死亡等可致流产。

(四)环境因素

过多接触有害的化学物质(如镉、铅、有机汞、DDT 等)和物理因素(如放射性物质、噪声及高温等)可直接或间接对胚胎或胎儿造成损害,引起流产。

二、病理

流产是妊娠物逐渐从子宫壁剥离,然后排出子宫的过程。早期流产时胚胎多数先死亡,随后发生底蜕膜出血,造成胚胎的绒毛与蜕膜层分离,已分离的胚胎组织如同异物,引起子宫收缩而被排出。在妊娠早期,胎盘绒毛发育尚不成熟,与子宫蜕膜联系尚不牢固,因此在妊娠 8 周以内发生的流产,妊娠产物多数可以完整地从子宫壁分离而排出,出血不多。妊娠 8～12 周时,胎盘绒毛发育茂盛,与底蜕膜联系较牢固,此时若发生流产,妊娠产物往往不易完整分离排出,常有部分组织残留宫腔内影响子宫收缩,致使出血较多,且经久不止。妊娠 12 周后,胎盘已完全形成,流产时往往先有腹痛,然后排出胎儿、胎盘。有时由于底蜕膜反复出血,凝固的血块包绕胎块,形成血样胎块稽留于宫内,也可吸收血红蛋白形成肉样胎块。偶有胎儿被挤压,形成纸样胎儿,或钙化后形成石胎。

三、临床表现

停经、腹痛及阴道出血是流产的主要临床症状。在流产发展的各个阶段,其症状发生的时间、程度也不同。一般流产的发展过程如下。

1.先兆流产

先兆流产表现为停经后先出现少量阴道流血,量比月经量少,有时伴有轻微下腹痛、腰痛、腰坠。妇科检查:子宫大小与停经周数相符,宫颈口未开,胎膜未破,妊娠产物未排出。经休息及治疗后,若流血停止或腹痛消失,妊娠可继续进行;若流血增多或腹痛加剧,则可能发展为难免流产。

2.难免流产

难免流产由先兆流产发展而来,指流产已不可避免。表现为阴道流血量增多、阵发性腹痛加重。妇科检查:子宫大小与停经周数相符或略小,宫颈口已扩张,但组织尚未排出;晚期难免流产还可有羊水流出,或见胚胎组织或孕囊堵于宫口。

3.不全流产

不全流产由难免流产发展而来,妊娠产物已部分排出体外,尚有部分残留于宫内,从而影响子宫收缩,致使阴道出血持续不止,严重时可引起出血性休克。妇科检查:一般子宫小于停经周数,宫颈口已扩张,不断有血液自宫颈口内流出,有时尚可见胎盘组织堵塞于宫颈口或部分妊娠产物已排出阴道,而部分仍留在宫腔内,有时宫颈口已关闭。

4.完全流产

完全流产指妊娠产物已完全排出,阴道出血逐渐停止,腹痛随之消失。妇科检查:子宫接近正常大小或略大,宫颈口已关闭。

5.稽留流产

稽留流产又称过期流产,是指胚胎或胎儿已死亡,滞留在宫腔内尚未自然排出。胚胎或胎儿死亡后,子宫不再增大,反而缩小,早孕反应消失,若已至妊娠中期,孕妇不感腹部增大,胎动消失。妇科检查:子宫小于妊娠周数,宫颈口关闭。听诊不能闻及胎心。

6.复发性流产

复发性流产指同一性伴侣连续发生 3 次及 3 次以上的自然流产。复发性流产大多数为早期流产,少数为晚期流产。早期复发性流产常见原因为胚胎染色体异常、免疫功能异常、黄体功能不全、甲状腺功能低下等;晚期复发性流产常见原因为子宫解剖异常、自身免疫异常、血栓前状态等。

7.流产合并感染

流产过程中,若阴道流血时间过长、有组织残留于宫腔内或非法堕胎等,有可能引起宫腔内感染。严重时感染可扩展到盆腔、腹腔乃至全身,并发盆腔炎、腹膜炎、败血症及感染性休克等,称流产合并感染。

四、处理原则

不同类型的流产相应的处理原则亦不同。先兆流产的处理原则是卧床休息,禁止性生活,减少刺激,必要时给予对胎儿危害小的镇静剂;对于黄体功能不足的孕妇,按医嘱每日肌注孕酮 20 mg,以利于保胎,并注意及时进行超声检查,了解胚胎发育情况,避免盲目保胎。难免流产一旦确诊,应尽早使胚胎及胎盘组织完全排出,以防止出血和感染。不全流产的处理原则是一经确诊,应行吸宫术或钳刮术以清除宫腔内残留组织。完全流产的处理原则是若无感染征象,一般不需特殊处理。稽留流产的处理原则是及时促使胎儿和胎盘排出,以防死亡胎儿及胎盘组织在宫腔内稽留日久发生严重的凝血功能障碍及弥散性血管内凝血(DIC)。处理前应做凝血功能检查。对于复发性流产,在明确病因学诊断后应有针对性地给予个性化治疗,并重视对保胎治疗成功的病人进行胎儿宫内发育监测及对所生的婴儿进行出生缺陷筛查。流产合并感染的治疗原则为控制感染的同时尽快清除宫内残留物。

五、护理评估

1.健康史

停经、阴道流血和腹痛是流产孕妇的主要症状。护士应详细询问孕妇的停经史、早孕反应情况,阴道流血的持续时间与阴道流血量,有无腹痛,腹痛的部位、性质及程度。此外,还应了解阴道有无水样排液,排液的色、量、有无臭味,以及有无妊娠产物排出,等等。对于既往病史,应全面了解孕妇在妊娠期间有无全身性疾病、生殖器官疾病、内分泌功能失调及有无接触有害物质等,以识别发生流产的诱因。

2.身心状况

(1)一般状况:流产孕妇可因出血过多而出现休克,或因出血时间过长、宫腔内有残留组织而发生感染。因此,护士应全面评估孕妇的各项生命体征,判断流产类型,尤其注意与贫血及感染相关的征象。

(2)妇科检查:在消毒条件下进行妇科检查,进一步了解宫颈口是否扩张,羊膜是否破裂,有无妊娠产物堵塞于宫颈口内,子宫大小与停经周数是否相符,有无压痛等,并应检查双侧附件有无肿块、增厚及压痛等。

(3)心理状况:流产孕妇的心理状况常以焦虑和恐惧为特征。孕妇面对阴道流血往往会不知所措,甚至将其过度严重化,同时胎儿的健康也直接影响孕妇的情绪反应,孕妇可能会表现为伤心、郁闷、烦躁不安等。

3.辅助检查

(1)实验室检查:连续测定血 β-hCG、人胎盘催乳素(HPL)、孕激素等动态变化,有助于妊娠诊断和预后判断。

(2)B 型超声检查:可显示有无孕囊、胎动、胎心等,从而可诊断并鉴别流产及其类型,指导正确处理。

六、常见护理诊断/问题

1.有感染的危险

有感染的危险与阴道流血时间过长、宫腔内有残留组织等因素有关。

2.焦虑

焦虑与孕妇担心胎儿健康等因素有关。

七、护理目标

(1)出院时,护理对象无感染征象。

(2)先兆流产孕妇能积极配合保胎措施,继续妊娠。

八、护理措施

对于不同类型的流产孕妇,处理原则不同,其护理措施亦有差异。护士在全面评估孕妇身心状况的基础上,综合病史及诊断检查,明确处理原则,认真执行医嘱,积极配合医师为流产孕妇进行诊治,并为之提供相应的护理措施。

1.先兆流产孕妇的护理

先兆流产孕妇需卧床休息,禁止性生活、灌肠等,以减少各种刺激。护士除了为其提供生活护理,通常遵医嘱给孕妇适量镇静剂、孕激素等。随时评估孕妇的病情变化,如是否有腹痛加重、阴道流血量增多等。此外,孕妇的情绪状态也会影响其保胎效果,因此护士还应注意观察孕妇的情绪反应,加强心理护理,从而稳定孕妇情绪,增强保胎信心。护士需向孕妇及家属讲明保胎措施的必要性,以取得孕妇及家属的理解和配合。

2.妊娠不能再继续者的护理

护士应积极采取措施,及时做好终止妊娠的准备,协助医师完成手术过程,使妊娠产物完全排出,同时开放静脉,做好输液、输血准备。严密监测孕妇的体温、血压及脉搏,观察其面色、腹痛、阴道流血及与休克有关的征象。有凝血功能障碍者应予以纠正,然后再行引产或手术。

3.预防感染

护士应监测病人的体温、血象及阴道流血情况,以及分泌物的性质、颜色、气味等,并严格执行无菌操作规程,加强会阴部护理。指导孕妇使用消毒会阴垫,保持会阴部清洁,维持良好的卫生习惯。当护士发现感染征象后应及时报告医师,并按医嘱进行抗感染处理。此外,护士还应嘱病人流产后 1 个月返院复查,确定无禁忌证后,方可开始性生活。

4.健康教育

妇女由于失去胎儿,往往会出现伤心、悲哀等情绪反应。护士应给予同情和理解,帮助病人及家属接受现实,顺利度过悲伤期。此外,护士还应与孕妇及家属共同讨论此次流产的原因,并向她们讲解流产的相关知识,帮助她们为再次妊娠做好准备。有复发性流产史的孕妇在下一次妊娠确诊后应卧床休息,加强营养,禁止性生活,补充维生素 B、C、E 等,治疗期必须超过以往发生流产的妊娠月份。病因明确者,应积极接受对因治疗。黄体功能不足者,按医嘱正确使用孕酮治疗以预防流产;子宫畸形者,需在妊娠前先行矫治手术,如宫颈内口松弛者应在妊娠前做宫颈内口松弛修补术,如已妊娠,则可在妊娠 14～16 周时行子宫内口缝扎术。

九、结果评价

(1)出院时,护理对象体温正常,血红蛋白及白细胞计数正常,无出血、感染征象。

(2)先兆流产孕妇配合保胎治疗,继续妊娠。

第二节　异位妊娠

正常妊娠时,受精卵着床于子宫体腔内膜。受精卵在子宫体腔外着床发育时,称为异位妊娠,习称宫外孕。异位妊娠和宫外孕的含义稍有区别。异位妊娠包括输卵管妊娠、卵巢妊娠、腹腔妊娠、宫颈妊娠及阔韧带妊娠等;宫外孕仅指子宫以外的妊娠,宫颈妊娠不包括在内。在异位妊娠中,输卵管妊娠最为常见,占异位妊娠的 95 ％左右。本节主要阐述输卵管妊娠。

输卵管妊娠是妇产科常见急腹症之一,当输卵管妊娠流产或破裂时,可引起腹腔内严重出血,如不及时诊断、处理,可危及生命。输卵管妊娠因其发生部位不同又可分为间质部、峡部、壶腹部和伞部妊娠(图 7-1)。以壶腹部妊娠多见,约占 78 ％,其次为峡部,伞部、间质部妊娠少见。

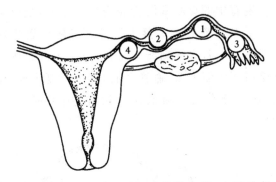

1.壶腹部妊娠;2.峡部妊娠;3.伞部妊娠;4.间质部妊娠

图 7-1　输卵管妊娠的发生部位

一、病因

任何妨碍受精卵正常进入宫腔的因素均可造成输卵管妊娠。

1.输卵管炎症

输卵管炎症包括输卵管黏膜炎和输卵管周围炎,是引起输卵管妊娠的主要原因。慢性炎症可以使输卵管管腔黏膜粘连,或纤毛缺损,或输卵管与周围粘连,输卵管扭曲,管腔狭窄,输卵管壁平滑肌蠕动减弱,这些因素均妨碍了受精卵的顺利通过和运行。

2.输卵管发育不良或功能异常

输卵管过长、肌层发育差、黏膜纤毛缺乏等发育不良,均可成为输卵管妊娠的原因。输卵管蠕动、纤毛活动及上皮细胞的分泌功能异常,也可影响受精卵的正常运行。此外,精神因素也可引起输卵管痉挛和蠕动异常,干扰受精卵的正常运送。

3.受精卵游走

卵子在一侧输卵管受精,受精卵经宫腔或腹腔进入对侧输卵管称受精卵游走。移行时间过长、受精卵发育增大,即可在对侧输卵管内着床形成输卵管妊娠。

4.辅助生殖技术

近年由于辅助生殖技术的应用,输卵管妊娠发生率增加,既往少见的异位妊娠,如卵巢妊娠、宫颈妊娠、腹腔妊娠的发生率增加。

5.其他

内分泌失调、神经精神功能紊乱、输卵管手术及子宫内膜异位症等都可增加受精卵着床于输卵管的可能性。此外,放置宫内节育器与异位妊娠发生的关系已引起国内外重视。随着宫内节育器的广泛应用,异位妊娠发生率增高,可能是使用宫内节育器后常出现输卵管炎所致。最近相关调查研究表明,宫内节育器本身并不增加异位妊娠的发生率,但宫内节育器避孕失败而受孕时,发生异位妊娠的机会较大。

二、病理

输卵管妊娠时,由于输卵管管腔狭窄、管壁薄、蜕膜形成差,受精卵植入后,不能适应孕卵的生长发育,因此当输卵管妊娠发展到一定程度,可出现以下结果。

1.输卵管妊娠流产

输卵管妊娠流产多见于输卵管壶腹部妊娠,发病多在妊娠 8～12 周。由于输卵管妊娠时管壁形成的蜕膜不完整,发育中的囊胚常向管腔内突出生长,最终突破包膜而出血,导致囊胚与管壁分离(图 7-2)。若整个囊胚剥离落入管腔并经输卵管逆蠕动排入腹腔,即形成输卵管完全流产,出血一般不多。若囊胚剥离不完整,有一部分组织仍残留于管腔,则为输卵管不完全流产,此时管壁肌层收缩力差,血管开放,持续反复出血,量较多,血液凝聚在子宫直肠陷凹,形成盆腔积血。若有大量血液流入腹腔,则出现腹腔刺激症状,同时引起休克。

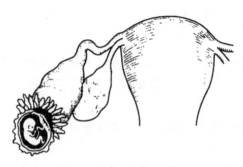

图 7-2 输卵管妊娠流产

2.输卵管妊娠破裂

输卵管妊娠破裂多见于输卵管峡部妊娠,发病多在妊娠6周左右。当囊胚生长时,绒毛侵蚀管壁的肌层及浆膜,以致穿破浆膜,形成输卵管妊娠破裂(图7-3)。由于输卵管肌层血管丰富,输卵管妊娠破裂所致的出血远较输卵管妊娠流产严重,短期内即可发生大量腹腔内出血使孕妇发生休克,亦可反复出血,形成盆腔及腹腔血肿。

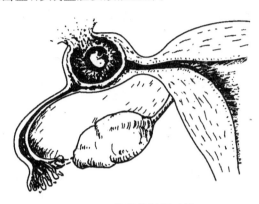

图 7-3　输卵管妊娠破裂

3.陈旧性异位妊娠

若输卵管妊娠流产或破裂后未及时治疗,或内出血已逐渐停止,病情稳定,时间过久,胚胎可死亡或被吸收。但长期反复内出血形成的盆腔血肿可机化变硬,并与周围组织粘连,临床上称为陈旧性异位妊娠。

4.继发性腹腔妊娠

输卵管妊娠流产或破裂后,胚胎被排入腹腔,大部分死亡,不会再生长发育。但偶尔也有存活者,若存活胚胎的绒毛组织仍附着于原位或排至腹腔后重新种植而获得营养,可继续生长发育形成继发性腹腔妊娠,若破裂口在阔韧带内,可发展为阔韧带妊娠。

5.持续性异位妊娠

近年来,对输卵管妊娠行保守性手术的机会增多,若术中未完全清除妊娠物,或残留有存活滋养细胞而继续生长,致术后 β-hCG 不下降或反而上升,称为持续性异位妊娠。

输卵管妊娠和正常妊娠一样,滋养细胞产生的 hCG 维持黄体生长,使类固醇激素分泌增加,因此无月经来潮。子宫肌纤维增生肥大,子宫增大变软,但子宫增大与停经月份不相符。子宫内膜出现蜕膜反应。蜕膜的存在与孕卵的生存密切相关,若胚胎死亡,滋养细胞活力消失,蜕膜自宫壁剥离而发生阴道流血。有时蜕膜可完整剥离,随阴道流血排出三角形的蜕膜管型;有时则呈碎片排出,排出的组织见不到绒毛,组织学检查无滋养细胞。

三、临床表现

输卵管妊娠的临床表现与受精卵着床部位、有无流产或破裂,以及出血量多少、时间长短等有关。

1.停经

多数病人停经6周以后出现不规则阴道流血,但有 20％～30％ 的病人因月经仅过期几天而不认为是停经,或误将异位妊娠时出现的不规则阴道流血误认为月经,可能无停经史主诉。

2.腹痛

腹痛是输卵管妊娠病人就诊的主要症状。输卵管妊娠未发生流产或破裂前,常表现为一侧下腹隐痛或酸胀感。输卵管妊娠流产或破裂时,病人突感一侧下腹部撕裂样疼痛,常伴有恶心、呕吐。若血液局限于病变区,主要表现为下腹部疼痛,当血液积聚于直肠子宫陷凹处,可出现肛门坠胀感。随着血液由下腹部流向全腹,疼痛亦遍及全腹,血液刺激膈肌,可引起肩胛部放射性疼痛及胸部疼痛。腹痛可出现于阴道流血前或后,也可与阴道流血同时发生。

3.阴道流血

胚胎死亡后导致血 hCG 下降,卵巢黄体分泌的激素不能维持蜕膜生长而发生剥离出血,常有不规则阴道流血,色暗红或深褐,量少,呈点滴状,一般不超过月经量。少数病人阴道流血量较多,类似月经。阴道流血可伴有蜕膜管型或蜕膜碎片排出,系子宫蜕膜剥离所致。阴道流血常在病灶除去后方能停止。

4.晕厥与休克

由于腹腔内急性出血及剧烈腹痛,轻者出现晕厥,严重者出现失血性休克。休克程度取决于内出血速度及出血量,出血量越多,速度越快,症状越严重,但与阴道流血量不成正比。

5.腹部包块

当输卵管妊娠流产或破裂后所形成的血肿时间过久,可因血液凝固,逐渐机化变硬并与周围器官(子宫、输卵管、卵巢、肠管等)发生粘连而形成包块。

四、处理原则

以手术治疗为主,其次是药物治疗。

1.手术治疗

应在积极纠正休克的同时,进行手术抢救。根据情况行患侧输卵管切除术或保留患侧输卵管及其功能的保守性手术。近年来,腹腔镜技术的发展,也为异位妊娠的诊断和治疗带来了新的手段。

2.药物治疗

根据中医辨证论治方法,合理运用中药,或用中西医结合的方法,对输卵管妊娠进行保守治疗已取得显著成果。近年来,用化疗药物氨甲蝶呤等方法治疗输卵管妊娠,已有成功的报道。治疗机制是抑制滋养细胞增生、破坏绒毛,使胚胎组织坏死、脱落、吸收。但在治疗中若有严重内出血征象,或疑输卵管间质部妊娠或胚胎继续生长时仍应及时进行手术治疗。

五、护理评估

1.健康史

应仔细询问月经史,以准确推断停经时间。注意不要将不规则阴道流血误认为末次月经,或由于月经仅过期几天,不认为是停经。此外,对不孕、放置宫内节育器、绝育术、输卵管复通术、盆腔炎等与发病相关的高危因素予以高度重视。

2.身心状况

输卵管妊娠未发生流产或破裂前,症状及体征不明显。当病人腹腔内出血较多时呈贫血貌,严重者可出现面色苍白,四肢湿冷,脉快、弱、细,血压下降等休克症状。体温一般正常,出现休克时体温略低,腹腔内血液吸收时体温略升高,但不超过38℃。

(1)腹部检查:输卵管妊娠流产或破裂者,下腹部有明显压痛和反跳痛,尤以患侧为甚,还有轻度腹肌紧张;出血多时,叩诊有移动性浊音;若出血时间较长,形成血凝块,在下腹可触及软性肿块。

(2)盆腔检查:输卵管妊娠未发生流产或破裂者,除子宫略大较软外,仔细检查可能触及胀大的输卵管并轻度压痛。输卵管妊娠流产或破裂者,阴道后穹隆饱满,有触痛。将宫颈轻轻上抬或左右摇动时引起剧烈疼痛,称为宫颈抬举痛或摇摆痛,是输卵管妊娠的主要体征之一。子宫稍大而软,腹腔内出血多时检查子宫呈漂浮感。

输卵管妊娠流产或破裂后腹腔内急性大量出血及剧烈腹痛,以及妊娠终止的现实都将使孕妇出现较为激烈的情绪反应,可有哭泣、自责、无助、抑郁和恐惧等行为。

3.辅助检查

(1)阴道后穹隆穿刺:一种简单可靠的诊断方法,适用于疑有腹腔内出血的病人。由于腹腔内血液易积聚于子宫直肠陷凹,即使血量不多,也能经阴道后穹隆穿刺抽出。用长针头自阴道后穹隆刺入子宫直肠陷凹,抽出暗红色不凝血为阳性;如抽出血液较红,放置10 min内凝固,表明误入血管。无内出血、内出血量少、血肿位置较高或子宫直肠陷凹有粘连时,可能抽不出血液,因而穿刺阴性不能排除输卵管妊娠存在。如有移动性浊音,可做腹腔穿刺。

(2)妊娠试验:放射免疫法测血中hCG,尤其是动态观察血β-hCG的变化对诊断异位妊娠极为重要。虽然此方法灵敏度高,测出异位妊娠的阳性率一般在80%～90%,但β-hCG阴性者仍不能完全排除异位妊娠。

(3)超声检查:B型超声检查有助于诊断异位妊娠。阴道B型超声波检查较腹部B型超声波检查准确性高。诊断早期异位妊娠,单凭B型超声检查有时可能误诊。若能结合临床表现及β-hCG测定等,对诊断的帮助很大。

(4)腹腔镜检查:适用于输卵管妊娠尚未流产或破裂的早期病人和诊断有困难的病人。腹腔内大量出血或伴有休克者,禁做腹腔镜检查。早期异位妊娠病人,腹腔镜可见一侧输卵管肿大,表面紫蓝色,腹腔内无出血或有少量出血。

(5)子宫内膜病理检查:目前此方法的应用明显减少,主要适用于阴道流血量较多的病人,目的在于排除同时合并宫内妊娠流产。将宫腔排出物或刮出物做病理检查,切片中见到绒毛,可诊断为宫内妊娠,仅见蜕膜未见绒毛者有助于诊断异位妊娠。

六、常见护理诊断/问题

1.有休克的危险

有休克的危险与出血有关。

2.恐惧

恐惧与病人担心手术失败有关。

七、护理目标

(1)病人休克症状得以及时发现并缓解。

(2)病人能以正常心态接受此次妊娠失败的现实。

八、护理措施

1.接受手术治疗病人的护理

(1)积极做好术前准备:腹腔镜是近年治疗异位妊娠的主要方法。多数输卵管妊娠可在腹腔镜直视下穿刺输卵管的妊娠囊吸出部分囊液或切开输卵管吸出胚胎,并注入药物;也可以行输卵管切除术。护士在严密监测病人生命体征的同时,配合医师积极纠正病人休克症状,做好术前准备。对于严重内出血并发休克的病人,护士应立即开放静脉,交叉配血,做好输血输液的准备,以便配合医师积极纠正休克、补充血容量,并按急诊手术要求迅速做好术前准备。

(2)提供心理支持:护士于术前简洁明了地向病人及家属讲明手术的必要性,并以亲切的态度和切实的行动赢得病人及家属的信任,保持周围环境安静、有序,减少和消除病人的紧张、恐惧心理,协助病人接受手术治疗方案。术后,护士应帮助病人以正常的心态接受此次妊娠失败的现实,向她们讲述异位妊娠的有关知识,一方面可以减少病人因害怕再次发生异位妊娠而抵触妊娠的不良情绪,另一方面也可以增加和提高病人的自我保健意识。

2.接受非手术治疗病人的护理

对于接受非手术治疗方案的病人,护士应从以下四方面加强护理。

(1)严密观察病情:护士需密切观察病人的一般情况、生命体征,并重视病人的主诉,尤应注意阴道流血量与腹腔内出血量不成比例,当阴道流血量不多时,不要误以为腹腔内出血量亦很少。护士应告诉病人病情发展的一些指征,如出血增多、腹痛加剧、肛门坠胀感明显等,以便当病人病情发展时,医患均能及时发现,给予相应处理。

(2)加强化学药物治疗的护理:化疗一般采用全身用药,也可采用局部用药。在用药期间,应用 B 型超声和 β-hCG 进行严密监护,并注意病人的病情变化及药物毒副反应。常用药物有氨甲蝶呤。其治疗的机制是抑制滋养细胞增生、破坏绒毛,使胚胎组织坏死、脱落、吸收。不良反应较小,常表现为消化道反应,骨髓抑制以白细胞计数下降为主,有时可出现轻微肝功能异常,药物性皮疹、脱发等,大部分反应是可逆的。

(3)指导病人休息与饮食:病人应卧床休息,避免腹部压力增大,从而减少异位妊娠破裂的机会。在病人卧床期间,护士需提供相应的生活护理。此外,护士还应指导病人摄取足够的营养物质,尤其是富含铁蛋白的食物,如动物肝脏、鱼肉、豆类、绿叶蔬菜及黑木耳等,以促进血红蛋白的增加,增强病人的抵抗力。

(4)监测治疗效果:护士应协助正确留取血标本,以监测治疗效果。

3.健康教育

输卵管妊娠预后的重点在于防止输卵管的损伤和感染,因此护士应做好妇女的健康指导工作,防止发生盆腔感染。教育病人保持良好的卫生习惯,勤洗浴、勤换衣,性伴侣稳定。发生盆腔炎后须立即彻底治疗,以免延误病情。另外,由于输卵管妊娠约有 10 % 的再发生率和 50 %～60 % 的不孕率,因此护士需告诫病人,下次妊娠时要及时就医,并且不宜轻易终止妊娠。

九、结果评价

(1)病人的休克症状得以及时发现并纠正。

(2)病人消除了恐惧心理,愿意接受手术治疗。

第三节　早产

早产指妊娠满 28 周至不满 37 足周分娩者。此时娩出的新生儿称早产儿,出生体重多在 1 000 g～2 499 g,各器官发育尚不成熟。据统计,早产儿中约有 15 ％于新生儿期死亡,而且围生儿死亡中与早产有关者占 75 ％。因此,防止早产是降低围生儿死亡率的重要环节之一。

一、病因

发生早产的常见原因有孕妇、胎儿和胎盘方面的因素。

1.孕妇因素

孕妇如合并感染性疾病(尤其是性传播疾病)、子宫畸形、子宫肌瘤,以及急、慢性疾病等,或者妊娠并发症时易出现早产,若孕妇有吸烟、酗酒等不良行为或精神受到刺激及承受巨大压力时也可发生早产。

2.胎儿、胎盘因素

胎膜早破、绒毛膜羊膜炎最常见,30 ％～40 ％早产与此有关。此外,下生殖道及泌尿道感染,妊娠合并症与并发症,子宫过度膨胀及胎盘因素,如前置胎盘、胎盘早期剥离、羊水过多、多胎等,均可致早产。

二、临床表现

早产的临床表现主要是子宫收缩,最初为不规则宫缩,常伴有少许阴道血性分泌物或出血。胎膜早破的发生较足月临产多,继之可发展为规律有效宫缩,与足月临产相似,使宫颈管消失和宫口扩张。

三、处理原则

若胎儿存活,无胎儿窘迫、胎膜未破,通过休息和药物治疗控制宫缩,尽量维持妊娠至足月;若胎膜已破,早产已不可避免,则应尽可能地预防新生儿合并症以提高早产儿的存活率。

四、护理评估

1.健康史

详细评估可致早产的高危因素,如孕妇以往有流产、早产史或本次妊娠期有阴道流血则发生早产的可能性大,应详细询问并记录病人既往出现的症状及接受治疗的情况。

2.身心状况

妊娠满 28 周后至 37 周前出现明显的规律宫缩(至少每 10 min 一次)伴有宫颈管缩短,可诊断为先兆早产;如果出现 20 min 大于等于 4 次且每次持续时间大于等于30 s的规律宫缩,并伴随宫颈管缩短大于等于 75 ％,宫颈进行性扩张在 2 cm 以上,可诊断为早产临产。

早产已不可避免时,孕妇常会不自觉地把一些相关的事情与早产联系起来而产生自责感。由于怀孕结果的不可预知,恐惧、焦虑、猜疑也是早产孕妇常见的情绪反应。

3.辅助检查

通过全身检查及产科检查,结合阴道分泌物的生化指标检测,核实孕周,评估胎儿成熟度、胎方位等。观察产程进展,确定早产的进程。

五、常见护理诊断/问题

1.有窒息的危险

有窒息的危险与早产儿发育不成熟有关。

2.焦虑

焦虑与孕妇担心早产儿预后有关。

六、护理目标

(1)新生儿不存在因护理不当而发生的并发症。

(2)病人能平静地面对事实,接受治疗及护理。

七、护理措施

1.预防早产

孕妇良好的身心状况可降低早产的风险,突然的精神创伤亦可诱发早产。因此,应做好孕期保健工作,指导孕妇加强营养,保持平静的心情。避免诱发宫缩的活动,如抬举重物、性生活等。高危孕妇必须多卧床休息,以左侧卧位为宜,以增加子宫血液循环、改善胎儿供氧,慎做肛查和阴道检查等,积极治疗合并症,宫颈内口松弛者应于孕14~16周或更早些时间行子宫内口缝合术,防止早产的发生。

2.药物治疗的护理

先兆早产的主要治疗方式为抑制宫缩,与此同时还要积极控制感染,治疗合并症和并发症。护理人员应能明确具体药物的作用和用法,并能识别药物的副作用,以避免毒性作用的发生。同时,应对病人做相应的健康教育。

常用抑制宫缩的药物有以下四类。

(1)β-肾上腺素受体激动剂:作用为激动子宫平滑肌β受体,从而抑制宫缩。此类药物的副作用为心跳加快、血压下降、血糖增高、血钾降低、恶心、出汗、头痛等。常用药物有利托君、沙丁胺醇等。

(2)硫酸镁:镁离子能直接作用于肌细胞,使平滑肌松弛,抑制子宫收缩。首次量为5 g,加入25 %葡萄糖溶液20 mL中,在10 min内缓慢注入静脉(或稀释后半小时内静脉滴入),以后以每小时2 g静脉滴注,宫缩抑制后继续维持4~6 h后改为每小时1 g,直到宫缩停止后12 h。使用硫酸镁时,应密切观察病人有无中毒迹象。

(3)钙通道阻滞剂:阻滞钙离子进入肌细胞而抑制宫缩。常用硝苯地平10 mg舌下含服,每6~8 h一次,也可以首次负荷量给予30 mg口服,根据宫缩情况再以10~20 mg口服。用药时必须密切注意孕妇心率及血压的变化,对已用硫酸镁者应慎用,以防血压急剧下降。

(4)前列腺素合成酶抑制剂:前列腺素有刺激子宫收缩和软化宫颈的作用,其抑制剂则有减少前列腺素合成的作用,从而抑制宫缩。常用药物有吲哚美辛及阿司匹林等。但此类药物可通过胎盘抑制胎儿前列腺素的合成与释放,使胎儿体内前列腺素减少,而前列腺素有维持胎儿动脉导管开放的作用,缺乏时导管可能过早关闭而导致胎儿血液循环障碍,因此临床已较少应用。必要时仅在孕34周前短期(1周内)选用。

3.预防新生儿合并症的发生

在保胎过程中,应每日行胎心监护,教会病人自数胎动,有异常时及时采取应对措施。对妊娠35周前的早产者,在分娩前按医嘱给孕妇糖皮质激素如地塞米松、倍他米松等,可促胎肺成熟,明显降低新生儿肺透明膜病的发病率。

4.为分娩做准备

若早产已不可避免,应尽早决定合理的分娩方式,如臀位、横位。估计胎儿成熟度低,而产程又需较长时间者,可选用剖宫产术结束分娩;经阴道分娩者,应考虑使用产钳和行会阴切开术以缩短产程,从而减少分娩过程中对胎头的压迫。同时,充分做好早产儿保暖和复苏的准备,临产后慎用镇静剂,避免发生新生儿呼吸抑制的情况;产程中应给孕妇吸氧;新生儿出生后,立即结扎脐带,防止过多母血进入胎儿循环造成循环系统负荷过重。

5.为孕妇提供心理支持

护士可安排时间与孕妇进行开放式的讨论,让病人了解早产的发生并非她的过错,有时甚至是无缘由的,但要避免为减轻孕妇的负疚感而给予过于乐观的保证。由于早产是出乎意料的,孕妇多没有精神和物质准备,对产程中的孤独感、无助感尤为敏感,因此丈夫、家人和护士在身旁提供支持较足月分娩更显重要,并能帮助孕妇重建自尊,使其以良好的心态承担早产儿母亲的角色。

八、结果评价

(1)病人能积极配合医护措施。

(2)母婴顺利经历全过程。

第四节　妊娠期高血压疾病

妊娠期高血压疾病是妊娠期特有的疾病,包括妊娠期高血压、子痫前期、子痫、慢性高血压并发子痫前期及妊娠合并慢性高血压。其中,妊娠期高血压、子痫前期和子痫以往统称为妊娠高血压综合征。我国发病率为9.4%～10.4%,国外报道为7%～12%。本病命名强调生育年龄妇女出现高血压、蛋白尿症状与妊娠之间的因果关系。多数病例在妊娠期出现一过性高血压、蛋白尿症状,分娩后消失。该病严重影响母婴健康,是孕产妇及围生儿患病及死亡的主要原因之一。

一、病因

妊娠期高血压疾病的发病原因至今尚未阐明,但是在临床工作中确实发现有些因素与妊娠期高血压疾病的发病密切相关,称之为易发因素。

(一)易发因素

依据流行病学调查结果,妊娠期高血压疾病可能与以下因素有关。①初产妇。②年轻孕产妇(年龄小于等于18岁)或高龄孕产妇(年龄大于等于35岁)。③精神过度紧张或受刺激致使中枢神经系统功能紊乱者。④寒冷季节或气温变化过大,特别是气温升高时。⑤有慢性高血压、慢性肾炎、糖尿病等病史的孕妇。⑥营养不良,如贫血、低蛋白血症者。⑦体形矮胖者,即体重指数[体重(kg)/[身高(m)]^2]>24者。⑧子宫张力过高(如羊水过多、双胎妊娠、糖尿病、巨大胎儿等)者。⑨家族中有高血压史,尤其是其母有重度妊娠期高血压疾病史者。

(二)病因学说

1.免疫学说

妊娠被认为是成功的自然同种异体移植。从免疫学观点出发,认为妊娠期高血压疾病病因是胎盘某些抗原物质免疫反应的变态反应,与移植免疫的观点很相似。但与免疫的复杂关系有待进一步证实。

2.子宫-胎盘缺血缺氧学说

临床发现,妊娠期高血压疾病易发生于初产、多胎妊娠、羊水过多者。本学说认为其是由子宫张力增高,影响子宫血液供应,造成子宫-胎盘缺血缺氧所致。此外,全身血液循环不能适应子宫-胎盘需要的情况,如孕妇有严重贫血、慢性高血压、糖尿病等易伴发本病。

3.血管内皮功能障碍

研究发现,妊娠期高血压疾病者细胞毒性物质和炎性介质如氧自由基、过氧化脂质、血栓素 A_2 等含量增高,而前列环素、维生素 E、血管内皮素等减少,诱发血小板凝聚,并对血管紧张因子敏感,血管收缩致使血压升高,并且导致一系列病理变化。此外,气候寒冷、精神紧张也是本病的主要诱因。

4.营养缺乏及其他因素

据流行病学调查,妊娠期高血压疾病的发生可能与钙缺乏有关。妊娠易引起母体缺钙,导致妊娠期高血压疾病,而孕期补钙可使妊娠期高血压疾病的发生率下降,但其发生机制尚不完全清楚。另外,以白蛋白缺乏为主的低蛋白血症,以及锌、硒等的缺乏与子痫前期的发生发展有关。此外,其他因素如胰岛素抵抗、遗传等与妊娠期高血压疾病发生的关系亦有报道。

二、病理生理

本病的基本病理生理变化是全身小动脉痉挛。小动脉痉挛造成管腔狭窄,周围阻力增大,内皮细胞损伤,肾小球通透性增加,体液和蛋白质渗漏,表现为血压上升、蛋白尿、水肿和血液浓缩等。全身各组织器官因缺血、缺氧而受到不同程度损害,严重时脑、心、肝、肾及胎盘等的病理生理变化可导致抽搐、昏迷、脑水肿、脑出血、心肾衰竭、肺水肿、肝细胞坏死及被膜下出血,胎盘绒毛退行性变、出血和梗死,胎盘早期剥离及凝血功能障碍等。主要病理生理变化简示如下。

全身小动脉痉挛 { 周围小血管阻力增加——血压增高 / 肾小动脉及毛细血管缺氧 { 肾小球通透性增加——蛋白尿 / 肾小球滤过率下降,钠重吸收增多——水肿

三、临床表现及分类

妊娠期高血压疾病有以下分类。

1.妊娠期高血压

妊娠期首次出现 BP≥140/90 mmHg,并于产后 12 周内恢复正常;随机尿蛋白(一);病人可伴有上腹部不适或血小板数量减少。产后方可确诊。

2.子痫前期

(1)轻度:妊娠 20 周后出现 BP≥140/90 mmHg;尿蛋白≥0.3 g/24h 或随机尿蛋白(十);可伴有上腹部不适、头痛、视力模糊等症状。

（2）重度：BP≥160/110 mmHg；尿蛋白≥2.0 g/24 h或随机尿蛋白≥（++）；血清肌酐＞106 μmol/L，血小板＜100×10⁹/L；出现微血管溶血（乳酸脱氢酶升高）；谷丙转氨酶（GPT）或谷草转氨酶（GOT）升高；持续性头痛或其他脑神经或视觉障碍；持续性上腹不适。

3.子痫

在子痫前期的基础上出现抽搐发作，或伴昏迷，称为子痫。子痫多发生于妊娠晚期或临产前，称产前子痫；少数发生于分娩过程中，称产时子痫；个别发生在产后24 h内，称产后子痫。

子痫典型发作过程：先表现为眼球固定，瞳孔散大，头扭向一侧，牙关紧闭，继而口角及面部肌肉颤动，数秒后全身及四肢肌肉强直（背侧强于腹侧），双手紧握，双臂伸直，发生强烈的抽动。抽搐时呼吸暂停，面色青紫。持续1 min左右，抽搐强度减弱，全身肌肉松弛，随即深长吸气而恢复呼吸。抽搐期间病人神志丧失。病情转轻时，抽搐次数减少，抽搐后很快苏醒，但有时抽搐频繁且持续时间较长，病人可陷入深昏迷状态。抽搐过程中易发生唇舌咬伤、摔伤，甚至骨折等多种创伤，昏迷时呕吐可造成窒息或吸入性肺炎。

4.慢性高血压并发子痫前期

高血压孕妇于妊娠20周以前无蛋白尿，20周后出现尿蛋白≥0.3 g/24 h，或20周后突然出现尿蛋白增加、血压进一步升高，血小板减少（＜100×10⁹/L）。

5.妊娠合并慢性高血压

妊娠前或妊娠20周前血压≥140/90 mmHg，但妊娠期无明显加重，或妊娠20周后首次诊断高血压并持续到产后12周以后。

四、处理原则

妊娠期高血压疾病的基本处理原则是镇静、解痉、降压、利尿，适时终止妊娠以达到预防子痫，降低孕产妇及围生儿病率、死亡率，减少严重后遗症的目的。

1.轻症

加强孕期检查，密切观察病人病情变化，嘱病人注意休息、调节饮食、采取左侧卧位，以防发展为重症。

2.子痫前期

需住院治疗，积极处理，防止发生子痫及并发症。治疗原则为解痉、降压、镇静，合理扩容及利尿，适时终止妊娠。

常用的药物有以下几种。

（1）解痉药物：首选硫酸镁。硫酸镁有预防子痫和控制子痫发作的作用，适用于先兆子痫和子痫。

（2）镇静药物：镇静剂兼有镇静和抗惊厥作用，常用地西泮和冬眠合剂，可用于硫酸镁有禁忌或疗效不明显者，分娩期应慎用，以免药物通过胎盘对胎儿的神经系统产生抑制作用。

（3）降压药物：不作为常规用药，仅用于血压过高，特别是舒张压大于等于110 mmHg或平均动脉压大于等于140 mmHg者，以及原发性高血压妊娠前已用降血压药者。选用的药物以不影响心排血量、肾血流量及子宫胎盘灌注量为宜。常用药物有肼屈嗪、卡托普利等。

（4）扩容药物：一般不主张扩容治疗，仅用于低蛋白血症、贫血的病人。采用扩容治疗应严格掌握其适应证和禁忌证，并应严密观察病人的脉搏、呼吸、血压及尿量，防止肺水肿和心力衰竭的发生。常用的扩容剂有人血白蛋白、全血、平衡液和低分子右旋糖酐。

(5)利尿药物:一般不主张应用,仅用于全身性水肿、急性心力衰竭、肺水肿、脑水肿,或血容量过多且伴有潜在性脑水肿者。用药过程中应严密监测病人的水和电解质平衡情况及药物的毒副反应。常用药物有呋塞米、甘露醇。

(6)适时终止妊娠:彻底治疗妊娠期高血压疾病的重要手段。其指征包括:①重度子痫前期孕妇经积极治疗24～48 h无明显好转者;②重度子痫前期孕妇的孕龄小于34周,但胎盘功能减退,胎儿估计已成熟者;③重度子痫前期孕妇的孕龄大于34周,经治疗好转者;④子痫控制后2 h可考虑终止妊娠。终止妊娠的方式,根据具体情况选择剖宫产或经阴道分娩。

3.子痫病人的处理

子痫是本疾病最严重的阶段,直接关系到母儿安危,应积极处理。处理原则为控制抽搐,纠正缺氧和酸中毒,在控制血压、抽搐的基础上终止妊娠。

五、护理评估

1.健康史

详细询问病人于孕前及妊娠20周前有无高血压、蛋白尿和(或)水肿及抽搐等征象;既往病史中有无原发性高血压、慢性肾炎及糖尿病等;有无家族病史;此次妊娠经过,出现异常现象的时间及治疗经过。应特别注意病人有无头痛、视力改变、上腹不适等症状。

2.身心状况

典型的病人表现为妊娠20周后出现高血压、水肿、蛋白尿。根据病变程度不同,不同临床类型的病人有相应的临床表现。护士除评估病人一般健康状况外,需重点评估病人的血压、尿蛋白、水肿、自觉症状,以及抽搐、昏迷等情况。在评估过程中应注意以下五点。

(1)初测血压有升高者,需休息1 h后再测,方能正确反映血压情况,同时不要忽略测得血压与其基础血压的比较。也可经过翻身试验(ROT)进行判断,即在孕妇左侧卧位时测血压直至血压稳定后,嘱其翻身仰卧位5 min再测血压,若仰卧位舒张压较左侧卧位高出2.0 mmHg以上,提示有发生子痫前期的倾向,其阳性预测值为33%。

(2)留取24 h尿进行尿蛋白检查。凡24 h尿蛋白定量大于等于0.3 g者为异常。由于蛋白尿的出现及量的多少反映了肾小管痉挛的程度及肾小管细胞缺氧与其功能受损的程度,护士应给予高度重视。

(3)妊娠后期水肿发生的原因除妊娠期高血压疾病外,还可由下腔静脉受增大子宫压迫使血液回流受阻、营养不良性低蛋白血症及贫血等引起,因此水肿的轻重并不一定反映病情的严重程度。但是水肿不明显者,也有可能迅速发展为子痫,应引起重视。此外,还应注意水肿不明显,但体重于一周内增加超过0.5 kg的隐性水肿者。

(4)孕妇出现头痛、眼花、胸闷、恶心、呕吐等自觉症状时提示病情的进一步发展,即进入子痫前期阶段,护士应高度重视。

(5)抽搐与昏迷是最严重的表现,护士应特别注意病人发作状态、频率、持续时间、间隔时间,神志情况及有无唇舌咬伤、摔伤,甚至骨折、窒息或吸入性肺炎等。

孕妇的心理状态与病情的轻重、病程的长短、孕妇对疾病的认识、自身的性格特点及社会支持系统的情况有关。例如:有些孕妇及家属误认为是高血压或肾病而没有对妊娠期高血压疾病给予足够的重视;有些孕妇对自身及胎儿预后过分担忧和恐惧而终日心神不宁;也有些孕妇则产生否认、愤怒、自责、悲观、失望等情绪。孕妇及家属均需要不同程度的心理疏导。

3.辅助检查

(1)尿常规检查:根据蛋白定量确定病情严重程度;根据镜检出现管型判断肾功能受损情况。

(2)血液检查:包括测定血红蛋白、血细胞比容、血浆黏度、全血黏度,以了解血液浓缩程度;重症病人应测定血小板计数、凝血时间,必要时测定凝血酶原时间、纤维蛋白原和鱼精蛋白副凝试验(3P 试验)等,以了解有无凝血功能异常。测定血电解质及二氧化碳结合力,以及时了解有无电解质紊乱及酸中毒。

(3)肝、肾功能测定:进行丙氨酸氨基转移酶、血尿素氮、肌酐及尿酸等测定。

(4)眼底检查:眼底视网膜小动脉变化是反映妊娠期高血压疾病严重程度的一项重要参考指标。眼底检查可见眼底小动脉痉挛,动静脉管径比例可由正常的 2∶3 变为 1∶2,甚至 1∶4,或出现视网膜水肿、渗出、出血,甚至视网膜脱离、一时性失明。

(5)其他检查:心电图、超声心动图、胎盘功能、胎儿成熟度检查等,可视病情而定。

六、常见护理诊断/问题

1.体液过多

体液过多与下腔静脉受增大子宫压迫使血液回流受阻或营养不良性低蛋白血症有关。

2.有受伤的危险

有受伤的危险与发生抽搐有关。

3.潜在并发症

胎盘早期剥离。

七、护理目标

(1)妊娠期高血压疾病孕妇病情缓解,未发生子痫及并发症。

(2)妊娠期高血压疾病孕妇明确孕期保健的重要性,积极配合产前检查及治疗。

八、护理措施

1.妊娠期高血压疾病的预防指导

(1)加强孕期教育:护士应重视孕期健康教育工作,使孕妇及家属了解妊娠期高血压疾病的知识及其对母儿的危害,从而促使孕妇自觉于妊娠早期开始接受产前检查,并主动坚持定期检查,以便及时发现异常,及时得到治疗和指导。

(2)进行休息及饮食指导:孕妇应采取左侧卧位休息以增加胎盘绒毛血供,同时保持心情愉快也有助于妊娠期高血压疾病的预防。护士应指导孕妇合理饮食,减少过量脂肪和盐的摄入,增加蛋白质、维生素,以及富含铁、钙、锌的食物,对预防妊娠期高血压疾病有一定作用。可从妊娠 20 周开始,每天补充钙剂 1~2 g,以降低妊娠期高血压疾病的发生概率。

2.一般护理

(1)保证休息:轻度妊娠期高血压疾病孕妇可住院也可在家休息,但建议子痫前期病人住院治疗。保证充分的睡眠,每日休息不少于 10 h。在休息和睡眠时,以左侧卧位为宜,左侧卧位可减轻子宫对腹主动脉、下腔静脉的压迫,使回心血量增加,改善子宫胎盘的血供。左侧卧位 24 h 可使舒张压降低 10 mmHg。

(2)调整饮食:轻度妊娠期高血压疾病孕妇需摄入足够的蛋白质(100 g/d 以上)、蔬菜,补充维生素、铁和钙剂。食盐不必严格限制,因为长期低盐饮食可引起低钠血症,易发生产后血液循环衰竭,而且低盐饮食也会影响食欲,减少蛋白质的摄入,对母儿均不利。但全身水肿的孕妇应限制食盐摄入量。

(3)密切监护母儿状态:护士应询问孕妇是否出现头痛、视力改变、上腹不适等症状。每日测体重及血压,每日或隔日复查尿蛋白。定期监测血压、胎儿发育状况和胎盘功能。

(4)间断吸氧:可增加血氧含量,改善全身主要脏器和胎盘的氧供。

3.用药护理

硫酸镁为目前治疗子痫前期和子痫的首选解痉药物,护士应明确硫酸镁的用药方法、毒性反应及注意事项。

(1)用药方法:硫酸镁可采用肌内注射或静脉用药。

①肌内注射:25 %硫酸镁溶液 20 mL(5 g),臀部深部肌内注射,每日 1~2 次。通常于用药 2 h 后血药浓度达高峰,且体内浓度下降缓慢,作用时间长,但局部刺激性强,注射时应使用长针头行深部肌内注射,也可加利多卡因于硫酸镁溶液中,以缓解疼痛刺激,注射后用无菌棉球或创可贴覆盖针孔,防止注射部位感染,必要时可行局部按揉或热敷,促进肌肉组织对药物的吸收。

②静脉给药:25 %硫酸镁溶液 20 mL＋10 %葡萄糖液 20 mL,静脉注射,5~10 min 推注;25 %硫酸镁溶液 20 mL＋5 %葡萄糖液 200 mL,静脉注射(1~2 g/h),4 次/天。静脉用药后可使血中浓度迅速达到有效水平,用药后约 1 h 血药浓度可达高峰,停药后血药浓度下降较快,但可避免肌内注射引起的不适。

基于不同用药途径的特点,临床多采用两种方式互补长短,以维持体内有效血药浓度。

(2)毒性反应:硫酸镁的治疗浓度和中毒浓度相近,因此在进行硫酸镁治疗时应严密观察其毒性作用,并认真控制硫酸镁的入量。通常主张硫酸镁的滴注速度以 1 g/h 为宜,不超过 2 g/h。每天用量 15~20 g。硫酸镁过量会使呼吸及心肌收缩功能受到抑制,甚至危及生命。中毒现象首先表现为膝反射减弱或消失,随着血镁浓度的增加可出现全身肌张力减退及呼吸抑制,严重者心跳可突然停止。

(3)注意事项:护士在用药前及用药过程中均应监测孕妇血压,同时还应检测以下指标。①膝反射必须存在;②呼吸不少于 16 次/分;③尿量每 24 h 不少于 600 mL,或每小时不少于 25 mL。尿少提示排泄功能受抑制,镁离子易积蓄而发生中毒。由于钙离子可与镁离子争夺神经细胞上的同一受体,阻止镁离子的继续结合,因此应随时备好 10 %的葡萄糖酸钙注射液,以便出现毒性作用时及时予以解毒。10 %的葡萄糖酸钙 10 mL 在静脉推注时宜在 3 min 以上推完,必要时可每小时重复 1 次,直至呼吸、排尿和神经抑制恢复正常,但 24 h 内不超过 8 次。

4.子痫病人的护理

(1)协助医生控制抽搐:病人一旦发生抽搐,应尽快控制。硫酸镁为首选药物,必要时可加用强有力的镇静药物。

(2)专人护理,防止受伤:病人发生子痫后,首先应保持其呼吸道通畅,并立即给氧,用开口器或于上、下磨牙间放置一缠好纱布的压舌板,用舌钳固定舌以防咬伤唇舌或发生舌后坠。病人取头低侧卧位,以防黏液吸入呼吸道或舌头阻塞呼吸道,也可避免发生低血压综合征。必要时,用吸引器吸出喉部黏液或呕吐物,以免窒息。在病人昏迷或未完全清醒时,禁止给予饮食和口服药,以防误入呼吸道而致吸入性肺炎。

(3)减少刺激,以免诱发抽搐:病人应安置于单人暗室,室内应保持绝对安静,以避免其受声、光刺激;一切治疗活动和护理操作尽量轻柔且相对集中,避免干扰病人。

(4)严密监护:密切注意病人血压、脉搏、呼吸、体温,以及尿量。及时进行必要的血、尿化验和特殊检查,及早发现脑出血、肺水肿、急性肾衰竭等并发症。

(5)为终止妊娠做好准备:子痫发作后多自然临产,应严密观察,及时发现产兆,并做好母子抢救准备。如经治疗病情得以控制但仍未临产者,应在孕妇清醒后 24～48 h 引产,或子痫病人经药物控制后 6～12 h,考虑终止妊娠。护士应做好终止妊娠的准备。

5.妊娠期高血压疾病孕妇的产时及产后护理

妊娠期高血压疾病孕妇的分娩方式应根据母儿的情形而定。

(1)若决定经阴道分娩,需加强各产程护理:在第一产程中,应密切监测病人的血压、脉搏、尿量、胎心及子宫收缩情况,以及有无自觉症状;血压升高时应及时与医师联系。在第二产程中,应尽量缩短产程,避免产妇用力。在第三产程中,必须预防产后出血,在胎儿娩出前肩后立即静推缩宫素,禁用麦角新碱,及时娩出胎盘并按摩宫底,观察血压变化,重视病人的主诉。

(2)开放静脉,测量血压:病情较重者于分娩开始即开放静脉。胎儿娩出后测血压,病情稳定后方可送回病房。在产褥期仍需继续监测血压,产后 48 h 内应至少每 4 h 观察 1 次血压。

(3)继续硫酸镁治疗,加强用药护理:重症病人产后应继续硫酸镁治疗 1～2 天,产后 24 h 至 5 天内仍有发生子痫的可能,故不可放松治疗及护理措施。此外,产前未发生抽搐的病人产后 48 h 亦有发生的可能,故产后 48 h 内仍应继续硫酸镁的治疗和护理。使用大量硫酸镁的孕妇,产后易发生子宫收缩乏力,恶露较常人多,因此应严密观察子宫复旧情况,严防产后出血。

6.健康教育

对轻度妊娠期高血压疾病孕妇,应进行饮食指导并嘱其注意休息,以左侧卧位为主,加强胎儿监护,自数胎动,掌握自觉症状,加强产前检查,定期接受产前保护措施;对重度妊娠期高血压疾病孕妇,应使其掌握识别不适症状及用药后的不适反应。还应掌握产后的自我护理方法,加强母乳喂养的指导。同时,注意家属的健康教育,使孕妇得到心理和生理的支持。

九、结果评价

(1)妊娠期高血压疾病的孕妇休息充分、睡眠良好、饮食合理,病情缓解。

(2)重度子痫前期的孕妇病情得以控制,未出现子痫及并发症。

(3)妊娠期高血压疾病的孕妇分娩经过顺利。

(4)治疗中,病人未出现硫酸镁的中毒反应。

第五节　妊娠肝内胆汁淤积症

妊娠肝内胆汁淤积症(ICP)是一种在妊娠期出现的以皮肤瘙痒及黄疸为特点的重要的妊娠期并发症,主要危害胎儿,使围生儿发病率、死亡率及早产率增高。其发病率为 0.8 %～12.0%,有明显的地域和种族差异。

一、病因及发病机制

妊娠肝内胆汁淤积症的发病原因及发病机制尚未十分明确,但大量的流行病学研究及临床观察和实验室研究提示本病的发病可能与雌激素升高,以及遗传、环境因素有关。

1.雌激素影响

在临床上有很多表现提示雌激素水平过高可能是诱发妊娠肝内胆汁淤积症的病因,例如:ICP 多发生在妊娠晚期,正值雌激素分泌的高峰期;ICP 在双胎中发生率较单胎高 6 倍(双胎的胎盘体积明显大于单胎,所分泌的雌激素较单胎多);应用含雌激素及孕激素的避孕药的妇女中发生胆汁淤积症的表现与 ICP 的症状十分相似;应用避孕药的妇女妊娠时发生 ICP 者,再次妊娠时复发率一般较高。

基于相关的实验室研究,有学者认为雌激素可能通过如下途径导致胆汁淤积。①雌激素可使钠钾 ATP 酶活性下降。胆盐在经肝细胞转运过程中,首先经肝窦间隙靠钠以非离子依赖性载体传递入肝小管,当钠钾 ATP 酶活性下降时,胆盐转运受到阻碍。②雌激素代谢产物的影响。妊娠期产生大量雌激素,其代谢产物必然增加,其中某些代谢产物,如 D 环葡萄糖醛酸雌激素与胆酸的结构相似而成为胆酸载体的竞争性抑制物,从而导致胆汁淤积。但是关于这些学说,仍有争议,需进一步研究。

2.遗传与环境因素

一些文献报道 ICP 在世界各地的发病率明显不同,智利、瑞典发病率高,且智利的印第安混血种人的发病率最高,提示该病的发生与种族遗传有关。而且,相关研究发现母亲或姐妹中有 ICP 病史的妇女 ICP 发病率明显增高,具有完全外显及母婴垂直传播的特性,符合孟德尔优势遗传规律。另外,ICP 发病率还与季节有关,冬季的发病率高于夏季。

二、临床表现

1.症状

(1)皮肤瘙痒:首先出现的症状,常发生于妊娠 28～30 周,亦有极少数病人在妊娠 12 周左右出现瘙痒症状。瘙痒常呈持续性,白昼轻,夜间加剧,一般先从手掌和脚掌开始,然后逐渐向肢体近端延伸,甚至可发展到面部,但极少侵及黏膜。瘙痒程度不一,可自轻度瘙痒至重度瘙痒,个别病人由重度瘙痒引起失眠、疲劳、恶心、呕吐、食欲减退及脂肪痢。另外,大多数病人在分娩后数小时或数日内症状迅速消失,少数在一周或以上消失。

(2)黄疸:部分病人出现黄疸为轻、中度。通常在瘙痒发生后 10 天内出现,发生黄疸时,病人尿色变深,粪便色变浅。

2.体征

病人四肢皮肤可见抓痕,部分病人在瘙痒发生后的数日至数周内(平均为两周)出现轻度黄疸,有时仅巩膜有轻度黄染。黄疸一般在分娩后数日内消退,同时伴尿色加深等高胆红素血症表现。孕妇有无黄疸与胎儿预后关系密切,有黄疸者羊水粪染、新生儿窒息及围生儿死亡率均较高。病人无急慢性肝病体征,肝大但质地软,有轻度压痛。

三、处理原则

缓解瘙痒症状,恢复肝功能,降低血胆酸水平,加强胎儿宫内状况监护以改善妊娠结局。由于目前尚无特殊治疗方法,所以临床以对症和保肝治疗为主。

四、护理评估

1.健康史

孕妇在妊娠中、晚期出现皮肤瘙痒和黄疸是 ICP 的主要表现。护士在询问病史时应着重了解病人皮肤瘙痒及黄疸开始的时间、持续时间、部位及伴随症状,如恶心、呕吐、失眠等。另外,护士还应仔细询问病人的家族史,尤其是病人的母亲或姐妹是否有 ICP 病史,以及病人的用药史,如是否使用过含雌、孕激素的药物。

2.身心状况

病人多因瘙痒而在四肢皮肤留下抓痕。护士应注意评估病人皮肤是否受损。若病人出现重度瘙痒,护士应特别注意评估病人的全身状况。对于出现黄疸的病人,护士还应评估病人黄疸的程度,以及有无急慢性肝病的体征。

ICP 主要危害胎儿及新生儿。由于胆汁酸毒性作用,可引起胎膜早破、胎儿宫内窘迫、自发性早产或孕期羊水胎粪污染。此外,也可导致胎儿生长受限、胎死宫内、新生儿颅内出血、新生儿神经系统后遗症等。由于病人自身的症状以皮肤瘙痒为特点,可出现或不出现黄疸,且瘙痒程度不一,病人及家属有可能对该病认识不足,尤其是对胎儿的影响估计不足,从而对可能的妊娠结局没有充分的心理准备,出现极端的情绪反应。因此,护士应评估病人及家属对该病的认知,了解他们的情绪波动及心理状况。

3.辅助检查

(1)血清胆酸测定:血清胆酸升高是 ICP 最主要的特异性实验室证据,在瘙痒症状出现或转氨酶升高前几周血清胆酸就已升高,其水平越高,病情越重,出现瘙痒时间越早,因此测定母血胆酸是早期诊断 ICP 最敏感的方法,对判断病情严重程度和及时监护、处理均有参考价值。临床上常检测血清甘胆酸值以了解血中胆酸水平。ICP 病人血清甘胆酸浓度在妊娠 30 周时突然升高,可达正常水平的 100 倍左右,并持续至产后下降,5 周后恢复正常。

(2)肝功能测定:大多数 ICP 病人的 GOT、GPT 轻至中度升高。GPT 较 GOT 更敏感。部分病人血清胆红素轻至中度升高。

(3)病理检查:毛细胆管胆汁淤积及胆栓形成。电镜切片发现毛细胆管扩张合并微绒毛水肿或消失。

五、常见护理诊断/问题

1.有皮肤完整性受损的危险

有皮肤完整性受损的危险与皮肤瘙痒而致孕妇频繁抓挠有关。

2.知识缺乏

孕妇缺乏有关妊娠肝内胆汁淤积症对胎儿影响的知识。

六、护理目标

(1)孕妇皮肤瘙痒症状缓解。

(2)孕妇了解有关妊娠肝内胆汁淤积症对胎儿的影响,并配合治疗。

七、护理措施

1.一般护理

护士应嘱病人适当卧床休息,取左侧卧位以增加胎盘血流量。给予吸氧、高渗葡萄糖、维生素及能量,既保肝又可提高胎儿对缺氧的耐受性。

2.产科监护

由于 ICP 主要危害胎儿,因此护士应加强胎儿监护管理,及时发现问题,并及时报告医生。适时终止妊娠是降低围生儿发病率的重要措施。因此,当孕妇出现黄疸,胎龄已达 36 周者,或无黄疸,妊娠已足月、胎肺成熟者,或有胎儿宫内窘迫者,应及时做剖宫产术前准备,及时终止妊娠。同时,积极预防产后出血。

3.皮肤护理

护士应注意病人瘙痒可能造成的皮肤受损。对重度瘙痒病人,护士可采取预防性皮肤保护,如建议病人勿留长且尖的指甲,戴柔软的棉质手套等。

4.健康教育

护士应向病人及家属讲解有关妊娠肝内胆汁淤积症的知识,尤其是对胎儿的影响,以引起病人及家属足够的重视,从而积极配合治疗。

此外,护士还应配合进行相关的实验室检查,如检测肝功能、血胆酸,以监测病情。

八、结果评价

(1)孕妇的瘙痒症状缓解或消失。

(2)未出现早产或胎儿窘迫。

第八章 胎儿及其附属物异常

第一节 双胎妊娠

一次妊娠子宫腔内同时有两个胎儿时称为双胎妊娠。

一、分类

1.双卵双胎

由两个卵子分别受精而形成的双胎妊娠。两个胎儿的遗传基因不同,两个胎儿性别、血型可相同或不同。双卵双胎各自形成自己的胎盘和孕囊,两者血液互不相通,有时胎盘紧贴在一起似融合,但两个孕囊之间仍隔有两层羊膜和两层绒毛膜,有时两层绒毛膜可融为一层。

2.单卵双胎

由一个受精卵分裂而形成的双胎妊娠。两个胎儿的遗传基因相同,两个胎儿性别、血型完全相同。由于受精卵在早期发育阶段发生分裂的时间不同,形成双羊膜囊双绒毛膜单卵双胎、双羊膜囊单绒毛膜单卵双胎、单羊膜囊单绒毛膜单卵双胎、联体双胎四种类型。

二、临床表现

妊娠期早孕反应较重。妊娠中期后体重增加迅速,子宫增大明显。妊娠晚期常有呼吸困难,活动不便,胃部受压、胀满、食欲下降,摄入量减少。孕妇感到极度疲劳和腰背部疼痛,出现下肢水肿、静脉曲张等压迫症状。

三、对母儿的影响

1.对孕妇的影响

(1)妊娠期并发症:包括流产、妊娠期高血压疾病、羊水过多、妊娠肝内胆汁淤积症、胎膜早破、胎盘早剥、早产等。

(2)异常分娩:常发生原发性宫缩乏力,造成产程延长。第一个胎儿娩出后.宫腔容积骤然缩小,易导致胎盘早剥。

(3)产后出血:产后宫缩乏力及胎盘附着面积大,易发生产后出血。

2.对胎儿的影响

对胎儿的影响包括双胎输血综合征、胎儿畸形、双胎中某一胎儿死亡、选择性胎儿生长受限、胎头交锁及胎头碰撞、脐带异常缠绕或扭转、脐带脱垂等。

四、处理原则

双胎妊娠应按照高危妊娠进行管理,增加产前检查的次数和项目,积极防治妊娠期并发症。提前住院待产,分娩方式的选择应根据孕妇的健康情况、过去的分娩史、孕周、胎儿大小、胎位、有无并发症和合并症、产道情况等综合判断。预防产后出血。

五、护理评估

1.健康史

询问孕妇家族中有无多胎史,孕妇的年龄、胎次,孕前是否使用促排卵药。了解本次妊娠经过及产前检查情况等。

2.身心评估

评估孕妇的早孕反应、饮食、呼吸、下肢水肿、静脉曲张程度等。评估孕妇是否过度担心胎儿及自身的健康、睡眠环境改变、输液等因素,出现焦虑、睡眠质量下降等。产科检查:子宫大于停经周数;妊娠中晚期腹部可触及多个肢体;孕妇腹部不同部位可听到两个胎心音,其间隔有无音区,或同时听诊 1 min,两个胎心率相差 10 次以上。

3.辅助检查

(1)B 型超声波检查:妊娠早期可发现宫腔内有两个妊娠囊及两个原始心管搏动。妊娠中晚期可筛查胎儿结构畸形和确定两个胎儿的胎位。

(2)电子胎儿监护:若两个胎儿同时发生胎心率加速或相差 15 s 以内称为同步加速,是双胎宫内良好的表现之一。若两个胎儿中任一胎儿发生胎心率加速而另一个没有发生,则称为不同步加速,要联合其他检测结果判断胎儿安危。

六、常见护理诊断/问题

1.营养失调,低于机体需要量

营养失调与营养摄入不足,不能满足双胎妊娠需要有关。

2.有出血的危险

有出血的危险与子宫肌纤维弹力下降或断裂有关。

七、护理目标

(1)孕妇摄入足够营养,保证母婴需要。

(2)产妇未发生产后出血或产后出血得到及时处理。

八、护理措施

1.营养指导

护士应鼓励孕妇少食多餐。指导孕妇多进食含高蛋白质、高维生素、必需脂肪酸的食物,尤其注意补充铁、钙、叶酸、维生素等,预防贫血、妊娠期高血压疾病、胎儿生长发育受限,满足妊娠需要。

2.病情观察

护士应动态监测孕妇的宫高、腹围、体重,评估胎儿生长发育情况、胎心和胎位。加强病情观察,及时发现异常情况并协助处理。

3.分娩期护理

应保证产妇足够的摄入量及睡眠,保持良好体力。严密观察胎心、胎位、宫缩及产程进展,做好输血、输液、抢救新生儿准备。第一个胎儿娩出后,胎盘侧脐带必须立即夹紧,以防第二个胎儿失血。助手应在腹部固定第二个胎儿为纵产式,并密切观察胎心、宫缩及阴道流血情况,及时阴道检查了解胎位及排除脐带脱垂,及早发现胎盘早剥。通常在 20 min 左右,第二个胎儿自然娩出。若等待 15 min 仍无宫缩,可行人工破膜并给予低剂量缩宫素静脉滴注,促进子宫收缩。若发现脐带脱垂、胎盘早剥,立即用产钳助产,迅速娩出胎儿。第二个胎儿娩出后立即使用缩宫素。若发现有宫缩乏力或产程延长,协助医师及时处理。

九、结果评价

(1)孕妇摄入足够营养,能够保证母婴需要。

(2)产妇未发生因护理不当造成的产后出血。

第二节　胎儿窘迫及新生儿窒息

一、胎儿窘迫

胎儿窘迫是胎儿在子宫内有急性或慢性缺氧征象,危及胎儿健康和生命的综合征。

(一)病因

1.母体因素

孕妇有高血压、慢性肾炎、妊娠期高血压疾病、重度贫血、心脏病、肺心病、高热、产前出血性疾病和创伤、子宫过度膨胀、胎膜早破等;子宫收缩药使用不当、急产或子宫不协调性收缩;镇静剂、麻醉剂使用不当,产程延长。

2.胎儿因素

胎儿心血管系统功能障碍,如严重的先天性心血管病;胎儿畸形;母婴血型不合引起胎儿溶血;胎儿贫血;胎儿宫内感染。

3.脐带、胎盘因素

脐带因素有长度异常、缠绕、打结、扭转、狭窄、血肿、帆状附着等。胎盘因素有植入异常、形状异常、发育障碍、循环障碍等。

(二)病理生理

胎儿窘迫是由缺血缺氧引起的一系列病理生理变化。缺氧早期或者一过性缺氧,胎儿交感神经兴奋,血压上升,心率加快,体内血流重新分布以维持胎儿重要脏器的血流量正常,而肾的血供减少,胎儿尿液形成减少,羊水量下降;若缺氧状态继续发展,胎儿迷走神经兴奋,动、静脉血管扩张,有效循环血量减少,主要脏器缺血缺氧加重,甚至引起严重的脏器功能损害;中枢神经系统功能抑制,胎动减少,胎心基线变异降低甚至消失;缺血缺氧后肠蠕动加快,肛门括约肌松弛,引起胎粪排出;重度缺氧可导致胎儿呼吸运动加深、羊水吸入,可发生新生儿吸入性肺炎。

(三)临床表现

主要表现为胎心率异常、胎动异常、羊水胎粪污染或羊水过少。根据临床表现,其可以分为急性胎儿窘迫和慢性胎儿窘迫。

(四)处理原则

急性胎儿窘迫者,应积极寻找原因并进行宫内复苏,采取一系列干预措施以提高胎儿的血氧饱和度。病情紧迫或经宫内复苏处理无效者,应立即剖宫产。慢性胎儿窘迫者,应根据孕周、胎儿成熟度和胎儿缺氧程度决定处理方案。

(五)护理评估

1.健康史

了解孕妇的年龄、生育史、既往史、本次妊娠经过,产程情况,等等。

2.身心状况

①急性胎儿窘迫:多发生在分娩期,主要表现为产时胎心率异常、羊水胎粪污染、胎动异常、酸中毒。在急性胎儿窘迫早期,可表现为胎动过频,如缺氧未纠正或加重则胎动转弱且次数减少,进而消失。胎儿缺氧,引起迷走神经兴奋,肠蠕动亢进,肛门括约肌松弛,使胎粪排入羊水中,羊水呈绿色、黄绿色,进而呈混浊的棕黄色,即羊水Ⅰ度、Ⅱ度、Ⅲ度污染。破膜后羊水流出,可直接观察羊水的性状。若未破膜可经羊膜镜窥视,透过胎膜以了解羊水的性状。②慢性胎儿窘迫:常发生在妊娠末期,主要表现为胎动减少或消失、电子胎儿监护异常、胎儿生物物理评分低、脐动脉多普勒超声血流异常。胎动减少是慢性胎儿窘迫的一个重要指标,每日监测胎动可预知胎儿的安危。胎动消失后,胎心在 24 h 内也会消失。胎动过频往往是胎动消失的前驱症状,也应予以重视。③心理-社会评估:孕妇及其家人因为胎儿的生命遭遇危险而产生焦虑,对需要手术结束分娩产生犹豫、无助感。若胎儿不幸死亡,则更难以接受,情感上会受到强烈的创伤。

3.辅助检查

(1)电子胎儿监护:胎心率大于 160 次/分或小于 110 次/分,出现胎心晚期减速、变异减速或(和)基线缺乏变异,均表示胎儿窘迫。评估胎心改变时,应多次检查并改变体位为侧卧位后,再持续监护数分钟。

(2)胎儿生物物理评分:用于判断胎儿宫内安危。8～10 分提示胎儿健康;5～7 分提示可疑胎儿窘迫(具体内容见第六章第二节)。

(3)胎盘功能检查:用于检测孕妇血液或尿液中的雌三醇、血液中的人胎盘催乳素(HPL)和妊娠特异性 β1 糖蛋白等(具体内容见第六章第二节)。

(4)胎儿头皮血血气分析:若胎儿头皮血 pH<7.20(正常为 7.25～7.35)、PO_2<10 mmHg(正常为 15～30 mmHg)、PCO_2>60 mmHg(正常为 35～55 mmHg),可诊断为胎儿酸中毒。

(5)羊膜镜检查:见羊水混浊呈黄染至深褐色,有助于胎儿窘迫诊断。

(6)超声多普勒血流测定:包括子宫动脉血流测定、胎儿大脑中动脉血流测定、胎儿脐动脉血流测定。

(六)常见护理诊断/问题

1.气体交换障碍

气体交换障碍与子宫-胎盘血流改变/中断(脐带受压)、血流速度减慢有关。

2.有生育进程无效的危险

有生育进程无效的危险与胎儿窘迫未缓解,需要立即终止妊娠有关。

(七)护理目标

(1)胎儿缺氧情况改善,胎心率恢复正常。

(2)妊娠维持至足月或接近足月时终止。

(八)护理措施

1.改变体位

指导产妇取侧卧位休息,减少子宫收缩频率,降低子宫内压,改善子宫-胎盘循环,增加胎儿血氧分压。

2.孕妇吸氧

增加孕妇氧气供给,通过面罩或鼻导管给氧,提高胎儿血氧饱和度。

3.病情观察

密切观察胎心、胎动、产程进展。做好为新生儿复苏的准备。

4.协助治疗

遵医嘱静脉补液,增加子宫-胎盘血液灌注,积极纠正脱水、酸中毒、低血压及电解质紊乱。

5.分娩期护理

宫口开全,胎先露部已达坐骨棘平面以下 3 cm 者,应尽快助产娩出胎儿。宫颈尚未完全扩张,胎儿窘迫情况不严重者,可予吸氧,同时指导产妇取左侧卧位,观察 10 min,若胎心率变为正常值,可继续观察。若因使用缩宫素造成胎心率异常,应立即停止滴注,继续观察能否转为正常。病情紧迫或经上述处理无效者,应立即行剖宫产术。

(九)结果评价

(1)胎儿缺氧情况得到改善,胎心率转为正常。

(2)未发生护理不当导致的早产。

二、新生儿窒息

新生儿窒息是指由于分娩过程中的各种原因,新生儿出生后不能正常呼吸,引起缺氧、酸中毒,严重时可导致全身多脏器损害的一种病理生理状况。新生儿窒息不仅可以造成新生儿器官和组织不同程度的急性缺血缺氧性损害,甚至可以造成严重的神经系统损害及发育障碍、癫痫及认知功能落后,是围生期新生儿死亡和致残的主要原因之一。

(一)病因

胎儿窘迫;胎儿吸入羊水、黏液致呼吸道阻塞,造成气体交换受阻;缺氧、滞产、产钳术使胎儿颅内出血致呼吸中枢受损;在分娩过程中对产妇不恰当地使用麻醉剂、镇静剂;早产、肺发育不良、呼吸道畸形等。

(二)临床表现

根据新生儿出生后 1 min Apgar 评分情况将窒息分为轻度窒息和重度窒息。

1.轻度(青紫)窒息

1 min Apgar 评分 4～7 分,伴脐动脉血 pH<7.20。新生儿面部与全身皮肤呈青紫色;呼吸表浅或不规律;心跳规则且有力,心率 80～120 次/分;对外界刺激有反应;喉反射存在;肌张力好;四肢稍屈。

2.重度(苍白)窒息

1 min Apgar 评分 0～3 分,伴脐动脉血 pH<7.00。新生儿皮肤苍白;口唇暗紫;无呼吸或仅有喘息样微弱呼吸;心跳不规则;心跳较弱,心率小于 80 次/分;对外界刺激无反应;喉反射消失;肌张力松弛。

(三)处理原则

以预防为主,估计胎儿娩出后有窒息的危险时应做好复苏准备。一旦发生新生儿窒息,应立即实施新生儿复苏,以降低新生儿死亡率,预防远期后遗症。

(四)护理评估

1.健康史

了解有无胎儿窘迫和新生儿窒息的高危因素;有无胎儿先天性心脏病、颅内出血、胎儿畸形、脐带脱垂、脐带过长或过短;电子胎儿监护是否出现晚期减速。

2.身心状况

新生儿娩出前或娩出即刻,应进行第一次评估,以决策新生儿是否需要复苏,评估内容包括是否孕足月、羊水是否清亮、新生儿是否有哭声(呼吸)、肌张力如何。

3.辅助检查

(1)血气分析:用于了解低氧血症的程度,判断呼吸功能和体液酸碱平衡,指导氧疗和机械通气,是辅助诊断和指导治疗呼吸系统疾病和代谢疾病的重要手段,检测血液 pH(正常为 $7.35\sim7.45$)、PaO_2(正常为 $60\sim90$ mmHg)、$PaCO_2$(正常为 $35\sim45$ mmHg)。

(2)影像学检查:头颅 B 型超声、CT 或磁共振成像有助于缺血缺氧性脑病及颅内出血的评估。

(五)常见护理诊断/问题

1.自主呼吸障碍

自主呼吸障碍与呼吸道内存在羊水、黏液导致低氧血症和高碳酸血症有关。

2.有受伤的危险

有受伤的危险与抢救操作、脑缺氧有关。

(六)护理目标

(1)新生儿呼吸道通畅,呼吸频率正常,血气分析结果在正常范围之内。

(2)新生儿未发生因护理不当而受伤的情况。

(七)护理措施

1.复苏前准备

分娩前做好新生儿复苏的设备和物品准备,检查新生儿复苏气囊安全阀门是否在工作状态,安装吸痰管并测试是否在工作状态。准备气管插管、喉镜,打开开关检查电量是否充足,旋紧小灯泡。准备肾上腺素、100 mL 生理盐水、各种型号注射器。

2.快速评估

新生儿出生后快速评估 4 项指标:①足月吗?②羊水清吗?③有哭声或呼吸吗?④肌张力好吗?如 4 项均为"是",应快速彻底擦干新生儿,将其与产妇皮肤接触,进行常规护理。如4 项中有 1 项为"否",则需进行初步复苏。若羊水有胎粪污染,应进行有无活力的评估并决定是否气管插管吸引胎粪。

3.初步复苏

初步复苏包括 5 个步骤:保暖(减少氧耗);摆正体位(打开气道);清理呼吸道(通畅气道);擦干全身,撤掉湿巾(进一步保暖),重新摆正体位;触觉刺激,诱发呼吸。初步复苏后评估内容为:新生儿呼吸、心率、皮肤颜色。

新生儿复苏成功的关键是建立充分的通气。正压通气的指征:①呼吸暂停或喘息样呼吸;②心率小于 100 次/分。如果新生儿有呼吸,心率大于 100 次/分,但有呼吸困难或持续发绀,应清理气道,监测脉搏血氧饱和度,可常压给氧或给予持续气道正压通气,特别是早产儿。正压通气可以在气囊面罩、T-组合复苏器或气管插管下进行。正压通气的频率为 40~60 次/分,持续正压通气时间为 30 s,然后再次评估新生儿心率。

在有效的 30 s 正压通气 2 次后,若新生儿心率低于 60 次/分,应在正压通气的同时插入胸外按压。按压方法如下。①拇指法:双手拇指的指端按压胸骨,根据新生儿体型不同,双拇指重叠或并列,双手环抱胸廓支撑背部。②双指法:右手示指和中指两个指尖放在胸骨上进行按压,左手支撑背部。按压和放松的比例为按压时间稍短于放松时间,放松时拇指或其他手指应不离开胸壁。由于通气障碍是新生儿窒息的首要原因,因此胸外按压和正压通气的比例应为 3∶1,即 90 次/分按压和 30 次/分呼吸,达到每分钟 120 个动作。每个动作约 1/2 s,2 s 内 3 次胸外按压加 1 次正压通气。

45~60 s 的正压通气和胸外按压后重新评估心率,若心率持续小于 60 次/分,除继续胸外按压外,应给予 1∶10 000 肾上腺素,给药途径首选脐静脉给药。给药后继续正压通气和胸外按压,30 s 后再次评估心率。若心率在 60~100 次/分,应停止心脏按压,继续正压通气;若心率大于 100 次/分,可停止心脏按压和正压通气,给予新生儿常压吸氧。

4.复苏后护理

复苏后还需加强新生儿护理,保证呼吸道通畅,密切观察生命体征、血氧饱和度、神志、肌张力、面色及肤色、尿量等。合理给氧,注意喂养,做好重症监护记录。新生儿出生后 5 min Apgar 评分有利于估计疗效和预后,若 5 min Apgar 评分仍低于 6 分,新生儿神经系统受损较明显,应注意观察是否出现神经系统症状。

(八)结果评价

(1)新生儿能有效呼吸。

(2)新生儿没有因护理不当而受伤。

第三节　胎盘早剥

妊娠 20 周后或分娩期,正常位置的胎盘在胎儿娩出前部分或全部从子宫壁剥离,称为胎盘早剥。胎盘早剥是妊娠中晚期出血常见的原因之一,严重者迅速出现弥散性血管内凝血、急性肾功能衰竭等症状,危及母儿生命,是妊娠期的一种严重并发症。

一、病因

1.孕妇血管病变

孕妇患有严重的子痫前期、慢性高血压、慢性肾脏疾病或全身血管病变等,底蜕膜螺旋小动脉痉挛或硬化,引起远端毛细血管缺血坏死以致破裂出血,血液流至底蜕膜层形成血肿,导致胎盘剥离。另外,孕妇长时间仰卧位时子宫静脉淤血,静脉压升高,导致蜕膜静脉床淤血或破裂,也可使胎盘剥离。

2.子宫内压力突然下降

多胎妊娠、羊水过多等发生胎膜早破,或孕妇在破膜时羊水流出过快,或双胎妊娠的孕妇在分娩第一个胎儿后,均可使宫腔压力剧减而发生胎盘早剥。

3.机械性因素

孕妇腹部受撞击、挤压或摔伤等均可造成血管破裂而发生胎盘早剥。此外,脐带过短或脐带绕颈时,分娩过程中胎儿下降牵拉脐带也可造成胎盘早剥。

4.其他高危因素

如高龄多产、胎盘早剥史、剖宫产史、吸烟、营养不良、吸毒、有血栓形成倾向、子宫肌瘤(尤其是胎盘附着部位肌瘤)、接受辅助生殖技术助孕等。

二、病理及病理生理

主要病理改变是底蜕膜出血,形成血肿,使该处胎盘自附着处剥离。胎盘早剥分为3种类型(图8-1)。

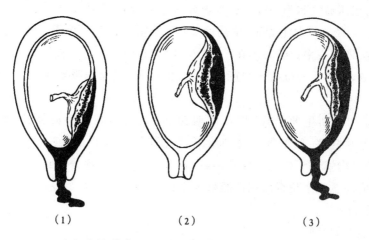

(1)显性剥离;(2)隐性剥离;(3)混合性出血

图 8-1　胎盘早剥的分类

1.显性剥离或外出血

剥离面小,出血停止、血液凝固,临床多无症状。若继续出血,血液冲开胎盘边缘及胎膜,沿胎膜与宫壁间经宫颈向外流出。

2.隐性剥离或内出血

血液在胎盘后形成血肿使剥离面逐渐扩大。当血肿不断增大,胎盘边缘仍附着于子宫壁上,或胎膜与子宫壁未剥离,或胎头固定于骨盆入口时,均使血液不能向外流而积聚在胎盘与子宫壁之间。

3.混合性出血

当内出血过多时,血液也可冲开胎盘边缘,向宫颈口外流出,形成混合性出血。

内出血严重时,血液向子宫肌层内浸润,引起肌纤维分离、断裂、变性,此时子宫表面出现紫蓝色瘀斑,尤其在胎盘附着处更明显,称为子宫胎盘卒中。

三、临床表现

病人的症状和体征与病理类型、剥离时间及出血量有关。根据病情严重程度,将胎盘早剥分为 3 度。

Ⅰ度:多见于分娩期,以外出血为主。胎盘剥离面积小,可无腹痛或腹痛轻微,贫血体征不明显。子宫软,大小与妊娠周数相符,胎位清楚,胎心正常。产后检查见胎盘母体面有凝血块及压迹即可确诊。

Ⅱ度:多见于有血管病变的孕妇,以隐性出血为主。胎盘剥离面占胎盘面积 1/3 左右,常有突然发生的持续性腹痛、腰酸或腰背痛,疼痛的程度与胎盘后积血多少成正比。无阴道流血或流血量不多,贫血程度与阴道流血量不相符。子宫大于妊娠周数,宫底因胎盘后血肿增大而升高。胎盘附着处压痛明显(胎盘位于后壁则不明显),宫缩有间歇,胎位可扪及,胎儿存活。

Ⅲ度:胎盘剥离面超过胎盘面积 1/2,临床表现较Ⅱ度加重。可出现恶心、呕吐、面色苍白、四肢湿冷、脉搏细数、血压下降等休克症状。子宫硬如板状,宫缩间歇时宫体不能松弛,胎位触诊不清,胎心异常或消失。

四、对母儿的影响

1.对孕妇的影响

(1)凝血功能障碍:胎盘早剥是孕妇发生凝血功能障碍最常见的原因。由于从剥离处的胎盘绒毛和蜕膜中释放大量的组织凝血活酶进入孕妇血液循环,激活凝血系统而发生弥散性血管内凝血(DIC)。

(2)羊水栓塞:羊水可经剥离面开放的子宫血管进入孕妇血液循环,羊水中的有形成分栓塞肺血管,引起肺动脉高压。

(3)急性肾功能衰竭:大量出血使肾脏灌注严重受损,导致肾皮质或肾小管缺血坏死,出现急性肾衰竭。胎盘早剥多伴发妊娠期高血压疾病、慢性高血压、慢性肾脏疾病等,肾脏血管痉挛也影响其血流量。

(4)产后出血:子宫胎盘卒中易导致产后出血。若并发 DIC,产后出血难以纠正,易引起休克、多脏器功能衰竭、脑垂体及肾上腺皮质坏死,甚至导致产妇发生希恩综合征。

2.对胎儿/新生儿的影响

胎儿窘迫、早产,新生儿窒息或死亡的发生率高。

五、处理原则

治疗原则为早期识别、积极纠正休克、及时终止妊娠、防治并发症。分娩时机和方式应根据孕周、胎盘剥离的严重程度、有无并发症、宫口开大情况、胎儿宫内状况等决定。

六、护理评估

1.健康史

孕妇在妊娠晚期或临产时突然发生腹部剧痛,有急性贫血或休克现象,应引起高度重视。护士需全面评估孕妇既往史与产前检查记录。

2.身心状况

典型症状是阴道出血、腹痛、子宫收缩和子宫压痛。触诊时子宫张力增大,宫底增高,严重者可出现恶心、呕吐,以及面色苍白、出汗、脉弱及血压下降等休克征象,子宫呈板状,压痛明显,胎位触不清楚。孕妇可无阴道流血或仅有少量阴道流血及血性羊水。

胎盘早剥孕妇入院时情况危急,孕妇及其家属常常感到高度紧张和恐惧。

3.辅助检查

(1)实验室检查:包括血常规、凝血功能、肝肾功能、电解质、二氧化碳结合力、血气分析、DIC筛选试验等。

(2)B型超声波检查:可协助了解胎盘的部位及胎盘早剥的类型,并可明确胎儿大小及存活情况。但是,B型超声波检查阴性结果不能完全排除胎盘早剥,尤其是位于子宫后壁的胎盘。

(3)电子胎儿监护:可出现胎心基线变异消失、变异减速、晚期减速、胎心过缓等。

七、常见护理诊断/问题

1.有心脏组织灌注不足的危险

有心脏组织灌注不足的危险与胎盘剥离导致子宫-胎盘循环血量下降有关。

2.潜在并发症

出血性休克。

3.母乳喂养中断

母乳喂养中断与早产儿转至新生儿重症监护病房(NICU)治疗有关。

八、护理目标

(1)胎儿未出现宫内窘迫或出现后得到及时处理。

(2)孕妇血液循环正常。

(3)产妇在母婴分离时能保持正常泌乳。

九、护理措施

1.纠正休克

迅速开放静脉通道,遵医嘱给予红细胞、血浆、血小板等积极补充血容量,改善血液循环。抢救中给予吸氧、保暖等。

2.心理护理

向孕妇及其家人提供相关信息,包括医疗护理措施的目的、操作过程、预期结果及孕产妇需做的配合,说明积极配合治疗与护理的重要性,对他们的疑虑给予适当解释,帮助他们使用合理的压力应对技巧和方法。

3.病情观察

密切监测孕妇生命体征、阴道流血、腹痛、贫血程度、凝血功能、肝肾功能、电解质等,监测胎儿宫内情况,发现异常立即报告医师并配合处理。

4.分娩期护理

密切观察产妇心率、血压、宫缩、阴道流血情况,监测胎心。做好抢救新生儿和急诊剖宫产的准备。胎儿娩出后,遵医嘱立即给予缩宫素,预防产后出血。

5.产褥期护理

密切观察产妇生命体征、宫缩、恶露、伤口愈合等情况。保持外阴清洁干燥,预防产褥感染。若发生母婴分离,为了保持泌乳功能,护士应指导和协助产妇在产后6 h进行挤奶,及时将母乳送至NICU,夜间也要坚持,并及时发现有无乳房肿块。

十、结果评价

（1）胎儿未出现宫内窘迫。

（2）孕妇未发生出血性休克。

（3）产妇维持正常泌乳功能。

第四节　前置胎盘

正常的胎盘附着于子宫体部的前壁、后壁或侧壁。妊娠 28 周后，若胎盘附着于子宫下段，其下缘达到或覆盖宫颈内口，位置低于胎儿先露部，称为前置胎盘。前置胎盘是妊娠晚期出血的常见原因。

一、病因

1.子宫内膜病变与损伤

多次流产、刮宫、分娩、剖宫产、产褥感染等可导致子宫内膜损伤或瘢痕，引起子宫内膜炎和内膜萎缩病变。再次妊娠时子宫蜕膜血管生长不良、营养不足，致使胎盘为摄取足够的营养而伸展到子宫下段，形成前置胎盘。

2.胎盘异常

胎盘异常可由于多胎妊娠或巨大胎儿形成的大胎盘伸展至子宫下段或遮盖子宫颈内口，或有副胎盘延伸至子宫下段，形成前置胎盘。

3.受精卵滋养层发育迟缓

当受精卵到达宫腔时，因滋养层发育迟缓尚未达到植入条件而继续下移植入子宫下段，在该处生长发育形成前置胎盘。

4.宫腔形态异常

子宫畸形或子宫肌瘤等原因使宫腔的形态改变致胎盘附着在子宫下段，形成前置胎盘。

5.其他高危因素

吸烟、吸毒者可引起胎盘血流减少，缺氧使胎盘代偿性增大，也可导致前置胎盘。

二、分类

按胎盘边缘与宫颈内口的关系，前置胎盘可分为 3 种类型（图 8-2）。

1.完全性前置胎盘

胎盘组织完全覆盖宫颈内口。

2.部分性前置胎盘

胎盘组织部分覆盖宫颈内口。

3.边缘性前置胎盘

胎盘附着于子宫下段，边缘达到宫颈内口，但未超越。

胎盘附着于子宫下段，边缘距宫颈内口的距离小于 20 mm，称为低置胎盘。妊娠中期超声检查发现胎盘接近或覆盖宫颈内口时，称为胎盘前置状态。

由于胎盘下缘与宫颈内口的关系可因宫颈管消失、宫口扩张而改变，如临产前为完全性前置胎盘,临产后因宫口扩张而成为部分性前置胎盘,所以前置胎盘的类型可因诊断时期不同而各异。临床上通常按处理前的最后一次检查结果决定分类。

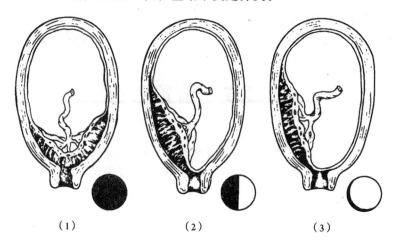

（1）完全性前置胎盘；（2）部分性前置胎盘；（3）边缘性前置胎盘

图 8-2　前置胎盘的类型

凶险性前置胎盘指前次妊娠有剖宫产史,此次妊娠为前置胎盘,胎盘覆盖原剖宫产切口,发生胎盘植入的风险增加。

三、临床表现

妊娠晚期或临产时,突发无诱因、无痛性阴道流血是前置胎盘的典型症状。阴道流血发生的时间、反复发生次数、出血量多少与前置胎盘类型有关。

四、对母儿的影响

1.对孕妇的影响

（1）植入性胎盘:子宫下段蜕膜发育不良,胎盘绒毛穿透底蜕膜,侵入子宫肌层,形成植入性胎盘,使胎盘剥离不全而发生产后出血。

（2）产时、产后出血:附着于前壁的胎盘行剖宫产时,若子宫切口无法避开胎盘,则出血明显增多。胎儿娩出后,子宫下段肌组织菲薄,收缩力较差,附着于此处的胎盘不易完全剥离,开放的血窦不易关闭,易发生产后出血。

（3）产褥感染:前置胎盘剥离面接近宫颈外口,细菌易经阴道上行侵入胎盘剥离面,加之多数产妇因反复失血而致贫血、体质虚弱,容易发生产褥期感染。

2.对胎儿的影响

反复出血或一次出血量过多可使胎儿宫内缺氧,严重者胎死宫内。早产率和新生儿死亡率也增加。

五、处理原则

治疗原则是止血、纠正贫血、预防感染,降低早产率与胎儿死亡率。根据前置胎盘类型、阴道流血量、妊娠周数、胎儿宫内情况、是否临产等综合考虑,给予相应治疗。期待治疗的目的是在孕妇和胎儿安全的前提下延长妊娠周数,提高胎儿存活率。

六、护理评估

1.健康史

评估孕妇有无前置胎盘的高危因素,了解阴道流血的具体经过及产前检查记录。

2.身心状况

完全性前置胎盘初次出血时间多在妊娠 28 周左右,边缘性前置胎盘初次出血多发生在妊娠晚期或临产后,部分性前置胎盘的初次出血时间、出血量及反复出血次数介于两者之间。孕妇身心状况一般与出血量、出血速度有关。大量出血可出现贫血貌、面色苍白、脉搏增快、血压下降等休克表现。腹部检查:子宫软,无压痛,轮廓清楚,子宫大小符合妊娠周数,胎位清楚,胎先露高浮,常伴有胎位异常。

孕妇及其家属可因突然阴道流血而感到恐惧或焦虑,既担心孕妇的健康,也担心胎儿的安危,显得恐慌、紧张、手足无措等。

3.辅助检查

(1)B 型超声波检查:可显示子宫壁、胎盘、胎先露部及宫颈的位置,并根据胎盘下缘与宫颈内口的关系,确定前置胎盘类型。

(2)产后检查胎盘、胎膜:对产前出血孕妇,产后应仔细检查胎盘胎儿面边缘有无血管断裂,可提示有无副胎盘。若前置部位的胎盘母体面有陈旧性黑紫色血块附着,或胎膜破口距胎盘边缘距离小于 7 cm,则为前置胎盘。

(3)其他:电子胎儿监护、血常规、凝血功能检查等。

七、常见护理诊断/问题

1.有心脏组织灌注不足的危险

有心脏组织灌注不足的危险与阴道反复流血导致循环血量下降有关。

2.有感染的危险

有感染的危险与阴道流血、胎盘剥离面靠近子宫颈口有关。

3.舒适度减弱

舒适度减弱与绝对卧床休息、活动无耐力有关。

八、护理目标

(1)孕妇出血得到控制,循环血容量维持在正常水平。

(2)产前和产后未发生感染。

(3)协助孕妇进行生活护理,提高孕妇自理能力。

九、护理措施

1.饮食指导

建议孕妇多摄入高蛋白、高热量、高维生素、富含铁的食物,纠正贫血,增加母体储备,保证母儿基本需要。多食粗纤维食物,保证大便通畅。注意饮食卫生,不吃过冷食物,以免腹泻,诱发宫缩。

2.病情观察

严密观察并记录孕妇生命体征、阴道流血、胎心、胎动等,准确记录阴道出血量,注意识别病情危重的指征如休克表现、胎心/胎动异常等,出现异常及时报告医师并配合处理。

3.协助治疗

遵医嘱开放静脉通路,采取相应的止血、输血、扩容等措施。根据病情和孕周,遵医嘱给予糖皮质激素促胎肺成熟。做好大出血的抢救准备。

4.预防感染

保持室内空气流通,指导产妇注意个人卫生,及时更换会阴垫。为产妇进行会阴擦洗,每日2次,指导产妇大小便后保持会阴部清洁、干燥。严密观察产妇生命体征、恶露、子宫复旧、阴道流血、白细胞计数及分类等。

5.协助自理

协助产妇入浴、如厕、起居、穿衣、饮食等,将日常用品放于产妇伸手可及处。

十、结果评价

(1)妊娠维持至足月或接近足月终止。

(2)孕妇未发生因护理不当造成的感染。

(3)孕妇对护士提供的生活护理感到满意,其自我护理能力提高。

第五节 羊水量异常

正常妊娠时羊水的产生与吸收处于动态平衡中。若羊水产生和吸收失衡,会导致羊水量异常。

一、羊水过多

妊娠期间羊水量超过2 000 mL者,称为羊水过多。

(一)病因

1.胎儿疾病

胎儿疾病包括胎儿畸形、胎儿肿瘤、神经肌肉发育不良、代谢性疾病、染色体或遗传基因异常等。胎儿畸形以神经系统畸形和消化道畸形最常见。

2.双胎妊娠

双胎妊娠羊水过多的发生率约是单胎妊娠的10倍。双胎输血综合征也可导致羊水过多。

3.妊娠合并症

妊娠糖尿病、母儿Rh血型不合、胎儿免疫性水肿、胎盘绒毛水肿、妊娠期高血压疾病、重度贫血,均可导致羊水过多。

4.胎盘脐带病变

胎盘绒毛血管瘤直径大于1 cm时,15 %～30 %合并羊水过多。巨大胎盘、脐带帆状附着也可导致羊水过多。

5.特发性羊水过多

约1/3孕妇存在原因不明的羊水过多。

(二)临床表现

1.急性羊水过多

急性羊水过多多发生于妊娠20～24周,由于羊水量急剧增多,在数日内子宫急剧增大,横膈上抬,孕妇出现呼吸困难,不能平卧,甚至出现发绀。孕妇表情痛苦,腹部因张力过大而感到疼痛,食量减少。子宫压迫下腔静脉,影响静脉回流,导致孕妇下肢及外阴部水肿、静脉曲张。

子宫明显大于妊娠周数,胎位不清,胎心音遥远或听不清。

2.慢性羊水过多

慢性羊水过多较多见,多发生于妊娠晚期,羊水可在数周内逐渐增多,多数孕妇能适应,常在产前检查时发现。孕妇子宫大于妊娠周数,腹部膨隆,腹壁皮肤发亮、变薄,触诊时感到皮肤张力大,胎位不清,胎心音遥远或听不到。

(三)对母儿的影响

1.对孕妇的影响

孕妇易并发妊娠期高血压疾病、胎膜早破、早产、胎盘早剥、子宫收缩乏力、产后出血、产褥感染等。由于腹部增大,自觉呼吸困难。

2.对胎儿的影响

胎位异常、胎儿窘迫、脐带脱垂的发生率增加。

(四)处理原则

羊水过多合并胎儿畸形者,确诊后应尽早终止妊娠。羊水过多合并正常胎儿者,应寻找病因并积极治疗,症状严重者可经腹行羊膜腔穿刺放出适量羊水,缓解压迫症状。

(五)护理评估

1.健康史

详细询问健康史,了解孕妇年龄、有无妊娠合并症、有无先天畸形家族史及生育史等。

2.身心状况

观察孕妇的生命体征,定期测量宫高、腹围和体重,判断病情进展,了解孕妇有无因羊水过多引发的症状,及时发现并发症。观察胎心、胎动及宫缩,及早发现胎儿宫内窘迫及早产的征象。孕妇及家属因担心胎儿可能会有某种畸形而感到紧张、焦虑不安,甚至产生恐惧。

3.辅助检查

(1)B型超声波检查:不仅能测量羊水量,还可了解胎儿畸形(如无脑儿、脊柱裂)、胎儿水肿及双胎等情况。B型超声诊断羊水过多的标准有以下几点。①羊水最大暗区垂直深度(AFV):AFV≥8 cm 诊断为羊水过多,其中 AFV 8～11 cm 为轻度羊水过多,12～15 cm 为中度羊水过多,大于 15 cm 为重度羊水过多。②羊水指数(AFI):AFI≥25 cm 诊断为羊水过多,其中 AFI 25～35 cm 为轻度羊水过多,36～45 cm 为中度羊水过多,大于 45 cm 为重度羊水过多。

(2)甲胎蛋白(AFP)测定:母血、羊水中 AFP 值明显增高提示胎儿可能存在神经管畸形、上消化道闭锁等。

(六)常见护理诊断/问题

1.有受伤的危险

有受伤的危险与宫腔压力增加易致早产、胎膜早破、脐带脱垂等有关。

2.自主呼吸障碍

自主呼吸障碍与子宫过度膨胀导致呼吸困难等有关。

(七)护理目标

(1)胎儿未因护理不当而受伤。

(2)孕妇呼吸困难明显改善,舒适感增加。

(八)护理措施

1.一般护理

指导孕妇摄取低钠饮食,多食蔬菜和水果,防止便秘。减少增加腹压的活动。给予吸氧,每日 2 次,每次 30 min。

2.病情观察

应动态监测孕妇的宫高、腹围、体重,及时发现胎膜早破、胎盘早剥和脐带脱垂的征象,发现异常情况及时报告医师并协助处理。

3.增加舒适度

孕妇尽量卧床休息,活动以不出现不良反应为宜。指导孕妇采取左侧卧位、半坐卧位,抬高下肢。加强巡视,及时发现孕妇需求,协助孕妇做好日常生活护理。

4.配合治疗

积极寻找原因。在 B 型超声监测下,避开胎盘部位以 15～18 号腰椎穿刺针穿刺,放羊水的速度不宜过快,每小时约 500 mL,一次放羊水量不超过 1 500 mL。注意严格消毒,预防感染。密切观察孕妇血压、心率、呼吸变化,监测胎心。必要时 3 周后再次放羊水,以降低宫腔内压力。

(九)结果评价

(1)胎儿未因护理不当而受伤。

(2)孕妇的呼吸困难得到改善。

二、羊水过少

妊娠晚期羊水量少于 300 mL 者,称为羊水过少。

(一)病因

羊水过少主要与羊水产生减少、羊水外漏增加有关。常见原因有以下几点。

1.胎儿畸形

以胎儿泌尿系统畸形为主,引起少尿或无尿,导致羊水过少。染色体异常、脐膨出、膈疝、法洛四联症、水囊状淋巴管瘤、小头畸形、甲状腺功能减低等也可引起羊水过少。

2.胎盘功能减退

过期妊娠、胎儿生长受限和胎盘退行性病变均能导致胎盘功能减退。胎儿慢性缺氧引起胎儿血液重新分配,为保障胎儿脑和心脏血供,肾血流量降低,胎儿尿液生成减少,导致羊水过少。

3.母体因素

妊娠期高血压疾病可致胎盘血流减少。孕妇脱水、血容量不足时,孕妇血浆渗透压增高,使胎儿血浆渗透压相应增高,尿液生成减少。孕妇长时间服用某些具有抗利尿作用的药物,也可发生羊水过少。

4.羊膜病变

某些原因不明的羊水过少与羊膜通透性改变、炎症、宫内感染有关。胎膜破裂后羊水外漏速度超过羊水生成速度,也可导致羊水过少。

(二)临床表现

孕妇于胎动时感觉腹痛,检查时发现腹围小于同期正常妊娠孕妇,子宫的敏感度较高,轻微的刺激即可引起宫缩,临产后阵痛剧烈,宫缩不协调,宫口扩张缓慢,产程延长。妊娠早期可导致胎膜与胎体相连,妊娠中晚期可造成胎儿斜颈、屈背、手足畸形等异常。

(三)对母儿的影响

1.对孕妇的影响

手术分娩率和引产率均增加。

2.对胎儿的影响

胎儿缺氧、胎儿畸形等使围生儿病死率明显增高。

(四)处理原则

羊水过少合并胎儿畸形应尽早终止妊娠。羊水过少合并正常胎儿应积极寻找病因,尽量延长孕周,适时终止妊娠。对妊娠未足月,胎肺不成熟者,可采用羊膜腔灌注液体、增加饮水、静脉补液等方法增加羊水量。

(五)护理评估

1.健康史

了解孕妇月经与生育史、用药史、有无妊娠合并症、有无先天畸形家族史等,同时了解孕妇感觉到的胎动情况。

2.身心状况

测量孕妇宫高、腹围、体重,羊水过少者宫高、腹围增长缓慢。了解孕妇子宫的敏感度,以及胎动情况。孕妇及家属因担心胎儿可能有畸形,常感到焦虑。

3.辅助检查

(1)B型超声波检查:妊娠晚期 AFV 小于等于 2 cm 为羊水过少,小于等于 1 cm 为严重羊水过少。AFI 小于等于 5 cm 为羊水过少,小于等于 8 cm 为羊水偏少。B 型超声波检查还能发现胎儿生长受限、胎儿畸形。

(2)羊水量测量:破膜时可以测量羊水量,但不能做到早期发现。

(六)常见护理诊断/问题

1.有母体与胎儿双方受干扰的危险

有母体与胎儿双方受干扰的危险与羊水过少、异常分娩等有关。

2.焦虑

焦虑与孕妇担心胎儿畸形、早产有关。

(七)护理目标

(1)没有因护理不当而产生宫内窘迫。

(2)孕妇焦虑有所改善。

(八)护理措施

1.一般护理

指导孕妇休息时取左侧卧位,改善胎盘血液供应;教会孕妇自我监测宫内胎儿情况的方法和技巧。胎儿出生后应认真全面评估,识别畸形。

2.病情观察

观察孕妇的生命体征,定期测量宫高、腹围和体重,评估胎盘功能、胎动、胎心和宫缩的变化,及时发现异常并报告医师。

3.配合治疗

协助进行羊膜腔灌注治疗,注意严格遵循无菌操作,防止发生感染,同时按医嘱给予抗感染药物。分娩时做好阴道助产或剖宫产、抢救新生儿的准备。

4.心理护理

鼓励孕妇说出内心的担忧,护士在倾听过程中给予及时、恰当的反馈,了解孕妇的需求,针对孕妇焦虑的原因给予心理疏导,耐心解答其疑问,向孕妇介绍与她同等情况的成功案例,帮助孕妇积极应对病情变化、治疗与护理,增加孕妇信心,减轻孕妇焦虑,使其乐观地接受治疗与护理,理性对待妊娠和分娩结局。

(九)结果评价

(1)未因护理不当而产生宫内窘迫。

(2)孕妇心态平和,能积极应对治疗和护理。

第六节　胎膜早破

胎膜早破(PROM)是指胎膜在临产前发生自然破裂。依据发生的孕周分为足月 PROM 和未足月 PROM(PPROM),后者指在妊娠 20 周以后、未满 37 周发生的胎膜破裂。

一、病因

1.生殖器官感染

孕妇存在生殖器官感染,病原微生物上行性感染可引起胎膜炎,使胎膜局部抗张能力下降而破裂。

2.羊膜腔压力增高

宫内压力增加时,覆盖于宫颈内口处的胎膜成为薄弱环节而容易发生破裂。

3.胎膜受力不均

头盆不称、胎位异常使胎先露部不能衔接,前羊膜囊所受压力不均,导致胎膜破裂。因手术创伤或先天性宫颈组织结构薄弱,宫颈内口松弛,前羊膜囊楔入,受压不均;宫颈过短或宫颈功能不全,宫颈锥形切除,胎膜接近阴道,缺乏宫颈黏液保护,易受病原微生物感染,导致胎膜早破。

4.营养因素

缺乏维生素 C、钙、锌及铜,可使胎膜抗张能力下降,易引起胎膜早破。

5.其他高危因素

细胞因子 IL-6、IL-8、TNF-α 升高,可激活溶酶体酶,破坏羊膜组织;妊娠晚期性生活不当、过度负重及腹部受碰撞等。

二、临床表现

孕妇突感有液体自阴道流出,不伴有腹痛,少数孕妇仅感到外阴较平时湿润。当腹压增加时,阴道流液增加。阴道窥器检查可见阴道后穹隆有液体聚积,或可见羊水自宫口流出。

三、对母儿的影响

1.对孕妇的影响

易发生羊膜腔感染、胎盘早剥、羊水过少、产后出血。

2.对胎儿的影响

易发生绒毛膜羊膜炎、脐带受压、脐带脱垂、早产、新生儿吸入性肺炎,严重者发生败血症、颅内感染、胎儿窘迫、胎肺发育不全、骨骼畸形、新生儿肺透明膜病等。

四、处理原则

应根据孕周、有无感染、胎儿宫内情况等制定合理的处理方案或及时转诊。对于 PPROM 的期待治疗包括预防感染、促胎儿肺成熟等。

五、护理评估

1.健康史

了解诱发胎膜早破的原因,确定胎膜破裂的时间、妊娠周数、是否有宫缩及感染的征象等。

2.身心状况

评估孕妇阴道液体流出的情况,观察腹压增加后液体流出是否增加,检查能否触及前羊膜囊,上推胎儿先露部是否有流液量增多。评估孕妇有无感染。绒毛膜羊膜炎是 PROM 发生后的主要并发症,临床表现包括孕妇体温升高、脉搏增快、胎心率增快、宫底有压痛、阴道分泌物有异味、外周血白细胞计数升高。但是多数绒毛膜羊膜炎呈亚临床表现,症状不典型,给早期诊断带来困难。评估胎儿宫内情况,包括胎心、胎动、胎儿成熟度、胎儿大小等。评估有无宫缩、脐带脱垂、胎盘早剥。

3.辅助检查

(1)阴道液酸碱度测定:正常女性阴道液 pH 为 4.5～5.5,羊水 pH 为 7.0～7.5。胎膜破裂后,阴道液 pH 升高。通常采用硝嗪或石蕊试纸测试。值得注意的是,宫颈炎、阴道炎、血液、尿液或精液可能会造成 pH 试纸测定的假阳性。

(2)阴道液涂片检查:阴道液干燥涂片检查有羊齿植物叶状结晶出现为羊水。但是,精液和宫颈黏液可造成假阳性。用苏丹Ⅲ染色见黄色脂肪小粒,确定羊水准确率达 95 ％。

(3)羊水培养:超声引导下羊膜腔穿刺抽取羊水检查是产前辅助诊断绒毛膜羊膜炎的重要方法,可行羊水细胞革兰染色、培养、白细胞计数、羊水血糖和乳酸脱氢酶水平测定。

六、常见护理诊断/问题

1.有感染的危险

有感染的危险与胎膜破裂后易造成羊膜腔内感染有关。

2.潜在并发症

早产、脐带脱垂、胎盘早剥。

七、护理目标

(1)未因护理不当而产生生殖系统感染。

（2）母儿结局良好。

八、护理措施

1.注意休息

胎先露尚未衔接的孕妇应绝对卧床,抬高臀部,预防脐带脱垂。积极预防卧床时间过久导致的并发症,如血栓形成、肌肉萎缩等。护士应协助做好孕妇的基本生活护理,将呼叫器放在孕妇方便触及的地方,协助孕妇在床上排泄。

2.减少刺激

避免使腹压增加。治疗与护理时,动作应轻柔,减少对腹部的刺激。应尽量减少不必要的肛查和阴道检查。

3.观察病情

评估胎心、胎动、羊水性质及羊水量、NST 及胎儿生物物理评分等。指导孕妇监测胎动情况。

4.预防感染

监测孕妇的体温、血常规、C-反应蛋白等。指导孕妇保持外阴清洁,每日擦洗会阴两次;使用吸水性好的消毒会阴垫,勤换会阴垫,保持外阴清洁干燥。破膜时间超过 12 h,遵医嘱预防性使用抗生素。

5.协助治疗

如果足月 PROM 破膜后未临产,在排除其他并发症的情况下,对无剖宫产指征者,应在破膜后12 h内积极引产。对于宫颈条件成熟的足月 PROM 孕妇,行缩宫素静脉滴注是首选的引产方法;对于宫颈条件不成熟且无促宫颈成熟及经阴道分娩禁忌证者,可用机械方法(包括低位水囊、Foley 管、昆布条、海藻棒等)和药物促进宫颈成熟(主要是前列腺素制剂)。对于PPROM,若妊娠小于 24 周应终止妊娠;若妊娠在 24～27^{+6}周,符合保胎条件时,应根据孕妇和家属的意愿进行保胎或终止妊娠,但保胎过程长、风险大,要充分告知孕妇及家属保胎过程中的风险;若妊娠在 28～33^{+6}周,符合保胎条件时,应保胎、延长孕周至 34 周,保胎过程中给予糖皮质激素和抗生素治疗,密切监测母胎状况。

九、结果评价

（1）孕妇体温、血象正常,未发生感染。

（2）妊娠结局较好,未发生早产、脐带脱垂、胎盘早剥。

第九章　妊娠合并症妇女的护理

第一节　心脏病

妊娠合并心脏病(包括妊娠前已患有的心脏病、妊娠后发现或发生的心脏病)是妇女在围生期患有的一种严重的妊娠合并症,我国发病率约为 1 %。妊娠、分娩及产褥期间心脏及血流动力学的改变,可加重心脏疾病孕产妇的心脏负担而诱发心力衰竭,是孕产妇死亡的重要原因之一,在我国孕产妇死因顺位中高居第二位,为非直接产科死因的首位。

随着心血管外科诊疗技术的发展,先天性心脏病病人可获得早期根治或部分纠正,越来越多的先天性心脏病女性患者获得妊娠和分娩机会。因此,妊娠合并心脏病的类型构成比也随之发生改变。其中,先天性心脏病占 35 %～50 %,位居第一位。其余依次为风湿性心脏病、妊娠期高血压疾病性心脏病、围生期心肌病、贫血性心脏病及心肌炎等。随着社会经济的发展、广谱抗生素的应用及人们保健意识的增强,风湿性心脏病的发生率呈逐年下降的趋势,但在部分发展中国家及我国相对贫困落后的边远地区,妊娠合并风湿性心脏病仍较常见。

一、妊娠、分娩对心脏病的影响

(一)妊娠期

妊娠期妇女循环血容量于妊娠第 6 周开始逐渐增加,32～34 周达高峰,较妊娠前增加30 %～45 %,此后维持在较高水平,产后 2～6 周逐渐恢复正常。总循环血量的增加可引起心排血量增加和心率加快。妊娠早期主要引起心排血量增加,妊娠 4～6 个月时增加最多,较妊娠前增加 30 %～50 %。孕妇体位对心排血量影响较大,约 5 %的孕妇可因体位改变使心排血量减少而出现不适,如仰卧位低血压综合征。妊娠中晚期,孕妇需增加心率以适应血容量的增多,至妊娠末期孕妇心率每分钟约增加 10 次。随妊娠进展子宫增大、膈肌升高,使心脏向上、向左前发生移位,心尖冲动向左移位 2.5～3 cm,导致心脏大血管轻度扭曲;又由于心率增快和心排血量增加,心脏负荷进一步加重;对于妊娠合并血流限制性损害心脏病孕妇,如二尖瓣狭窄及肥厚性心肌病,易出现明显症状,甚至诱发心力衰竭而危及生命。

(二)分娩期

分娩期是孕妇血流动力学变化最显著的阶段,机体能量及氧气的消耗增加,是心脏负担最重的时期。每次宫缩时有 250～500 mL 液体被挤入体循环,回心血流量增多使心排血量增加24 %,同时有血压增高、脉压增宽及中心静脉压升高。第二产程中,除子宫收缩外,腹肌和骨骼肌的收缩使外周循环阻力增加,且分娩时产妇屏气使肺循环压力增加,如患有先天性心脏病,孕妇可使之前左向右分流转为右向左分流而出现发绀。腹腔压力增高,内脏血液向心脏回流增加,此时心脏前后负荷显著加重。第三产程胎儿娩出后,腹腔内压力骤减,大量血液流向内脏,回心血量减少;继之胎盘娩出,胎盘循环停止,使回心血量骤增,造成血流动力学急剧变化,妊娠合并心脏病的孕妇极易诱发心力衰竭和心律失常。

(三)产褥期

产后3天内,子宫收缩使大量血液进入体循环,且产妇体内组织间隙潴留的液体也开始回流至体循环;而妊娠期出现的一系列心血管系统的变化尚不能立即恢复至非孕状态,加之产妇伤口和宫缩疼痛、分娩疲劳、新生儿哺乳等负担,仍须警惕心力衰竭的发生。

综上所述,妊娠32～34周、分娩期(第一产程末、第二产程)及产褥期的最初3天内,是患有心脏病孕产妇最危险的时期,护理时应严密监护,确保母婴安全。

二、心脏病对妊娠、分娩及胎儿的影响

心脏病不影响病人受孕。心脏病变较轻、心功能Ⅰ～Ⅱ级、无心力衰竭病史且无其他并发症者,在密切监护下可以妊娠,必要时给予治疗。但有下列情况者一般不宜妊娠:心脏病变较重、心功能Ⅲ～Ⅳ级、既往有心力衰竭病史、肺动脉高压、严重心律失常、右向左分流型先天性心脏病(法洛四联症等)、围生期心肌病遗留有心脏扩大、并发细菌性心内膜炎、风湿热活动期者。患以上疾病的病人在孕期极易诱发心力衰竭,故不宜妊娠,若已妊娠应在早期终止。

心脏病孕妇心功能状态良好者,母儿相对安全,且多以剖宫产终止妊娠。不宜妊娠的心脏病病人一旦受孕或妊娠后心功能状态不良者,流产、早产、死胎、胎儿生长受限、胎儿宫内窘迫及新生儿窒息的发生率明显增加,围生儿死亡率增高,是正常妊娠的2～3倍。部分治疗心脏病的药物对胎儿也存在潜在毒性反应,如地高辛可通过胎盘屏障到达胎儿体内,对胎儿产生影响。多数先天性心脏病为多基因遗传,双亲中任何一方患有先天性心脏病,其后代先天性心脏病及其他畸形的发生机会较对照组增加5倍,如室间隔缺损、肥厚型心肌病、马方综合征等均有较高的遗传性。

三、处理原则

处理原则是积极防治心力衰竭和感染。建立妊娠合并心脏病孕产妇抢救体系。

(一)非孕期

根据病人所患有的心脏病类型、病情程度及心功能状态,进行妊娠风险咨询和评估,确定其是否可以妊娠。对不宜妊娠者,应指导其采取正确的避孕措施。

(二)妊娠期

凡不宜妊娠者应终止妊娠,早期妊娠宜在妊娠12周前行治疗性人工流产术。妊娠超过12周者应根据妊娠风险分级、心功能状态、医院的医疗技术水平和条件、病人及家属的意愿和对疾病风险的了解及承受程度等综合判断和分层管理。密切监护,积极防治心力衰竭。对于顽固性心力衰竭者应与心内、心外、麻醉、重症等科室医师联系,在严密监护下行剖宫产术终止妊娠。

定期产前检查,防治心力衰竭妊娠者应从妊娠早期开始定期进行产前检查。是否进行系统产前检查的心脏病孕妇,心力衰竭发生率和孕产妇死亡率可相差10倍。心脏病高危病人应接受多学科诊治和监测。正确评估母体和胎儿情况,积极预防和治疗各种引起心力衰竭的疾病,动态观察心脏功能,减轻心脏负荷,适时终止妊娠。

(三)分娩期

(1)心功能Ⅰ～Ⅱ级,胎儿不大、胎位正常、宫颈条件良好者,在严密监护下可经阴道分娩,第二产程时需给予阴道助产,防止心力衰竭和产后出血。

（2）心功能Ⅲ～Ⅳ级，胎儿偏大、宫颈条件不佳、有其他并发症者，可选择剖宫产终止妊娠。因为剖宫产可减少孕产妇长时间子宫收缩而引起的血流动力学改变，从而减轻心脏负担。不宜再次妊娠者，可同时行输卵管结扎术。

（四）产褥期

产后3天内，尤其是产后24 h内，仍是心力衰竭发生的危险时期，产妇应充分休息且需严密监护。心功能Ⅲ级及以上者不宜哺乳。

四、护理评估

（一）健康史

护士在孕妇就诊时应详细、全面地了解产科病史和既往病史，包括有无不良孕产史、心脏病诊治史，如心脏病矫治术、心瓣膜置换术、射频消融术，以及与心脏病有关的疾病史、相关检查、心功能状态及诊疗经过、有无心衰病史等。了解孕妇和家人对妊娠的适应状况，如药物的使用、日常活动、睡眠与休息、营养与排泄等，动态观察心功能状态及妊娠经过。

（二）身心状况

1.判定心功能状态

根据美国纽约心脏病协会（NYHA）分级方案，确定孕产妇的心功能。

NYHA根据病人生活能力状况，将心脏病孕妇心功能分为4级。

Ⅰ级：一般体力活动不受限制。

Ⅱ级：一般体力活动轻度受限制，活动后心悸、轻度气短，休息时无症状。

Ⅲ级：一般体力活动明显受限制，休息时无不适，轻微日常工作即感不适、心悸、呼吸困难，或既往有心力衰竭史者。

Ⅳ级：一般体力活动严重受限制，不能进行任何体力活动，休息时有心悸、呼吸困难等心力衰竭表现。

此种分级方案简便易行，但主要依据为主观症状，与客观检查有一定的差异性。体力活动的能力受平时训练、体力强弱、感觉敏锐性的影响，个体差异很大。因此，NYHA对心脏病心功能分级进行多次修订，1994年采用并行的两种分级方案，即第一种是上述病人主观功能容量，第二种是根据客观检查手段（心电图、负荷试验、X射线、B型超声心动图等）来评估心脏病严重程度。后者将心脏病分为A、B、C、D 4级。

A级：无心血管病的客观依据。

B级：客观检查表明属于轻度心血管病病人。

C级：客观检查表明属于中度心血管病病人。

D级：客观检查表明属于重度心血管病病人。

其中，轻、中、重的标准未做出明确规定，由医师根据检查结果进行判断。一般将病人的两种分级并列，如心功能Ⅱ级C、Ⅰ级B等。

2.评估与心脏病有关的症状和体征

如呼吸、心率，以及有无活动受限、发绀、心脏增大征、肝大、水肿等，尤其注意评估有无早期心力衰竭的表现。对于存在诱发心力衰竭因素的孕产妇，须及时识别心衰指征。

（1）妊娠期：评估胎儿宫内健康状况，胎心胎动计数，孕妇宫高、腹围及体重的增长是否与停经月份相符。评估孕妇的睡眠、活动、休息、饮食、出入量等情况。

(2)分娩期:评估宫缩及产程进展情况。

(3)产褥期:评估母体康复及身心适应状况,尤其注意评估与产后出血和产褥感染相关的症状和体征,如生命体征,宫缩,恶露的量、色及性质,疼痛与休息,母乳喂养及出入量,注意及时识别心衰先兆。

3.心理-社会状况

随着妊娠的进展,心脏负担逐渐加重,由于缺乏相关知识,孕产妇及家属的心理负担较重,甚至产生恐惧心理而不能合作。如产后分娩顺利,母子平安,产妇则逐渐表现出情感性和动作性护理婴儿的技能;如分娩不顺利,产妇则心情抑郁,少言寡语。因此,应重点评估孕产妇及家属的相关知识掌握情况、母亲角色的获得及心理状况。

(三)辅助检查

①心电图:常规12导联心电图帮助诊断心率异常、心肌缺血、心肌梗死及梗死的部位等,有助于判断心脏起搏状况和药物或电解质对心脏的影响。

②24 h动态心电图:协助阵发性或间歇性心律失常和隐匿性心肌缺血的诊断,提供心律失常的持续时间和频次等,为临床诊治提供依据。

③超声心动图:可精确反映各心腔大小的变化、心瓣膜结构及功能情况。

④X射线检查:显示有心脏扩大,尤其个别心腔扩大。

⑤胎儿电子监护仪:胎动评估,预测宫内胎儿储备能力,评估胎儿健康状况。

⑥心肌酶学和肌钙蛋白检测:提示有无心肌损伤。脑钠肽的检测可作为有效的心衰筛查和判断预后的指标。血常规、肝肾功能、凝血功能、血气分析等,根据病情酌情选择。

五、常见护理诊断/问题

1.活动无耐力

活动无耐力与心排血量下降有关。

2.潜在并发症

心力衰竭、感染。

六、护理目标

(1)孕产妇能结合自身情况,描述可以进行的日常活动。

(2)孕产妇不发生心力衰竭、感染。

七、护理措施

(一)非孕期

根据心脏病的类型、病变程度、心功能状态及是否有手术矫治史等具体情况,进行妊娠风险咨询和评估,综合判断耐受妊娠的能力。对不宜妊娠者,指导病人采取有效措施严格避孕。

(二)妊娠期

1.加强孕期保健

(1)定期产前检查或家庭访视:妊娠20周前每两周行产前检查1次,妊娠20周后,尤其是32周后,需1周检查1次,由产科医师和其他多学科医师共同完成,并根据病情需要调节检查间期。重点评估心脏功能情况及胎儿宫内情况,可早期发现诱发心力衰竭的各种潜在危险因素。有早期心力衰竭征象者,应立即住院。若孕期顺利,亦应在 36～38 周提前住院待产。

(2)识别早期心力衰竭的征象:①轻微活动后即有胸闷、心悸、气短;②休息时心率超过每分钟 110 次,呼吸大于每分钟 20 次;③夜间常因胸闷而需坐起呼吸,或需到窗口呼吸新鲜空气;④肺底部出现少量持续性湿啰音,咳嗽后不消失。病人出现上述征象时应考虑为早期心衰,需及时处理。

2.预防心力衰竭

(1)充分休息,避免过劳:每日至少 10 h 睡眠。避免过劳及情绪激动。休息时应采取左侧卧位或半卧位。提供良好的家庭支持系统,避免因过劳及精神压力诱发心力衰竭。

(2)营养科学合理:限制过度加强营养导致体重过度增长。以体重每周增长不超过 0.5 kg,整个妊娠期不超过 12 kg 为宜。保证合理的高蛋白、高维生素饮食的摄入及铁剂的补充,20 周以后预防性应用铁剂防止贫血。适当限制食盐量,一般每日食盐量不超过 5 g。宜少量多餐,多食蔬菜和水果,防止便秘加重心脏负担。

(3)预防治疗诱发心力衰竭的各种因素:卧床休息期间注意翻身拍背,协助排痰,保持外阴清洁,加强保暖。必要时持续监测心率、心律、呼吸、血压、血氧饱和度等。使用输液泵严格控制输液滴速。风湿性心脏病致心衰者,协助病人经常变换体位,活动双下肢,以防形成血栓。临产后及时加用抗生素以防感染。

(4)健康教育:促进家庭成员适应孕妇妊娠造成的压力,提高孕妇自我照顾能力,完善家庭支持系统。指导孕妇及家属掌握妊娠合并心脏病的相关知识,包括如何自我照顾,限制活动程度,诱发心力衰竭的因素及预防,识别早期心衰的常见症状和体征,遵医嘱服药,掌握应对措施。及时为家人提供信息,使其了解孕妇目前的身心状况,妊娠的进展情况,监测胎动的方法及产时、产后的护理方法,以减轻孕妇及家人的焦虑心理,安全度过妊娠期。

3.急性心力衰竭的紧急处理

(1)体位:病人取半卧位或端坐位,双腿下垂,减少静脉血回流。

(2)吸氧:立即高流量鼻导管吸氧,根据动脉血气分析结果进行氧流量调整,严重者采用无创呼吸机持续加压,增加肺泡内压,加强气体交换,对抗组织液向肺泡内渗透。

(3)开放静脉通道,按医嘱用药:注意观察用药时的毒性反应。对妊娠晚期,有严重心力衰竭者,宜与内科医师联系,在控制心力衰竭的同时,紧急行剖宫产术取出胎儿,以减轻心脏负担,挽救孕妇的生命。

(三)分娩期

1.严密观察产程进展,防止心力衰竭发生

(1)孕妇取左侧卧位,避免仰卧,防止仰卧位低血压综合征发生。分娩时采取半卧位,臀部抬高,下肢放低。密切观察子宫收缩、胎头下降及胎儿宫内情况,随时评估孕妇的心功能状态,正确识别早期心力衰竭的症状及体征。第一产程,每 15 min 测血压、脉搏、呼吸、心率各 1 次,每 30 min 测胎心率 1 次。第二产程,每 10 min 测 1 次上述指标,或使用胎儿电子监护仪持续监护。遵医嘱给予高浓度面罩吸氧,进行药物治疗并注意用药后观察。

(2)缩短第二产程,减少产妇体力消耗。宫缩时不宜用力,指导并鼓励产妇以呼吸及放松技巧减轻不适感,必要时给予硬膜外麻醉。宫口开全后需行产钳术或胎头吸引术缩短产程,以免消耗大量体力,同时应做好抢救新生儿的各种准备工作。

(3)预防产后出血和感染。胎儿娩出后,腹部应立即放置沙袋,持续 24 h,以防腹压骤降诱发心力衰竭。为防止产后出血过多,可静脉或肌内注射缩宫素 10～20 U,禁用麦角新碱,以防静脉压升高。遵医嘱进行输血、输液时,使用输液泵控制滴速和补液量,以免增加心脏额外负担,并随时评估心脏功能。一切操作严格遵循无菌操作规程,并按医嘱给予抗生素预防感染。

2.给予生理及情感支持,降低产妇及家属焦虑

医护人员有责任提供并维护安静、舒适、无刺激性的分娩环境,陪伴产妇并给予情感及生理上的支持与鼓励,及时提供信息,协助产妇及家属了解产程进展情况,并取得配合,减轻其焦虑感,保持情绪平稳,维护家庭关系和谐。

(四)产褥期

1.监测并协助产妇恢复孕前的心功能状态

(1)产后 72 h 严密监测生命体征:正确识别早期心衰症状,产妇应取半卧位或左侧卧位,保证充足的休息,必要时遵医嘱给予镇静剂;在心脏功能允许的情况下,鼓励其早期下床适度活动,以防止血栓形成。制订循序渐进式的自我照顾计划,逐渐恢复自理能力。

(2)一般护理及用药护理:心功能Ⅰ～Ⅱ级的产妇可以母乳喂养,但应避免过劳,保证充足的睡眠和休息。Ⅲ级或以上者,应及时回乳,指导家属人工喂养的方法。及时评估有无膀胱胀满,保持外阴部清洁;指导摄取清淡饮食,少量多餐,防止便秘,必要时遵医嘱给予缓泻剂。产后按医嘱预防性使用抗生素及协助恢复心功能药物,并严密观察其不良反应。

2.促进亲子关系建立,避免产后抑郁发生

心脏病产妇通常非常担心新生儿是否有心脏缺陷,同时由于自身原因而不能亲自参与照顾,会产生愧疚、烦躁的心理。因此,护士应详细评估其身心状况及家庭功能,并与其家人共同制订康复计划,采取渐进式、以恢复自理能力为目的的护理措施。若心功能状态尚可,应鼓励产妇适度地参加照顾婴儿的活动,若可以母乳喂养,护士应予以详细指导,以增加母子互动。如果新生儿有缺陷或死亡,应允许产妇表述其情感,并给予理解和安慰,防止产后抑郁症的发生。

3.做好出院指导

制订详细的出院计划,包括社区家庭访视的相关内容,确保产妇和新生儿得到良好的照顾。指导产妇和家人与心内科医师定期交流,积极治疗原发心脏疾病,根据病情及时复诊。未做绝育术者,应建议采取适宜的避孕措施,严格避孕。

八、结果评价

(1)孕产妇知晓心脏病对身心的影响,掌握自我保健措施。

(2)孕产妇能列举预防心衰和感染的措施,分娩过程顺利,母婴健康。

第二节　糖尿病

妊娠合并糖尿病属高危妊娠,孕妇可增加与之有关的围生期疾病的患病率和病死率。由于胰岛素等药物的应用,糖尿病得到了有效的控制,围生儿死亡率下降至 3 %,但糖尿病孕妇的临床经过复杂,母婴并发症仍常见,临床须予以重视。妊娠合并糖尿病包括两种类型:①原有糖尿病(DM)的基础上合并妊娠,也称为孕前糖尿病(PGDM),临床该类病人不足 10 %。②妊娠糖尿病(GDM),为妊娠前糖代谢正常,妊娠期才出现的糖尿病。糖尿病孕妇中,90 %以上为 GDM,多数病人血糖于产后恢复正常,但将来患 2 型糖尿病的概率增加。

一、妊娠、分娩对糖尿病的影响

妊娠可使原有糖尿病病人的病情加重,使隐性糖尿病显性化,使既往无糖尿病的孕妇发生 GDM。

1.妊娠期

正常妊娠时,孕妇本身代谢增强,胎儿从母体摄取葡萄糖增加,葡萄糖需要量较非孕时增加;妊娠早期,空腹血糖较低,部分病人可能会出现低血糖。随妊娠进展,拮抗胰岛素样物质增加,胰岛素用量需要不断增加。

2.分娩期

分娩过程中,子宫收缩消耗大量糖原,产妇进食量减少,若未及时调整胰岛素使用剂量,易发生低血糖。临产后孕妇紧张及疼痛,可能引起血糖较大波动,使得胰岛素用量不易掌握。因此,产程中应严密观察血糖变化,根据孕妇血糖水平调整胰岛素用量。

3.产褥期

分娩后,胎盘分泌的抗胰岛素物质迅速消失,胰岛素用量应立即减少。随之,全身内分泌系统逐渐恢复至非孕期状态。

妊娠合并糖尿病的孕产妇,在妊娠期、分娩期、产褥期体内糖代谢复杂多变,应用胰岛素治疗时,若未及时调整胰岛素用量,部分病人可能出现血糖过低或过高,严重者甚至导致低血糖昏迷及酮症酸中毒,护士应注意观察。

二、糖尿病对妊娠、分娩的影响

糖尿病对母儿的危害及其程度取决于糖尿病病情及血糖控制水平。孕前及孕期血糖控制不良者,母儿的近、远期并发症将明显增加。

(一)对孕妇的影响

1.流产

妊娠合并糖尿病孕妇的流产发生率为 15 %～30 %。糖尿病病人宜在血糖控制正常后妊娠。

2.妊娠期并发症

糖尿病导致病人血管病变,小血管内皮细胞增厚,管腔狭窄,组织供血不足,存在严重胰岛素抵抗状态及高胰岛素血症,易并发妊娠期高血压疾病,发生率为非糖尿病孕妇的 2～4 倍。

当并发肾脏疾病时,妊娠期高血压及子痫前期发病率在 50 ％以上,且孕妇及围生儿预后较差。同时,因巨大胎儿发生率明显增高,故手术产、产伤及产后出血发生率明显增高。

3.感染

感染为糖尿病主要的并发症。未能很好控制血糖的孕妇极易发生感染,感染亦可加重糖尿病代谢紊乱,甚至诱发酮症酸中毒等急性并发症。与糖尿病有关的妊娠期感染有外阴阴道假丝酵母菌病、肾盂肾炎、无症状菌尿症、产褥感染及乳腺炎等。

4.羊水过多

羊水过多发生率较非糖尿病孕妇多 10 倍,可能与胎儿高血糖、高渗性利尿致胎尿排出增多有关。发现糖尿病孕期越晚,孕妇血糖水平越高,羊水过多越常见。血糖得到控制,羊水量也能逐渐转为正常。

5.糖尿病酮症酸中毒

由于妊娠期复杂的代谢变化,加之高血糖及胰岛素相对或绝对不足,代谢紊乱导致脂肪分解加速,血清酮体急剧升高,进一步发展为代谢性酸中毒。其不仅是孕妇死亡的主要原因,也可导致胎儿畸形、胎儿窘迫及胎死宫内。

6.增加再次妊娠患 GDM 的风险

孕妇再次妊娠时,GDM 复发率为 30 ％～50 ％。远期患糖尿病概率增加,17 ％～63 ％的将发展为2 型糖尿病。同时,远期心血管系统疾病发生概率亦随之增加。

(二)对胎儿的影响

1.巨大胎儿

巨大胎儿发生率为 25 ％～40 ％,其原因为胎儿长期处于母体高血糖所致的高胰岛素血症环境中,促进蛋白、脂肪合成和抑制脂解作用,导致躯体过度发育。GDM 孕妇体重指数过大是发生巨大胎儿的重要危险因素。

2.流产和早产

妊娠早期导致胚胎死亡而流产。合并羊水过多易发生早产,存在妊娠期高血压疾病、胎儿窘迫等并发症时,常需提前终止妊娠,早产发生率为 10 ％～25 ％。

3.胎儿生长受限(FGR)

FGR 发生率为 21 ％。妊娠早期高血糖有抑制胚胎发育的作用,导致妊娠早期胚胎发育落后。糖尿病合并微血管病变者,胎盘血管常出现异常,影响胎儿发育。

4.胎儿畸形

胎儿畸形以心血管畸形和神经系统畸形常见。严重畸形发生率为正常妊娠的 7～10 倍,与受孕后最初数周高血糖水平密切相关,是围生儿死亡的重要原因。孕前患糖尿病者应在妊娠期加强对胎儿畸形的筛查。

(三)对新生儿的影响

1.新生儿肺透明膜病

高血糖刺激胎儿胰岛素分泌增加,形成高胰岛素血症,后者具有拮抗糖皮质激素促进肺泡Ⅱ型细胞表面活性物质合成及释放的作用,使胎儿肺表面活性物质产生及分泌减少,胎儿肺成熟延迟,故新生儿肺透明膜病发生率增加。

2.新生儿低血糖

新生儿脱离母体高血糖环境后,高胰岛素血症仍存在,若不及时补充糖,易发生低血糖,严重时危及新生儿生命。

三、处理原则

加强孕期母儿监护,严格控制孕产妇血糖值,选择正确的分娩方式,防止并发症的发生。

(1)糖尿病妇女于妊娠前应判断糖尿病的程度,以确定妊娠的可能性。

(2)允许妊娠者,需在内分泌科医师、产科医师及营养师的密切监护指导下,尽可能将血糖控制在正常或接近正常范围内,并选择正确的分娩方式,防止并发症的发生。

四、护理评估

(一)健康史

评估孕妇糖尿病病史及家族史,有无复杂性外阴阴道假丝酵母菌病、不明原因反复流产、死胎、巨大胎儿或分娩足月新生儿肺透明膜病史、胎儿畸形、新生儿死亡等不良孕产史;本次妊娠经过、病情管理及目前用药情况;有无胎儿偏大或羊水过多等潜在高危因素。同时,注意评估有无肾脏、心血管系统及视网膜病变等合并症的症状及体征。

(二)身心状况

1.症状与体征

评估孕妇有无三多症状(多饮、多食、多尿);有无妊娠前体重超重或肥胖、糖耐量异常史;有无皮肤瘙痒,尤其是外阴瘙痒。因高血糖可导致眼房水与晶体渗透压改变而引起眼屈光改变,患病孕妇可出现视物模糊。评估糖尿病孕妇有无产科并发症,如低血糖、高血糖、妊娠期高血压疾病、酮症酸中毒、感染等。确定胎儿宫内发育情况,注意有无巨大胎儿或胎儿生长受限。分娩期重点评估孕妇有无低血糖及酮症酸中毒症状,如心悸、出汗、面色苍白、饥饿感或出现恶心、呕吐、视物模糊、呼吸快且有烂苹果味等;评估静脉输液的性质与速度;监测产程的进展、子宫收缩、胎心率、母体生命体征等有无异常。产褥期主要评估有无低血糖或高血糖症状,有无产后出血及感染征兆,评估新生儿状况。

2.评估糖尿病的病情及预后

按 White 分类法,即根据病人糖尿病的发病年龄、病程长短及有无血管病变进行分期,有助于判断病情的严重程度及预后。

A 级:妊娠期诊断的糖尿病。

A1 级:经控制饮食,空腹血糖小于 5.3 mmol/L,餐后 2 h 血糖小于 6.7 mmol/L。

A2 级:经控制饮食,空腹血糖大于等于 5.3 mmol/L,餐后 2 h 血糖大于等于 6.7 mmol/L。

B 级:显性糖尿病,20 岁以后发病,病程小于 10 年。

C 级:10～19 岁发病,或病程 10～19 年。

D 级:10 岁前发病,或病程大于等于 20 年,或合并单纯性视网膜病。

F 级:糖尿病性肾病。

R 级:眼底有增生性视网膜病变或玻璃体积血。

H 级:冠状动脉粥样硬化性心脏病。

T 级:有肾移植史。

3.心理-社会状况

由于糖尿病的特殊性,应评估孕妇及家人对疾病知识的掌握程度、认知态度,有无焦虑、恐惧心理,社会及家庭支持系统是否完善,等等。

(三)辅助检查

(1)妊娠前未进行过血糖检查的孕妇,尤其是存在糖尿病高危因素者,首次产前检查时需明确是否存在糖尿病,妊娠期血糖升高达到以下任何一项标准应诊断为 PGDM。

①空腹血糖(FBG)≥7.0 mmol/L(126 mg/dl)。

②75 g 口服葡萄糖耐量试验(OGTT),服糖后 2 h 血糖≥11.1 mmol/L(200 mg/dl)。

③伴有典型的高血糖症状或高血糖危象,同时随机血糖≥11.1 mmol/L(200 mg/dl)。

④糖化血红蛋白(HbAlc)≥6.5 %。

(2)在妊娠 24~28 周及 28 周后首次就诊时,所有尚未被诊断为 PGDM 或 GDM 的孕妇,应进行 75 g OGTT 检测。

OGTT 的方法:OGTT 前 1 日晚餐后禁食至少 8 h 至次日晨(最迟不超过上午 9 时)。OGTT 试验前连续 3 天正常体力活动、正常饮食,即每日进食碳水化合物不少于 150 g,检查期间静坐、禁烟。检查时,5 min 内口服含 75 g 葡萄糖的液体 300 mL,分别抽取服糖前、服糖后 1 h、2 h 的静脉血(从开始饮用葡萄糖水计算时间),放入含有氟化钠的试管中,采用葡萄糖氧化酶法测定血浆葡萄糖水平。

75 g OGTT 的诊断标准:空腹及服糖后 1 h、2 h 的血糖值分别为 5.1 mmol/L、10.0 mmol/L、8.5 mmol/L(92 mg/dl、180 mg/dl、153 mg/dl)。任何一点血糖值达到或超过上述标准即诊断为 GDM。

(3)医疗资源缺乏地区或孕妇具有 GDM 高危因素,建议妊娠 24~28 周首先检查空腹血糖(FBG)。FBG≥5.1 mmol/L 者,可以直接诊断为 GDM,不必再做 75 g OGTT;而 4.4 mmol/L≤FBG<5.1 mmol/L 者,应尽早做 75 g OGTT;FBG<4.4 mmol/L 者,可暂不做 75 g OGTT。

(4)胎儿监测。

①胎儿超声心动图检查:胎儿发育的监测尤其注意检查胎儿中枢神经系统和心脏的发育;妊娠晚期应每 4~6 周进行 1 次超声检查,尤其注意监测胎儿腹围和羊水量的变化。

②无应激试验(NST):需要应用胰岛素或口服降糖药物者,应自妊娠 32 周起,每周行 1 次 NST 检查,36 周后每周 2 次,了解胎儿宫内储备能力,可疑胎儿生长受限时尤其应严密监测。

③胎盘功能测定:连续动态测定孕妇尿雌三醇及血中 HPL 值,及时判定胎盘功能。

(5)肝肾功能检查:24 h 尿蛋白定量、尿酮体及眼底等相关检查。

五、常见护理诊断/问题

1.有血糖不稳定的危险

有血糖不稳定的危险与血糖代谢异常有关。

2.知识缺乏

孕妇缺乏血糖监测、妊娠合并糖尿病自我管理等的相关知识。

六、护理目标

(1)孕妇及家人能够描述个体化饮食方案,体重增长保持在正常范围。

（2）孕妇及家人能描述监测血糖的方法,掌握发生高血糖及低血糖的症状及应对措施,维持母儿健康。

七、护理措施

(一)非孕期

为确保母婴健康,防止畸形儿及并发症的发生,显性糖尿病妇女在妊娠前应寻求产前咨询和详细的评估,由内分泌科医师和产科医师共同研究,确定糖尿病的病情严重程度。按 White 分类法,病情达 D、F、R 级,易造成胎儿畸形、智力障碍、死胎,并可加重孕妇原有病情,不宜妊娠;对器质性病变较轻者,指导控制血糖水平在正常范围内再妊娠。

(二)妊娠期

由于妊娠期糖代谢复杂多变,为预防并减少孕妇及围生儿的并发症,妊娠合并糖尿病孕妇的产前监护及治疗应由产科医师、内分泌医师、营养师、糖尿病专科护士等多学科成员密切配合完成,从而确保母婴的健康与安全。

1.健康教育

通过多媒体授课、手机短信、微信、QQ 群、健康教育短片、床边一对一等多种方式,进行妊娠糖尿病相关知识宣教。指导孕妇正确控制血糖,提高自我监护和自我护理能力,与家人共同制订有针对性的健康教育干预计划,使孕妇掌握注射胰岛素的正确方法、药物作用的药峰时间,配合饮食及合适的运动和休息,并能自行完成血糖或尿糖测试。讲解妊娠合并糖尿病对母儿的危害,预防各种感染的方法,指导孕妇听一些优美抒情的音乐,在专业人员指导下,进行孕期瑜伽练习,保持身心愉悦。教会孕妇掌握高血糖及低血糖的症状及紧急处理步骤,鼓励其外出携带糖尿病识别卡及糖果,避免发生不良后果。

2.孕期母儿监护

孕前患糖尿病孕妇在妊娠早期应每周产前检查 1 次至第 10 周。妊娠中期每两周检查 1 次,一般妊娠 20 周时需要依据孕妇的血糖控制水平,及时调整胰岛素的用量,妊娠 32 周后每周检查1次。指导孕妇每周测量体重、宫高、腹围,每天监测血压,定期监测胎心音等,确保胎儿安全。

(1)孕妇监护。除常规的产前检查内容外,应对孕妇进行糖尿病相关检查,防止并发症的发生。①血糖监测:包括自我血糖监测(SMBG)、连续动态血糖监测(CGM)和糖化血红蛋白(HbA1c)监测。SMBG 能反映实时血糖水平,其结果有助于评估糖尿病病人糖代谢紊乱的程度,为病人制定个性化生活方式干预和优化药物干预方案提供依据,提高治疗的有效性和安全性。②肾功能监测及眼底检查:每次产前检查做尿常规监测尿酮体和尿蛋白。每 1～2 个月进行 1 次肾功能测定及眼底检查。

(2)胎儿监测。了解胎儿健康状况:①超声和血清学筛查胎儿畸形;②胎动计数;③无激惹试验;④胎盘功能测定。

3.营养治疗

通过个体化的饮食方案实现血糖控制,饮食方案的设计应综合考虑个人饮食习惯、体力活动水平、血糖水平及孕妇妊娠期生理学特点,在限制碳水化合物摄入的同时保证充足的营养供给和产妇体重适当增加,并将血糖维持在正常水平,减少酮症的发生。

(1)控制能量摄入:可协助管理体重、控制血糖及避免巨大胎儿发生。根据孕前身体质量指数(BMI)决定妊娠期能量摄入量。孕前超重的孕妇,妊娠期每日应摄入能量 25~30 kcal/kg,孕前肥胖的孕妇,每日能量摄入应减少 30 %,但不低于 1 600~1 800 kcal/d。每日摄入的碳水化合物应占总能量的 35 %~45 %,且每日碳水化合物的摄入量应大于等于 175 g(非妊娠期女性为 130 g/d),并将其分为 3 份小或中量餐及 2~4 份加餐,睡前适当加餐可避免夜间酮症的发生。

(2)饮食指导:请营养师给予协助制定营养配餐。碳水化合物应多选择血糖生成指数较低的粗粮,如莜麦面、荞麦面、燕麦面、玉米面、薯类等富含维生素 B、多种微量元素及食物纤维的主食,长期食用可降低血糖、血脂;鱼、肉、蛋、牛奶、豆类等食品富含蛋白质、无机盐和维生素,且含不饱和脂肪酸,能降低血清胆固醇及甘油三酯;增加含铬丰富及降糖食物的摄入量,猕猴桃、苦瓜、洋葱、香菇、柚子、南瓜、牡蛎等是糖尿病人理想的食物。同时,病人不宜吃各种糖、蜜饯、糖制糕点等,食用易出现高血糖;不宜吃含高胆固醇的食物及动物脂肪,如动物的肝、蛋黄、黄油、猪牛羊油等,易使血脂升高,发生动脉粥样硬化;不宜饮酒。增加含铁、钙、维生素等微量元素的食物摄入,适当限制钠盐的摄入。

(3)体重管理:妊娠前肥胖或超重的女性应在减轻体重后妊娠。妊娠前 BMI 在 25.0~29.9 kg/m² 的孕妇应增重 7.0~11.5 kg,中晚孕期平均每周增重 0.28 kg(0.23~0.33 kg);妊娠前 BMI>30.0 kg/m² 的孕妇,妊娠期应增重 5~9 kg。

4.运动干预

安全有效的运动有利于改善妊娠糖尿病病人对葡萄糖的有效利用,改善葡萄糖代谢异常,降低血糖水平。在护理干预中,应充分体现个体化及安全性的特点,指导孕妇结合自身身体条件,科学把握运动的时间和强度,避免在空腹或胰岛素剂量过大的情况下运动,避免做剧烈运动如球类运动等,运动方式以有氧运动最好,如瑜伽、散步、上臂运动、太极拳、孕妇操、游泳,强度以孕妇自己能够耐受为原则。不宜下床活动的孕妇,可选择在床上活动,如做上肢运动。进食 30 min 后运动,每次做 30~40 min 的连续有氧运动,休息 30 min。有氧运动可以降低个别高血糖病人的血糖水平,延缓对胰岛素的用药需求。每日运动时间和量基本不变,通过饮食和适度运动,使孕期体重增加控制在 12 kg 内较为理想。先兆流产者或者合并其他严重并发症者不宜采取运动疗法。

5.合理用药

多数 GDM 孕妇能通过饮食、运动等生活方式的干预使血糖达标;不能达标的 GDM 孕妇,为避免低血糖或酮症酸中毒的发生,首选胰岛素进行药物治疗。显性糖尿病孕妇应在孕前即改为胰岛素治疗。

6.心理支持

维护孕妇自尊,积极开展心理疏导。糖尿病孕妇了解糖尿病对母儿的危害后,可能会因无法完成"确保自己及胎儿安全顺利地度过妊娠期和分娩期"而产生焦虑、恐惧及低自尊的反应,严重者造成身体意象失调。若妊娠分娩不顺利,胎儿产生不良后果,则孕妇心理压力更大。因此,护士应主动建议病人向有资质的机构咨询和改善心理问题。多学科之间的合作可以有效改善糖尿病管理质量,减轻由心理问题造成的不良影响。提供各种交流的机会,对孕产妇及家属介绍妊娠合并糖尿病的相关知识、血糖控制稳定的重要性和降糖治疗的必要性,鼓励其讨论面临的问题及心理感受。以积极的心态面对压力,并协助澄清错误的观念和行为,促进身心健康。

(三)分娩期

1.终止妊娠时机

GDM 孕妇,若血糖控制达标,无母儿并发症,在严密监测下到预产期仍未临产者,可引产终止妊娠;PGDM 及胰岛素治疗的 GDM 孕妇,若血糖控制良好且无母儿并发症,在严密监测下,妊娠 39 周后可终止妊娠;血糖控制不满意或出现母儿并发症的孕妇,应及时入院观察,根据病情决定终止妊娠时机。

2.分娩方式

妊娠合并糖尿病本身不是剖宫产指征,若有胎位异常、巨大胎儿、糖尿病伴微血管病变及其他产科指征,病情严重需终止妊娠时,常选择剖宫产。若决定经阴道分娩者,应制订产程中分娩计划,产程中密切监测孕妇血糖、宫缩、胎心变化,避免产程过长。

3.分娩时护理

严密监测孕妇血糖、尿糖和尿酮体。血糖 5.6～7.8 mmol/L,静滴胰岛素 1.0 U/h;血糖 7.8～10.0 mmol/L,静滴胰岛素 1.5 U/h;血糖大于 10.0 mmol/L,静滴胰岛素 2.0 U/h,提供热量,预防低血糖。准备经阴道分娩者,鼓励产妇取左侧卧位,改善胎盘血液供应。密切监护胎儿状况,产程不宜过长,否则增加酮症酸中毒、胎儿缺氧和感染危险。糖尿病孕妇在分娩过程中,仍需维持身心舒适,以减缓分娩压力。

4.新生儿护理

(1)无论体重大小均按高危儿处理,注意保暖和吸氧等。

(2)新生儿出生时取脐血检测血糖,定时滴服葡萄糖液防止低血糖,注意预防低血钙、高胆红素血症。

(3)糖尿病产妇即使接受胰岛素治疗,哺乳也不会对新生儿产生不良影响。

(四)产褥期

1.调整胰岛素用量

由于胎盘娩出,产妇抗胰岛素激素水平迅速下降,需重新评估胰岛素的需要量,根据血糖情况调整胰岛素用量。妊娠期无须胰岛素治疗的 GDM 产妇,产后可恢复正常饮食,但应避免高糖及高脂饮食。

2.预防产褥感染

糖尿病病人抵抗力下降,易合并感染,应及早识别病人的感染征象并及时处理。鼓励糖尿病产妇实施母乳喂养,做到尽早吸吮和按需哺乳。

3.建立亲子关系,提供避孕指导

及时提供有关新生儿的各种信息,积极为母亲创造各种亲子互动机会,促进家庭和谐关系的建立与发展。遵医嘱采取避孕措施。

4.随访指导

产妇定期接受产科和内科复查,GDM 妇女在产后 6～12 周进行随访,指导其改变生活方式、合理饮食及适当运动,鼓励母乳喂养。随访时建议进行身体质量指数、腰围及臀围的测定,了解产后血糖的恢复情况,建议所有 GDM 妇女产后行 OGTT 测定,如产后正常也需每3年复查 OGTT 1 次,防止患有 GDM 者发展成为2型糖尿病。同时建议对糖尿病病人的子代进行随访及健康生活方式的指导。

八、结果评价

(1)孕妇及家人掌握饮食治疗原则,饮食摄入满足营养需求,母婴健康。

(2)孕妇血糖控制良好,无并发症发生。

第三节 病毒性肝炎

病毒性肝炎是由肝炎病毒引起,以肝细胞变性坏死为主要病变的传染性疾病。根据病毒类型分为甲型、乙型、丙型、丁型、戊型等,其中以乙型最为常见,我国约8%的人群是慢性乙型肝炎病毒(HBV)携带者。HBV 主要经血液传播,母婴传播是其重要的途径,我国高达50%的慢性 HBV 感染者是母婴传播造成的。乙型病毒性肝炎在妊娠期更容易进展为重型肝炎,是我国孕产妇死亡的主要原因之一。

一、妊娠、分娩对病毒性肝炎的影响

妊娠期某些生理变化可使肝脏负担加重或使原有肝脏疾病的病情复杂化,从而发展为重症肝炎。

(1)由于孕早期妊娠反应,母体摄入减少,体内蛋白质等营养物质相对不足,而妊娠期机体基础代谢率增高,各种营养物质需要量增加,肝内糖原储备降低,使肝脏抗病能力下降。

(2)孕妇体内产生大量内源性雌激素均需在肝内灭活,胎儿代谢产物也需经母体肝内解毒,从而加重肝脏负担。妊娠期内分泌系统变化,可激活体内 HBV。

(3)妊娠期某些并发症以及分娩期的疲劳、缺氧、出血、手术及麻醉等均加重肝脏负担。

二、病毒性肝炎对妊娠、分娩的影响

(一)对孕产妇的影响

1.妊娠期并发症增多

妊娠期高血压疾病、产后出血发生率增加。肝功能损害使凝血因子减少致凝血功能障碍,重型肝炎常并发弥散性血管内凝血。

2.孕产妇死亡率高

与非妊娠期相比,妊娠合并肝炎易发展为重型肝炎,以乙型、戊型多见。妊娠合并重型肝炎病死率可高达60%。

(二)对胎儿及新生儿的影响

1.围生儿患病率及死亡率高

妊娠早期患有病毒性肝炎,胎儿畸形发生率高于正常孕妇2倍。肝功能异常的孕产妇流产、早产、死胎、死产和新生儿死亡率明显增加,围生儿死亡率高。

2.慢性病毒携带状态

妊娠期内,胎儿由于垂直传播而被肝炎病毒感染,以乙型肝炎病毒多见。围生期感染的婴

儿,部分转为慢性病毒携带状态,易发展为肝硬化或原发性肝癌。

(三)乙型肝炎病毒母婴传播

1.垂直传播

HBV 通过胎盘引起宫内传播。

2.产时传播

产时传播为母婴传播的主要途径,占 40 ％～60 ％。胎儿通过产道接触母血、羊水、阴道分泌物感染或子宫收缩使胎盘绒毛破裂,母血进入胎儿血液循环,导致新生儿感染。一般认为,母血清 HBV 的 DNA 含量越高,产程越长,感染率越高。目前还没有足够证据表明剖宫产可降低母婴传播风险。

3.产后传播

产后传播可能与新生儿密切接触母亲的唾液和乳汁有关。关于母乳喂养问题,多年来一直争议较多。近年来有证据显示,在新生儿经主、被动免疫后,母乳喂养是安全的。

三、处理原则

感染 HBV 的育龄女性在妊娠前应行肝功能、血清 HBV DNA 检测及肝脏 B 型超声波检查。最佳的受孕时机是肝功能正常、血清 HBV DNA 低水平、肝脏 B 型超声无特殊改变。

(1)妊娠期轻型肝炎孕妇与非孕期肝炎病人相同,主要采用护肝、对症、支持疗法。有黄疸者应立即住院,按重症肝炎处理。

(2)妊娠期重症肝炎孕妇应抗炎护肝,预防肝性脑病,预防 DIC 及肾衰竭。妊娠末期重症肝炎者,经积极治疗 24 h 后,以剖宫产结束妊娠。

治疗期间严密监测肝功能、凝血功能等指标。病人经治疗后病情好转,可继续妊娠。治疗效果不好、肝功能及凝血功能继续恶化的孕妇,应考虑终止妊娠。分娩方式以产科指征为主,但对于病情较严重者或血清胆汁酸明显升高的病人建议剖宫产。

四、护理评估

(一)健康史

评估有无与肝炎病人密切接触史或半年内曾输血、注射血制品史,有无肝炎病家族史及当地流行病史等。重症肝炎者应评估其诱发因素,同时评估治疗用药情况及家属对肝炎相关知识的知晓程度。

(二)身心状况

1.症状与体征

甲型病毒性肝炎的潜伏期为 2～7 周(平均 30 天),起病急、病程短、恢复快。乙型病毒性肝炎潜伏期为 1.5～5 个月(平均 60 天),病程长、恢复慢、易发展成慢性。临床上孕妇常出现不明原因的食欲减退、恶心、呕吐、腹胀、厌油腻、乏力、肝区叩击痛等消化系统症状;重症肝炎多见于妊娠末期,起病急、病情重,表现为畏寒发热、皮肤巩膜黄染迅速、尿色深黄,食欲极度减退、频繁呕吐、腹胀、腹水、肝臭气味、肝脏进行性缩小,出现急性肾衰竭及不同程度的肝性脑病症状,如嗜睡、烦躁、神志不清,甚至昏迷。

2.心理-社会状况

评估孕妇及家人对疾病的认知程度及家庭社会支持系统是否完善。由于担心感染胎儿,孕妇会产生焦虑、矛盾及自卑心理,应给予重点评估。

(三)辅助检查

1.肝功能检查

肝功能检查主要包括 GPT、GOT 等,其中 GOT 是反映肝细胞损伤程度最常用的敏感指标。1%的肝细胞发生坏死时,血清 GOT 水平即可升高 1 倍。胆红素持续上升而转氨酶下降,称为"胆酶分离",提示重型肝炎的肝细胞坏死严重,预后不良。凝血酶原时间延长是诊断重型肝炎的重要指标之一。

2.血清病原学检测及其临床意义

(1)甲型病毒性肝炎:急性期病人血清中抗 HAV-IgM 阳性有诊断意义。

(2)乙型病毒性肝炎:人感染 HBV 后血液中可出现一系列有关的血清学标志物(表 9-1)。

表 9-1　乙型肝炎病毒血清病原学检测及其意义

项目	血清学标志物及意义
HBsAg	HBV 感染的特异性标志,与乙型病毒性肝炎传染性强弱相关,预测抗病毒治疗效果
HBsAb	是保护性抗体,机体具有免疫力,也是评价接种疫苗效果的指标之一
HBeAg	肝细胞内有 HBV 活动性复制,具有传染性
HBeAb	血清中病毒颗粒减少或消失,传染性减低
抗 HBc-IgM	抗 HBc-IgM 阳性可确诊为急性乙肝
抗 HBc-IgG	肝炎恢复期或慢性感染

(3)丙型病毒性肝炎:血清中检测出 HCV 抗体多为既往感染,不可作为抗病毒治疗的证据。

(4)丁型病毒性肝炎:急性感染时 HDV-IgM 出现阳性。慢性感染者 HDV-IgM 呈持续阳性。

(5)戊型病毒性肝炎:由于 HEV 抗原检测困难,而抗体出现较晚,需反复检测。

3.影像学检查

影像学检查主要是 B 型超声波检查,必要时可行磁共振成像(MRI)检查,主要观察肝脾大小,有无肝硬化存在,有无腹腔积液,有无肝脏脂肪变性,等等。

4.凝血功能及胎盘功能检查

凝血酶原时间、HPL 及孕妇血或尿雌三醇检测等。

五、常见护理诊断/问题

1.知识缺乏

孕产妇缺乏有关病毒性肝炎感染途径、传播方式、母儿危害及预防保健等知识。

2.有复杂性悲伤的危险

有复杂性悲伤的危险与肝炎病毒感染造成的母儿损害有关。

3.潜在并发症

肝性脑病、产后出血。

六、护理目标

(1)孕产妇及家人能描述病毒性肝炎的病程、感染途径及自我保健应对措施等。

(2)建立良好的家庭支持系统,减轻孕妇负面情绪,促进母亲角色的获得。

(3)母儿在妊娠期、分娩期及产褥期维持良好的健康状态,无并发症发生。

七、护理措施

(一)加强卫生宣教,普及防病知识

重视高危人群、婴幼儿疫苗接种,采取以切断传播途径为重点的综合性预防措施。重视围婚期保健,提倡生殖健康,夫妇一方患有肝炎者应使用避孕套以免交叉感染。已患肝炎的育龄妇女应做好避孕。患急性肝炎者应于痊愈后半年,最好两年后在医师指导下妊娠。

(二)妊娠期

妊娠合并轻型肝炎者护理内容与非孕期肝炎病人相同,更需注意以下内容。

(1)保证休息,避免体力劳动:加强营养,增加优质蛋白、高维生素、富含碳水化合物、低脂肪食物的摄入,保持大便通畅。详细讲解疾病的相关知识,取得家属的理解和配合。减缓孕妇的自卑心理,提高自我照顾能力,评估孕妇在妊娠期母亲角色获得情况,并及时给予帮助。

(2)定期产前检查,防止交叉感染:医疗机构需开设隔离诊室,所有用物使用 2 000 mg/L 含氯制剂浸泡,严格执行传染病防治的有关规定。定期进行肝功能、肝炎病毒血清病原学标志物的检查。积极治疗各种妊娠并发症,加强基础护理,预防各种感染以免加重肝损害。

(3)减少 HBV 母婴传播:对妊娠中后期 HBV DNA 载量大于 2×10^6 IU/ mL 的孕妇,在充分沟通、权衡利弊的情况下,可于妊娠第 28 周开始给予替诺福韦、替比夫定或拉米夫定,建议于产后 1~3 个月停药,停药后可以母乳喂养。

妊娠合并重症肝炎者的护理应注意以下内容。

(1)保护肝脏,积极防治肝性脑病:遵医嘱给予各种保肝药物。严格限制蛋白质的摄入量,每日应小于 0.5 g/ kg,增加碳水化合物,保持大便通畅。遵医嘱口服新霉素或甲硝唑抑制大肠埃希菌,以减少游离氨及其他毒素的产生及吸收,并严禁肥皂水灌肠。严密观察病人有无性格改变、行为异常、扑翼样震颤等肝性脑病前驱症状。

(2)预防 DIC 及肝肾综合征:严密监测病人生命体征,准确严格限制入液量,记录出入量。应用肝素治疗时,应注意观察有无出血倾向。为防产后出血,产前 4 h 及产后 12 h 内不宜使用肝素治疗。

(三)分娩期

1.密切观察产程进展,促进产妇身心舒适

为产妇及家人提供安全、温馨、舒适的待产分娩环境,注意语言保护,避免各种不良刺激,提供无痛分娩措施。密切观察产程进展,防止并发症发生。

2.监测凝血功能

为预防 DIC,于分娩前 1 周肌注维生素 K_1,20~40 mg/d,配备新鲜血液。密切观察产妇有无口鼻、皮肤黏膜出血倾向,监测出血、凝血时间及凝血酶原时间等。

3.正确处理产程,防止母婴传播及产后出血

于第二产程给予阴道助产,严格执行操作程序,避免软产道损伤及新生儿产伤等引起的母

婴传播。胎儿娩出后,抽脐血做血清病原学检查及肝功能检查。正确应用缩宫素,预防产后出血。

4.预防感染并严格执行消毒隔离制度

产时严格消毒并应用广谱抗生素。凡病毒性肝炎产妇使用过的医疗用品均需用2 000 mg/L的含氯消毒液浸泡后按相关规定处理。

(四)产褥期

1.预防产后出血

观察产妇子宫收缩及阴道流血情况,加强基础护理,并继续遵医嘱给予对肝脏损害较小的抗生素预防感染。同时开始评价其母亲角色的获得,协助建立良好的亲子关系,提高母亲的自尊心。

2.指导母乳喂养

新生儿在出生12 h内注射乙型肝炎免疫球蛋白(HBIG)和乙型肝炎疫苗后,可接受HBsAg阳性母亲的哺乳。对不宜哺乳者,应教会产妇和家人人工喂养的知识和技能。

3.新生儿免疫

《中国慢性乙型肝炎防治指南》指出,HBsAg阳性母亲的新生儿,应在出生后24 h内尽早(最好在出生后12 h)注射HBIG,剂量应大于等于100 U,同时在不同部位接种10 μg重组酵母乙型肝炎疫苗。在1个月和6个月时分别接种第2针和第3针乙型肝炎疫苗,可显著提高阻断母婴传播的效果。

4.健康教育

遵医嘱继续为产妇提供保肝治疗指导,加强休息和营养,指导孕妇采取避孕措施,促进产后康复,必要时及时就诊。

八、结果评价

(1)产妇及家属获得有关病毒性肝炎的相关知识,积极面对现实。

(2)产妇表现出较好的母性行为,母亲角色适应良好。

(3)妊娠及分娩经过顺利,母婴健康。

第四节　缺铁性贫血

贫血是由多种病因引起,通过不同的病理过程,使人体外周血红细胞容量减少,低于正常范围下限的一种常见的临床症状。常以血红蛋白(Hb)浓度作为诊断标准。孕妇外周血血红蛋白小于110 g/L及血细胞比容小于0.33为妊娠期贫血,其中血红蛋白小于等于60 g/L为重度贫血,以缺铁性贫血最常见。

妊娠期妇女由于血容量增加需铁650~750 mg,胎儿生长发育需铁250~350 mg,仅妊娠期约需铁1 000 mg。孕妇每日从饮食中可摄取铁10~15 mg,但机体吸收利用率仅为10 %,即1~1.5 mg。妊娠晚期,机体对铁的最大吸收率虽已达40 %,但仍不能满足母儿需求,如不及时给予补充铁剂,则易耗尽体内储存铁导致贫血。

一、贫血与妊娠的相互影响

(一)对母体的影响

妊娠可使原有贫血病情加重,而贫血则使孕妇妊娠风险增加。由于贫血母体耐受力差,孕妇易产生疲倦感,而长期倦怠感会影响孕妇在妊娠期的心理适应,将妊娠视为一种负担而影响亲子间的感情及产后心理康复。重度贫血可导致贫血性心脏病、妊娠期高血压疾病性心脏病、产后出血、失血性休克、产褥感染等并发症,危及孕产妇生命。

(二)对胎儿影响

孕妇骨髓与胎儿在竞争摄取母体血清铁的过程中,一般是胎儿组织占优势。由于铁通过胎盘转运为单向性运输,胎儿缺铁程度不会太严重。孕妇缺铁严重时,会影响骨髓造血功能致重度贫血,缺乏胎儿生长发育所需的营养物质和胎盘养分,可造成胎儿生长受限、胎儿宫内窘迫、早产、死胎或死产等不良后果。

二、处理原则

补充铁剂,输血,治疗并发症;预防产后出血和感染。

三、护理评估

(一)健康史

评估孕妇既往有无月经过多等慢性失血性病史,有无因不良饮食习惯,如长期偏食或胃肠道功能紊乱导致的营养不良病史。

(二)身心状况

1.症状

轻度贫血者多无明显症状或只有皮肤、口唇黏膜和睑结膜苍白。重者可表现为头晕、乏力、耳鸣、心悸、气短、面色苍白、倦怠、食欲缺乏、腹胀、腹泻等症状,甚至出现贫血性心脏病、妊娠期高血压疾病性心肌病、胎儿生长受限、胎儿窘迫、早产、死胎、死产等并发症的相应症状。同时,贫血孕产妇机体抵抗力低下,容易导致各种感染性疾病。

2.体征

皮肤黏膜苍白,毛发干燥、无光泽、易脱落,指(趾)甲扁干、脆薄易裂或反甲(指甲呈勺状),并可伴发口腔炎、舌炎等,部分孕妇出现脾脏轻度肿大。

3.心理-社会状态

重点评估孕妇因长期疲倦或知识缺乏而引起的倦怠心理。同时评估孕妇及家人对缺铁性贫血疾病的认知情况,以及家庭、社会支持系统是否完善等。

(三)辅助检查

1.血象

外周血涂片为小红细胞低血红蛋白性贫血。血红蛋白小于 110 g/L,血细胞比容小于0.33,红细胞小于 3.5×10^{12}/L,白细胞计数及血小板计数均在正常范围。

2.血清铁测定

孕妇血清铁小于 6.5 μmol/L(正常成年妇女血清铁为 7~27 μmol/L),即可诊断为缺铁性贫血。

3.骨髓象

骨髓象为红细胞系统呈轻度或中度增生活跃,以中、晚幼红细胞增生为主,骨髓铁染色可见细胞内外铁均减少,细胞外铁减少明显。

四、常见护理诊断/问题

1.有活动无耐力的危险

有活动无耐力的危险与贫血引起的乏力有关。

2.有感染的危险

有感染的危险与血红蛋白低、机体免疫力低下有关。

3.有受伤的危险

有受伤的危险与贫血引起的头晕、眼花等症状有关。

五、护理目标

(1)孕产妇能结合自身情况,描述可以进行的日常活动。

(2)妊娠期、分娩期母婴维持最佳的身心状态,无感染等并发症发生。

(3)孕产妇住院期间得到满意的生活护理,无跌倒、受伤等意外发生。

六、护理措施

(一)预防

妊娠前应积极治疗慢性失血性疾病,改变长期偏食等不良饮食习惯,调整饮食结构,增加营养,必要时补充铁剂,以增加铁的储备。

(二)妊娠期

1.饮食护理

建议孕妇摄取含铁丰富的食物,如动物血、肝脏、瘦肉等,同时多摄入富含维生素C的深色蔬菜、水果(如橘子、橙子、柚子、猕猴桃、草莓、鲜枣等),以促进铁的吸收和利用。纠正偏食、挑食等不良习惯。

2.正确补充铁剂

铁剂的补充应首选口服制剂。每日遵医嘱服用铁剂,同时服维生素C,促进铁的吸收。铁剂对胃黏膜有刺激作用,可引起恶心、呕吐、胃部不适等,应饭后或餐中服用。服用铁剂后,由于铁与肠内硫化氢作用而形成黑色便,应予以解释。服用抗酸药时须与铁剂交错时间服用。对于妊娠末期重度缺铁性贫血或口服铁剂胃肠道反应较重者,可采用深部肌内注射法补充铁剂,利用率可为 $90\%\sim100\%$,常见制剂有右旋糖酐铁及山梨醇铁。

3.加强母儿监护

产前检查时常规给予血常规检测,妊娠晚期应重点复查。注意对胎儿宫内生长发育状况的评估,并积极预防各种感染。

4.健康指导

注意劳逸结合,依据贫血的程度安排工作及活动量。轻度贫血病人可下床活动,并适当减轻工作量;重度贫血病人需卧床休息,避免因头晕、乏力引起意外伤害。加强口腔护理:轻度口腔炎病人可于餐前、餐后、睡前、晨起用漱口液漱口;重度口腔炎病人每日应做口腔护理,有溃疡的病人按医嘱可局部用药。

(三)分娩期

重度贫血产妇于临产后应配血备用。输血时监控输血速度和输注总量,遵循少量多次的原则,以防止发生急性左心衰竭。严密观察产程,鼓励产妇进食;加强胎心监护,给予低流量吸氧;防止产程过长,可阴道助产缩短第二产程,但应避免发生产伤。积极预防产后出血,当胎儿前肩娩出后,肌内注射或静脉注射缩宫素 $10\sim20$ U。若无禁忌证,胎盘娩出后可应用前列腺素类制剂,同时应用缩宫素 20 U 加于 5 ％葡萄糖注射液中静脉滴注,持续至少 2 h。出血多时应及时输血。产程中严格遵循无菌操作,产时及产后应用广谱抗生素预防感染。同时,为产妇提供心理支持。

(四)产褥期

(1)密切观察产妇子宫收缩及阴道流血情况,按医嘱补充铁剂,纠正贫血并继续应用抗生素预防和控制感染。

(2)指导母乳喂养,对于因重度贫血不宜哺乳者,详细讲解原因,并指导产妇及家人掌握人工喂养的方法。采取正确的回奶方法,如口服生麦芽冲剂或芒硝外敷乳房。

(3)提供家庭支持,增加休息和营养,避免疲劳。加强亲子互动,提供避孕指导,避免产后抑郁。

七、结果评价

(1)孕产妇能够积极地应对缺铁性贫血对身心的影响,掌握自我保健措施,能够完成日常生活所需的活动。

(2)妊娠分娩经过顺利,无并发症发生,母婴健康。

第十章　异常分娩妇女的护理

第一节　产力因素

产力是分娩的动力,包括子宫收缩力、腹肌及膈肌收缩力和肛提肌收缩力,其中以子宫收缩力为主,子宫收缩力贯穿分娩过程的始终。有效的产力能使宫口扩张,胎先露下降,产程不断进展。相反,若产力无效或受到来自胎儿、待产妇产道和(或)精神心理因素的影响,会出现产力异常。在分娩过程中,子宫收缩的节律性、对称性及极性不正常或强度、频率有异常,称为子宫收缩力异常,简称"产力异常"。临床上,子宫收缩力异常分为子宫收缩乏力(简称"宫缩乏力")和子宫收缩过强(简称"宫缩过强")两类。每类又分为协调性子宫收缩和不协调性子宫收缩(图 10-1)。子宫收缩乏力可导致产程延长,甚至发生滞产及一系列影响母儿健康的问题;子宫收缩过强可导致急产或不协调性子宫收缩过强,可出现胎儿宫内缺氧、宫内死亡,甚至新生儿窒息死亡及母体损伤等。

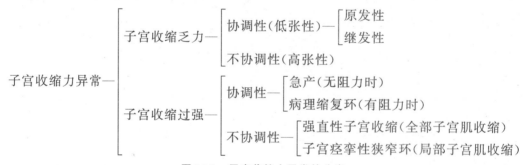

图 10-1　子宫收缩力异常的分类

一、子宫收缩乏力

(一)病因

1.头盆不称或胎位异常

临产后,当骨盆异常或胎位异常时,胎儿先露部下降受阻,胎先露不能紧贴子宫下段及子宫颈内口,不能有效刺激子宫阴道神经丛引起有力的反射性子宫收缩,其是导致继发性宫缩乏力的最常见原因。

2.子宫局部因素

子宫壁过度膨胀(如双胎、羊水过多、巨大胎儿等),可使子宫肌纤维过度伸展,失去正常收缩能力;高龄产妇、经产妇或宫内感染者可有子宫肌纤维变性、结缔组织增生而影响子宫收缩;子宫肌瘤、子宫发育不良、子宫畸形(如双角子宫)等也能引起原发性宫缩乏力。

3.精神因素

精神因素多见于初产妇,尤其是 35 岁以上的高龄初产妇。由于初产妇缺少产前健康教育和分娩经历,对分娩知识不甚了解,因此对分娩有恐惧心理,精神过度紧张,干扰了中枢神经系统正常功能,导致大脑皮层功能紊乱,睡眠减少,加之临产后进食不足及过多体力消耗,水、电解质紊乱,可导致原发性宫缩乏力。

4.内分泌失调

临产后,产妇体内雌激素、缩宫素、前列腺素合成及释放减少,一方面使子宫平滑肌间隙连接蛋白数量减少,另一方面使缩宫素受体量减少,以上各因素均可直接导致子宫收缩乏力;临产后孕激素下降缓慢,子宫对乙酰胆碱的敏感性降低,从而影响子宫肌兴奋阈,也是导致子宫收缩乏力的原因之一;子宫平滑肌细胞钙离子浓度的降低、肌浆蛋白轻链激酶及 ATP 酶不足,均可影响肌细胞收缩,导致宫缩乏力。

5.药物影响

产程中使用大剂量解痉、镇静、镇痛剂及宫缩抑制剂(如硫酸镁、哌替啶、吗啡、盐酸利托君等),可以使宫缩受到抑制。

(二)临床表现

1.协调性子宫收缩乏力

协调性子宫收缩乏力又称低张性子宫收缩乏力,是指子宫收缩具有正常的节律性、对称性和极性,但收缩力弱,宫腔压力低于 15 mmHg,持续时间短,间歇期长且不规律,每 10 分钟宫缩小于 2 次。在宫缩的高峰期,宫体隆起不明显,用手指压宫底部肌壁仍可出现凹陷。此种宫缩乏力多属于继发性宫缩乏力,可导致产程延长甚至停滞。

根据宫缩乏力在产程中出现的时间可将其分为:①原发性宫缩乏力,指产程开始即出现子宫收缩乏力,宫口不能如期扩张,胎先露不能如期下降,产程延长;②继发性宫缩乏力,指产程开始时子宫收缩正常,在产程进行到某一阶段(多在活跃期或第二产程)减弱,常由于中骨盆与骨盆出口平面狭窄,胎先露下降受阻,持续性枕横位或枕后位等头盆不称,发生继发性宫缩乏力,表现为子宫收缩力较弱,产程进展缓慢,甚至停滞。

2.不协调性子宫收缩乏力

不协调性子宫收缩乏力又称高张性子宫收缩乏力,多见于初产妇,临床表现为子宫收缩的极性倒置,宫缩的兴奋点不是起源于两侧子宫角部,而是来自子宫下段某处或宫体多处,子宫收缩波由下向上扩散,收缩波小而不规律,频率高,节律不协调。其特点为宫缩时宫底部不强,而是子宫下段强,宫缩间歇期子宫壁也不能完全松弛,表现为子宫收缩不协调。这种宫缩不能使宫口如期扩张、使胎先露如期下降,属无效宫缩。此种宫缩乏力多属于原发性宫缩乏力,需与假临产相鉴别。此种宫缩容易使产妇自觉宫缩强,持续腹痛,拒按,精神紧张,烦躁不安,体力消耗,产程延长或停滞,严重者出现脱水、电解质紊乱、肠胀气、尿潴留;同时因胎儿-胎盘循环障碍,可出现胎儿宫内窘迫。产科检查:下腹部有压痛,胎位触不清,胎心不规律,宫口扩张早期缓慢或停滞,潜伏期延长,胎先露部下降延缓或停滞。

3.产程异常

产程进展的标志是宫口扩张和胎先露部下降。临床上对以上两个指标的监护和识别主要依赖产程图。分娩过程中,将动态监护宫口扩张及胎先露下降的记录连线所形成的曲线图称为产程曲线。观察产程曲线,可以监护产程,及时识别难产。宫缩乏力导致的产程曲线异常有以下 7 种。

(1)潜伏期延长:从临产规律宫缩开始至宫口开大 3 cm 称为潜伏期。初产妇潜伏期正常约需 8 h,最大时限为 16 h,超过 16 h 称为潜伏期延长。

(2)活跃期延长:从宫口开大 3 cm 开始至宫口开全称为活跃期。初产妇活跃期正常约需 4 h,最大时限为 8 h,超过 8 h 称为活跃期延长。

(3)活跃期停滞:进入活跃期后,宫口扩张停止超过 4 h 称为活跃期停滞。

(4)第二产程延长:第二产程初产妇超过 2 h(硬膜外麻醉无痛分娩时以超过 3 h 为标准)、经产妇超过 1 h 尚未分娩,称为第二产程延长。

(5)胎头下降延缓:活跃期晚期及第二产程,胎头下降速度初产妇每小时小于 1 cm,经产妇每小时小于 2 cm,称为胎头下降延缓。

(6)胎头下降停滞:活跃期晚期胎头停留在原处不下降持续 1 h 以上,称为胎头下降停滞。

(7)滞产:总产程超过 24 h 者。

临产后应密切注意产程进展,认真绘制产程图。当出现产程进展异常情况,积极寻找原因,做出相应的处理。

(三)对母儿的影响

1.对产妇的影响

(1)体力损耗:产程延长直接影响产妇休息及进食,同时体力消耗及过度换气,可致产妇精神疲惫、全身疲乏无力、肠胀气、排尿困难等,严重者引起脱水、酸中毒、低钾血症,既增加手术产率,又进一步加重宫缩乏力。

(2)产伤:由于第二产程延长,膀胱或尿道较长时间被胎先露(特别是胎头)压迫,被压迫部位组织缺血、缺氧、水肿、坏死脱落,易形成膀胱阴道瘘或尿道阴道瘘。

(3)产后出血:因子宫收缩乏力,影响胎盘剥离、娩出和子宫壁的血窦关闭,容易引起产后出血。

(4)产后感染:产程延长、滞产、体力消耗、多次肛查或阴道检查、胎膜早破、产后出血等均增加产后感染的风险。

2.对胎儿、新生儿的影响

不协调性子宫收缩乏力不能使子宫壁完全放松,而致胎儿-胎盘血液循环受阻,从而使胎盘供血、供氧不足,容易发生胎儿宫内窘迫;协调性子宫收缩乏力容易造成胎头在盆腔内旋转异常,使产程延长,导致手术干预及产伤机会增多,进而可致新生儿颅内出血发病率及死亡率增加;胎膜早破容易造成脐带受压或脱垂,易导致胎儿宫内窘迫、新生儿窒息或死亡。

(四)处理原则

尽可能做到产前预测,产时及时、准确诊断,针对原因适时处理。无论出现哪种产程异常,均需仔细评估子宫收缩力、胎儿大小与胎位、骨盆及头盆关系等,综合分析决定分娩方式(图 10-2)。

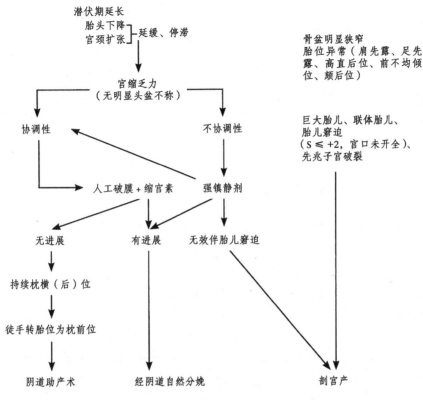

图 10-2 异常分娩处理示意图

(五)护理评估

1.健康史

先要评估产妇产前检查的一般资料,了解产妇的身体发育状况、身高与骨盆测量值、胎儿大小与头盆关系等;同时还要注意既往病史、妊娠及分娩史;评估产妇的社会支持系统情况。

2.身心状况

临产后,测量产妇的体温、血压、脉搏、呼吸、心率,观察产妇神志、皮肤弹性等。注意评估产妇的精神状态、休息、进食及排泄情况。评估产程进展情况,用手触摸孕妇腹部监测宫缩的节律性、对称性、极性、强度及频率的变化情况,区别宫缩乏力是协调性还是不协调性。协调性子宫收缩乏力者,产妇无特殊不适,精神好,进食正常,休息好,表现为宫缩软弱无力、持续时间短、间歇时间长、先露下降及子宫颈口扩张缓慢。也可表现为临产开始时宫缩正常,宫缩时宫体隆起变硬,有痛感,当产程进展到某一阶段时,产妇自觉子宫收缩转弱,产程进展缓慢。由于产程延长,产妇出现焦虑状态、休息差、进食少,甚至出现肠胀气、排尿困难等。产妇及家属对经阴道分娩方式失去信心,通常要求手术分娩。不协调性子宫收缩乏力者,临产后表现为持续性腹痛,烦躁不安,进食、休息均差,疲乏无力。产妇子宫壁在两次宫缩间歇期不能完全放松,下腹部有压痛,胎位触不清,胎心不规律,严重时可出现产程停滞。产妇及家属显得焦虑、恐惧,担心母儿的安危。

3.辅助检查

(1)多普勒胎心听诊仪监测:可及时发现心率减慢、过快或心律不齐。评估宫口开大及先露下降情况,了解产程进展,对产程延长者及时查找原因并进行处理。

(2)实验室检查:尿液检查可出现尿酮体阳性,血液生化检查可出现钾、钠、氯及钙等电解质的改变,二氧化碳结合力可降低。

(3)Bishop 宫颈成熟度评分:可以利用 Bishop 宫颈成熟度评分法,判断引产和加强宫缩的成功率。该评分法满分为 13 分。若产妇得分小于等于 3 分,人工破膜多失败,应该用其他方法;4~6 分的成功率约为 50 %;7~9 分的成功率约为 80 %;大于等于 10 分可引产成功。

(六)常见护理诊断/问题

1.疲乏

疲乏与产程延长、孕妇体力消耗有关。

2.有体液不足的危险

有体液不足的危险与产程延长、孕妇体力消耗、过度疲乏影响摄入有关。

(七)护理目标

(1)产妇情绪稳定,安全度过分娩期。

(2)产妇体液的问题得到纠正,水、电解质达到平衡。

(八)护理措施

1.协调性子宫收缩乏力

无论是原发性还是继发性宫缩乏力,首先均应寻找原因,检查有无头盆不称或胎位异常,阴道检查了解宫颈扩张和胎先露下降情况。若发现有头盆不称、胎位异常及骨盆狭窄等,估计不能经阴道分娩,应及时做好剖宫产术前准备。若估计可经阴道分娩,应做好以下护理。

(1)第一产程的护理。

①改善全身情况。a.保证休息,心理疏导。产妇进入产程后,护士/助产士要关心和安慰产妇,消除其精神紧张与恐惧心理,使其了解分娩的生理过程,增强对分娩的信心。对产程长、过度疲劳或烦躁不安者按医嘱给予镇静剂,如地西泮(安定)10 mg 缓慢静脉推注或哌替啶 100 mg 肌内注射,使其体力和子宫收缩力得以恢复。b.补充营养、水分、电解质。鼓励产妇多进食易消化、高热量饮食。不能进食者静脉补充营养。按医嘱对酸中毒者根据二氧化碳结合力补充适量 5 %碳酸氢钠。低钾血症时应给予氯化钾缓慢静脉滴注。补充钙剂可提高子宫肌球蛋白及腺苷酶的活性,增加间隙连接蛋白的数量,增强子宫收缩。注意纠正产妇电解质紊乱状态。c.开展陪伴分娩。通过医院设置的家庭病房或陪伴分娩室,让有经验的助产士陪伴指导,同时家属陪伴在产妇身边,宫缩时家属辅助腰骶部按摩,精神上鼓励,有助于消除产妇紧张的情绪,减少因精神紧张所致的宫缩乏力。d.保持膀胱和直肠空虚状态。

②加强子宫收缩。无胎儿窘迫、产妇无剖宫产史者,诊断为协调性宫缩乏力,产程无明显进展,则按医嘱加强子宫收缩。常用加强宫缩的方法有以下几种。a.人工破膜:宫颈扩张大于等于 3 cm,无头盆不称,胎头已衔接而产程延缓者,可行人工破膜,破膜后胎先露下降,紧贴子宫下段和宫颈内口,引起宫缩加强,加速宫口扩张及产程进展。破膜前必须检查有无脐带先露,破膜应在宫缩间歇期进行。破膜后术者手指应停留在阴道内,经过 1~2 次宫缩待胎头入盆后,再将手指取出,便于查看和处理脐带脱垂。同时应观察产妇羊水量、性状和胎心变化。b.缩宫素静脉滴注:适用于产程延长且协调性宫缩乏力、胎心良好、胎位正常、头盆相称者。原

则是以最小浓度获得最佳宫缩,一般将缩宫素 2.5 U 加入 0.9 % 的生理盐水 500 mL 内,使每滴液含缩宫素 0.33 mU,从 4~5 滴/分开始,根据宫缩强弱进行调整。每隔 15 min 观察 1 次子宫收缩、胎心、血压脉搏及产程进展,并予以记录。若子宫收缩不强,可逐渐加快滴速,最大剂量通常不超过 60 滴/分(20 mU/min),维持宫缩时宫腔内压力为 50~60 mmHg,以子宫收缩达到持续 40~60 s,间隔 2~3 min 为好。在用缩宫素静脉滴注时,必须专人监护,监测宫缩、胎心、血压及产程进展等状况。通过触诊子宫、电子胎儿监护和宫腔内导管测量子宫收缩力的方法,评估宫缩强度。随时调节剂量、浓度和滴速,若 10 min 内宫缩大于等于 5 次、宫缩持续 1 min 以上或胎心率异常,应立即停止滴注缩宫素。避免因子宫收缩过强而发生子宫破裂或胎儿窘迫等严重并发症。c.针刺穴位:通常针刺合谷、三阴交、太冲、关元、中极等穴位,有增强宫缩的效果。d.刺激乳头可加强宫缩。e.地西泮静脉推注:地西泮能使子宫颈平滑肌松弛,软化宫颈,促进宫口扩张,而不影响宫体肌纤维收缩,适用于宫口扩张缓慢及宫颈水肿时。常用剂量为 10 mg,缓慢静脉推注,与缩宫素联合应用效果更佳。

③剖宫产术前准备。若经上述处理,试产 2~4 h 产程仍无进展,甚至出现胎儿宫内窘迫、产妇体力衰竭等情况,应立即做好剖宫产术前准备。

(2)第二产程的护理:应做好阴道助产和抢救新生儿的准备,密切观察胎心、宫缩与胎先露下降情况。若无头盆不称,于第二产程期间出现宫缩乏力时,也应加强宫缩,给予缩宫素静脉滴注促进产程进展。若胎头双顶径已通过坐骨棘平面,等待自然分娩或行阴道助产结束分娩;若胎头还是未衔接或出现胎儿窘迫征象,应行剖宫产术。

(3)第三产程的护理:预防产后出血及感染。按医嘱于胎儿前肩娩出时可静脉推注缩宫素 10 U,并同时给予缩宫素 10~20 U 静脉滴注,加强子宫收缩,促使胎盘剥离与娩出及子宫血窦关闭。凡破膜时间超过 12 h、总产程超过 24 h、肛查或阴道助产操作多者,应用抗生素预防感染。密切观察产妇子宫收缩、阴道出血情况及生命体征各项指标。注意产后及时保暖及饮用一些高热量饮品,以利于产妇在产房的 2 h 观察中得到休息与恢复。

2.不协调性子宫收缩乏力

处理原则是调节子宫收缩,恢复正常节律性和极性。医护人员要关心产妇,耐心细致地向产妇解释疼痛的原因,指导产妇宫缩时做深呼吸、腹部按摩及放松,稳定其情绪,减轻其疼痛,缓解其不适。按医嘱给予适当的镇静剂,如派替啶 100 mg、吗啡 10 mg 肌内注射或地西泮 10 mg 静脉推注等,确保产妇充分休息。充分休息后不协调性子宫收缩乏力多能恢复,产程得以顺利进展。在协调性宫缩恢复之前,严禁应用缩宫素。若宫缩仍不协调或出现胎儿窘迫征象,或伴有头盆不称、胎位异常等,应及时通知医师,并做好剖宫产术和抢救新生儿的准备。若不协调性宫缩已被纠正,但宫缩较弱,按协调性宫缩乏力处理。

3.提供心理支持,减少焦虑与恐惧

产妇的心理状态是影响子宫收缩的重要因素,护士/助产士必须重视评估产妇的心理状况,及时给予解释和支持,防止其精神紧张。可用语言和非语言性沟通技巧以示关心。指导产妇学会在宫缩间歇期休息,休息时行左侧卧位;适当的室内活动有助于加强宫缩;鼓励产妇及家属表达出他们的担心和不适感,护士/助产士随时向产妇及家属解答问题,不断对分娩进程做出判断并将产程的进展和护理计划告知产妇及家属,使产妇心中有数,对分娩有信心,并鼓励家属为产妇提供持续性心理支持。

(九)结果评价

(1)产妇在待产和分娩过程中获得支持,满足了基本需要且舒适度增加。

(2)产妇不存在水、电解质失衡与酸中毒问题。

二、子宫收缩过强

(一)病因

病因目前尚不十分明确,但与以下因素有关。

(1)急产几乎都发生于经产妇,其主要原因是软产道阻力小。

(2)缩宫素应用不当,如引产时剂量过大、误注子宫收缩剂或个体对缩宫素过于敏感,分娩发生梗阻或胎盘早剥血液浸润子宫肌层,均可导致强直性子宫收缩。

(3)待产妇精神过度紧张、产程延长、极度疲劳、胎膜早破及粗暴地、多次宫腔内操作等,均可引起子宫壁某部肌肉呈痉挛性不协调性宫缩过强。

(二)临床表现

1.协调性子宫收缩过强

子宫收缩的节律性、对称性和极性均正常,仅子宫收缩力过强、过频(10 min 内达 5 次或以上),宫腔压力大于等于 60 mmHg。若产道无阻力、无头盆不称及胎位异常情况,往往产程进展很快,初产妇宫口扩张速度大于等于 5 cm/h,经产妇宫口扩张速度大于等于 10 cm/h,产道无阻力,分娩在短时间内结束,造成急产(precipitate delivery),即总产程小于 3 h,多见于经产妇。若存在产道梗阻或瘢痕子宫,宫缩过强可能出现病理性缩复环,甚至子宫破裂。产妇往往有痛苦面容,大声叫喊。宫缩过强、过频易致产道损伤、胎儿缺氧、胎死宫内或新生儿外伤等。

2.不协调性子宫收缩过强

(1)强直性子宫收缩:特点是子宫强烈收缩,失去节律性,宫缩无间歇。常见于缩宫药物使用不当时,如缩宫素静滴剂量过大、肌内注射缩宫素或米索前列醇引产等。产妇烦躁不安、持续腹痛、拒按。胎方位触诊不清,胎心音听不清。有时可在脐下或平脐处见一环状凹陷,即病理性缩复环,出现血尿等先兆子宫破裂的征象。

(2)子宫痉挛性狭窄环:子宫局部平滑肌呈痉挛性不协调性收缩形成的环状狭窄,持续不放松,称为子宫痉挛性狭窄环。狭窄环可发生在宫颈、宫体的任何部位,多在子宫上下段交界处,也可在胎体某一狭窄部,以胎颈、胎腰处常见(图10-3)。多由精神紧张、过度疲劳及不适当的应用缩宫药物或粗暴地进行阴道内操作所致。产妇持续性腹痛、烦躁、宫颈扩张缓慢,胎先露下降停滞,胎心时快时慢。此环与病理缩复环不同,其特点是不随宫缩上升,阴道检查时在宫腔内可触及较硬而无弹性的狭窄环。

(三)对母儿的影响

1.对母体的影响

子宫收缩过强、过频,产程过快,可致初产妇宫颈、阴道及会阴撕裂伤,若有梗阻则可发生子宫破裂危及产妇生命。宫缩过强使宫腔内压力增高,增加羊水栓塞的风险。接产时来不及消毒可致产褥感染。胎儿娩出后子宫肌纤维缩复不良易发生胎盘滞留或产后出血。子宫痉挛性狭窄环会导致产程延长,产妇极度痛苦、疲乏无力、衰竭,手术产机会增多。

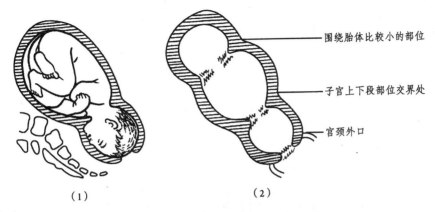

(1)狭窄环围绕胎颈;(2)狭窄环容易发生的部位

图 10-3　子宫痉挛性狭窄环

2.对胎儿及新生儿的影响

宫缩过强、过频影响子宫胎盘的血液循环,胎儿在子宫内缺氧,易发生胎儿窘迫,甚至胎死宫内及新生儿窒息。胎儿娩出过快,胎头在产道内受到的压力突然解除可致新生儿颅内出血。如果来不及消毒即分娩,新生儿易发生感染。若坠地,可致新生儿骨折、外伤等。

(四)处理原则

识别发生急产的高危人群和急产征兆,正确处理急产,预防并发症。有急产史孕妇,应提前住院待产。临产后慎用缩宫药物及其他促进宫缩的处理方法,如灌肠、人工破膜等。提前做好待产及抢救新生儿的准备。胎儿娩出时,嘱产妇勿向下屏气。若急产来不及消毒或出现新生儿坠地,应给予新生儿维生素 K_1 10 mg 肌内注射,预防颅内出血,并尽早肌内注射精制破伤风抗毒素 1 500 U。产后仔细检查宫颈、阴道、外阴,若有撕裂,应及时缝合。若属未消毒的接产,应给予抗生素预防感染。纠正子宫痉挛性狭窄环的病因。

(五)护理评估

1.健康史

认真阅读产前检查记录,包括骨盆测量值、胎儿情况及妊娠并发症等有关资料。经产妇需了解有无急产史。重点评估临产时间、宫缩频率、强度,以及胎心、胎动情况。

2.身心状况

应测量产妇身高、体重、体温、脉搏、呼吸、血压及一般情况。密切观察产妇产程进展情况,注意观察宫缩、胎心、血压及产程进展,评估宫缩强度。产妇临产后突感腹部宫缩阵痛难忍,子宫收缩过频、过强。产科检查发现待产妇宫缩持续时间长、宫缩时宫内压很高,宫体硬,间歇时间短,触诊胎方位不清。若产道无梗阻,则产程进展快,胎头下降迅速。若遇产道梗阻,可在腹部见到病理性缩复环,此时子宫下段很薄,压痛明显,膀胱充盈,有血尿等先兆子宫破裂的征象。

由于子宫收缩过频、过强,无喘息之机,产程进展很快,产妇毫无思想准备,尤其周围无医护人员及家属的情况下,产妇有恐惧和极度无助感,担心胎儿与自身的安危。

（六）常见护理诊断/问题

1.急性疼痛

急性疼痛与过频、过强的子宫收缩有关。

2.焦虑

焦虑与担心自身及胎儿安危有关。

（七）护理目标

（1）产妇能应用减轻疼痛的常用技巧。

（2）产妇能描述自己的焦虑和应对方法。

（八）护理措施

1.分娩前护理

有高危妊娠因素或异常分娩史的孕妇在预产期前1~2周不宜外出，以免发生意外，宜提前两周住院待产，以防院外分娩，造成损伤和意外。经常巡视住院的孕妇，嘱其勿远离病房。应卧床休息，最好取左侧卧位。待产妇主诉有便意时，先判断宫口大小及胎先露下降情况，以防分娩在厕所，造成意外伤害。做好接生及抢救新生儿的准备。做好与孕产妇的沟通，让其了解分娩过程，减轻其焦虑与紧张等不良情绪。

2.分娩期护理

有临产征兆后，提供缓解疼痛、减轻焦虑的支持性措施。鼓励产妇做深呼吸，提供背部按摩，嘱其不要向下屏气，以减慢分娩过程。密切观察产程进展及产妇状况，发现异常及时通知医师并配合处理。宫缩过强时按医嘱给予宫缩抑制剂，如25％硫酸镁20 mL加入5％葡萄糖注射液20 mL内缓慢静脉推注（不少于5 min），等待异常宫缩自然消失。若属梗阻性原因，应停止一切刺激，如禁止阴道内操作、停用缩宫素等。当子宫收缩恢复正常时，可行阴道助产或等待自然分娩。经上述处理不能缓解，宫口未开全，胎先露较高，或伴有胎儿窘迫征象者，均应行剖宫产术。接生时防止会阴撕裂，遇有宫颈、阴道及会阴撕裂伤，应及时发现并予以缝合。新生儿按医嘱给维生素 K_1 肌内注射，以预防颅内出血。

3.产后护理

除观察宫体复旧、会阴伤口、阴道出血、生命体征等情况外，应向产妇进行健康教育及出院指导。若新生儿出现意外，需协助产妇及家属顺利度过哀伤期，并为产妇提供出院后的避孕指导。

（九）结果评价

（1）产妇能应用减轻疼痛的技巧，舒适感增加。

（2）产妇分娩经过顺利，母子平安出院。

第二节　产道因素

产道包括骨产道（骨盆腔）及软产道（子宫下段、宫颈、阴道、外阴），是胎儿娩出的通道。产道异常包括骨产道异常及软产道异常，临床上以骨产道异常多见，可使胎儿娩出受阻。由于骨盆径线过短或形态异常,骨盆腔小于胎先露可通过的限度,阻碍胎先露下降,影响产程顺利进展,称为狭窄骨盆。狭窄骨盆可以为一个径线过短或多个径线过短,也可以为一个平面狭窄或多个平面狭窄,临床上需要综合分析,做出判断。常见的狭窄骨盆有扁平骨盆、漏斗骨盆、均小骨盆、畸形骨盆等。

一、骨产道异常及临床表现

1.骨盆入口平面狭窄

扁平骨盆最常见,以骨盆入口平面前后径狭窄为主,其形态呈横扁圆形。入口平面狭窄分为三级:Ⅰ级为临界性狭窄,对角径 11.5 cm(入口前后径 10 cm),多数可以经阴道分娩;Ⅱ级为相对性狭窄,对角径 10.0~11.0 cm(入口前后径 8.5~9.5 cm),经阴道分娩的难度明显增加;Ⅲ级为绝对性狭窄,对角径小于等于 9.5 cm(入口前后径小于等于 8.0 cm),必须以剖宫产结束分娩。扁平骨盆常见单纯扁平骨盆(图 10-4)和佝偻病性扁平骨盆(图 10-5)两种。由于骨盆入口平面狭窄,于妊娠末期或临产后影响胎头衔接,不能入盆。一般情况下,初产妇在预产期前 1~2 周胎头已衔接,若骨盆入口狭窄,即使已经临产胎头仍未入盆,初产妇腹部多呈尖腹,经产妇多呈悬垂腹,经检查胎头跨耻征阳性;若已经临产,骨盆入口临界性狭窄,临床表现为潜伏期及活跃早期延长,活跃晚期产程进展顺利,若胎头迟迟不入盆,此时常出现胎膜破裂及脐带脱垂,其发生率为正常骨盆的 4~6 倍,胎头又不能紧贴宫颈内口诱发反射性宫缩,常出现继发性宫缩乏力;若已经临产,骨盆入口绝对性狭窄,即使产力、胎儿大小及胎位均正常,胎头仍不能入盆,常发生梗阻性难产。产妇出现腹痛拒按、排尿困难,甚至尿潴留等症状。检查可见产妇下腹部压痛明显、耻骨联合分离、宫颈水肿,甚至出现病理性缩复环、肉眼血尿等先兆子宫破裂征象,若未及时处理可发生子宫破裂。若胎先露长时间嵌入骨盆入口平面,血液循环障碍,可形成泌尿生殖道瘘。在强大的宫缩压力下,胎头颅骨重叠,严重时会出现颅骨骨折及颅内出血。

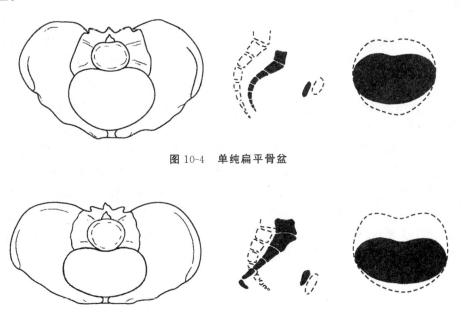

图 10-4　单纯扁平骨盆

图 10-5　佝偻病性扁平骨盆

2.中骨盆平面狭窄

中骨盆平面狭窄较入口平面狭窄更常见,主要见于男性型骨盆及类人猿型骨盆,以坐骨棘间径及中骨盆后矢状径狭窄为主。中骨盆平面狭窄可分为3级:Ⅰ级为临界性狭窄,坐骨棘间径 10 cm,坐骨棘间径加中骨盆后矢状径 13.5 cm;Ⅱ级为相对性狭窄,坐骨棘间径 8.5~9.5 cm,坐骨棘间径加中骨盆后矢状径 12.0~13.0 cm;Ⅲ级为绝对性狭窄,坐骨棘间径小于等于 8.0 cm,坐骨棘间径加中骨盆后矢状径小于等于 11.5 cm。临产后先露入盆不困难,胎头能正常衔接,但胎头下降至中骨盆时,由于内旋转受阻,胎头双顶径被阻于中骨盆狭窄部位以上,常出现持续性枕横位或枕后位(图 10-6),同时出现继发性宫缩乏力,产程进入活跃晚期及第二产程后进展缓慢,甚至停滞。胎头受阻于中骨盆,有一定可塑性的胎头开始发生变形,颅骨重叠,胎头受压,使软组织水肿,产瘤较大,严重时可发生颅内出血及胎儿宫内窘迫。若中骨盆狭窄程度严重,宫缩又较强,可发生先兆子宫破裂及子宫破裂。强行阴道助产,可导致严重软产道裂伤及新生儿产伤。

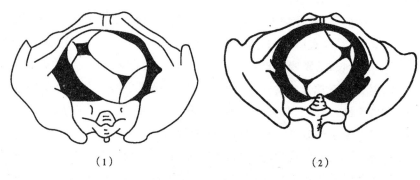

(1)枕左后位;(2)枕右后位

图 10-6　持续性枕后位

3.骨盆出口平面狭窄

骨盆出口平面狭窄常与中骨盆平面狭窄相伴行,主要见于男性型骨盆,以坐骨结节间径及骨盆出口后矢状径狭窄为主。骨盆出口平面狭窄可分为3级:Ⅰ级为临界性狭窄,坐骨结节间径 7.5 cm,坐骨结节间径加出口后矢状径 15.0 cm;Ⅱ级为相对性狭窄,坐骨结节间径 6.0~7.0 cm,坐骨结节间径加出口后矢状径 12.0~14.0 cm;Ⅲ级为绝对性狭窄,坐骨结节间径小于等于 5.5 cm,坐骨结节间径加出口后矢状径小于等于 11.0 cm。骨盆出口平面狭窄与中骨盆平面狭窄常同时存在。若单纯骨盆出口平面狭窄者,第一产程进展顺利,胎头达盆底受阻,第二产程停滞,继发宫缩乏力,胎头双顶径不能通过出口横径。强行产道助产,可导致严重软产道裂伤及新生儿产伤。中骨盆平面和骨盆出口平面的狭窄常见于以下两种类型。

(1)漏斗型骨盆:骨盆入口平面各径线正常,两侧骨盆壁向内收,状似漏斗,其特点是中骨盆平面及骨盆出口平面均明显狭窄,使坐骨棘间径和坐骨结节间径缩短,坐骨切迹宽度(骶棘韧带宽度)小于 2 横指,耻骨弓角度小于 90°,坐骨结节间径与出口后矢状径之和小于 15 cm,常见于男性型骨盆(图 10-7)。

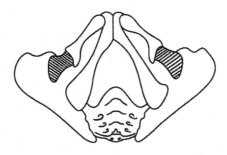

图 10-7　漏斗型骨盆

（2）横径狭窄骨盆：与类人猿型骨盆类似。骨盆各平面横径均缩短，入口平面呈纵椭圆形。常由中骨盆平面及骨盆出口平面横径狭窄造成难产。

4.骨盆三个平面狭窄

骨盆外形属正常女性骨盆，但骨盆三个平面各径线均比正常值小 2 cm 或更多，称为均小骨盆（图 10-8）。多见于身材矮小、体形匀称的妇女。

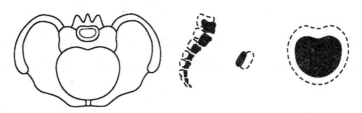

图 10-8　均小骨盆

5.畸形骨盆

骨盆失去正常形态及对称性，包括跛行及脊柱侧突所致的偏斜骨盆和骨盆骨折所致的畸形骨盆。偏斜骨盆的特征是骨盆两侧的侧斜径（一侧髂后上棘与对侧髂前上棘间径）或侧直径（同侧髂后上棘与髂前上棘间径）之差大于 1 cm（图 10-9）。骨盆骨折常见于尾骨骨折，尾骨尖前翘或骶尾关节融合使骨盆出口前后径缩短，导致骨盆出口狭窄而影响分娩。

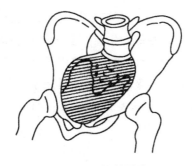

图 10-9　偏斜骨盆

二、软产道异常及临床表现

软产道包括阴道、宫颈、子宫及盆底软组织。软产道异常可由先天发育异常及后天疾病引起。软产道异常所致的异常分娩相对少见，容易被忽视。应在妊娠早期常规行妇科检查，了解软产道有无异常。

1.阴道异常

临床上常见的阴道异常有阴道纵隔、阴道横隔和阴道包块。阴道横隔影响胎先露部下降，当横隔被撑薄，可在直视下自小孔处将横隔做"X"形切开。若横隔高且坚厚，阻碍胎先露部下降，则需行剖宫产术结束分娩。阴道纵隔若伴有双子宫、双宫颈，位于一侧子宫内的胎儿下降，通过该侧阴道分娩时，纵隔被推向对侧，分娩多无阻碍。当阴道纵隔发生于单宫颈时，有时纵隔位于胎先露的前方，胎先露部继续下降，若纵隔薄可自行断裂，分娩无阻碍。若纵隔厚阻碍胎先露部下降时，须在纵隔中间剪断才能分娩。若阴道壁囊肿较大时，阻碍胎先露部下降，可行囊肿穿刺抽出其内容物，待产后再选择时机进行处理。阴道内肿瘤影响胎先露部下降而又不能经阴道切除者，应行剖宫产，原有病变待产后再行处理。较大或者范围广的尖锐湿疣可阻塞产道，经阴道分娩可造成严重的阴道裂伤，以行剖宫产术为宜。

2.宫颈异常

宫颈粘连和瘢痕可由损伤性刮宫、感染、手术和物理治疗所致。宫颈粘连和瘢痕易致宫颈性难产。宫颈坚韧常见于高龄初产妇、宫颈成熟不良、缺乏弹性或精神过度紧张使宫颈挛缩，致宫颈不易扩张。宫颈水肿多见于扁平骨盆、持续性枕后位或滞产，宫口未开全时过早使用腹压，致使宫颈前唇长时间被压于胎头与耻骨联合之间，血液回流受阻引起水肿，影响宫颈扩张。轻者可抬高产妇臀部，减轻胎头对宫颈压力，也可于宫颈两侧各注入 0.5 ％利多卡因 5～10 mL 或地西泮 10 mg 静脉推注，待宫口近开全，用手将水肿的宫颈前唇上推，使其逐渐越过胎头，即可经阴道分娩。若上述处理无明显效果，可行剖宫产术。

3.子宫异常

子宫异常包括子宫畸形和瘢痕子宫。子宫畸形包括中隔子宫、双子宫、双角子宫等，子宫畸形时难产发生率明显增加，胎位和胎盘位置异常的发生率增加，易出现子宫收缩乏力、产程异常、宫颈扩张慢和子宫破裂。子宫畸形合并妊娠者，临产后应严密观察，适当放宽剖宫产手术指征。瘢痕子宫包括曾经行剖宫产术、穿过子宫内膜的肌瘤挖除术、输卵管间质部及宫角切除术、子宫成形术的孕妇，瘢痕子宫再孕分娩时子宫破裂的风险增加。

4.盆腔肿瘤

盆腔肿瘤包括子宫肌瘤和卵巢肿瘤。子宫肌瘤对分娩的影响主要取决于肌瘤大小、数量和生长部位。黏膜下肌瘤合并妊娠，容易发生流产及早产。肌壁间肌瘤可引起子宫收缩乏力，产程延长。宫颈肌瘤和子宫下段肌瘤或嵌顿于盆腔内的浆膜下肌瘤，均可阻碍胎先露衔接及下降，应行剖宫产术。妊娠合并卵巢肿瘤时，由于卵巢随子宫提升，子宫收缩的激惹和胎先露部下降的挤压，卵巢肿瘤容易发生蒂扭转、破裂和感染。卵巢肿瘤位于骨盆入口阻碍胎先露衔接者，应行剖宫产术，并同时切除卵巢肿瘤。

三、对母儿的影响

1.对母体的影响

（1）骨盆入口平面狭窄：临产后由于胎先露部在骨盆入口之上，不能入盆，下降受阻造成继发性子宫收缩乏力，产程延长或停滞；也可因子宫收缩过强，出现病理性子宫缩复环，进一步发展可导致子宫破裂，危及产妇生命。

（2）中骨盆平面狭窄：影响胎头内旋转及俯屈，发生持续性枕后位、枕横位造成难产；胎头长时间嵌顿于产道内,压迫软组织致其水肿、坏死,可致生殖道瘘;由于容易发生胎膜早破、产程延长,阴道检查与手术机会增多,感染发生率高;由于胎头下降受阻,易引起继发性宫缩乏力,产程延长或停止,产后出血及软产道裂伤增多。

2.对胎儿和新生儿的影响

(1)骨盆入口平面狭窄影响胎先露部衔接。中骨盆平面狭窄主要影响胎头俯屈,使内旋转受阻,易发生持续性枕横位或枕后位。胎先露部不能紧贴宫颈,羊膜囊受力不均易发生胎膜早破或脐带脱垂,导致胎儿窘迫、胎死宫内、新生儿窒息、新生儿死亡等。

(2)胎头在下降过程中受阻,极度变形,受压易发生颅内出血。胎头长时间嵌顿于产道内,有一定可塑性的胎头开始变形,颅骨重叠,胎头受压,使软组织水肿,产瘤较大,严重时可发生颅骨骨折、颅内出血及胎儿宫内窘迫。

(3)手术产机会增多,致新生儿产伤、感染及围生儿死亡率增加。

四、处理原则

应明确狭窄骨盆的类型和程度,了解产力、胎方位、胎儿大小、胎心率、宫口扩张程度、胎先露下降程度、破膜与否,同时结合年龄、产次、既往史进行综合分析、判断,决定分娩方式。轻度头盆不称者在严密监护下可以试产,试产充分与否的判断,除参考宫缩强度外,应以宫口扩张的程度为衡量标准。骨盆入口平面狭窄的试产应使宫口扩张 3 cm 以上。胎膜未破者可在宫口扩张大于等于 3 cm 时行人工破膜。若破膜后宫缩较强,产程进展顺利,多数能经阴道分娩。试产过程中若出现宫缩乏力,可用缩宫素静脉滴注加强宫缩。试产过程一般不用镇静、镇痛药。少肛查,禁灌肠。试产 2～4 h,胎头仍未入盆,宫口扩张缓慢,并伴胎儿窘迫者,则应停止试产,及时行剖宫产术结束分娩。

五、护理评估

1.健康史

仔细阅读产妇产前检查的有关资料,尤其是骨盆各径线测量值及妇科检查记录、曾经处理情况及身体反应。重点了解既往分娩史,内、外科疾病史,询问产妇有无佝偻病、脊髓灰质炎、脊柱和髋关节结核及外伤史。若为经产妇,应了解既往有无难产史及新生儿有无产伤等。

2.身心状况

评估本次妊娠经过及身体反应,了解产妇情绪,妊娠早、中、晚期的经过,是否有病理妊娠问题与妊娠并发症的发生,以及产妇的心理状态及社会支持系统等情况。

(1)一般检查

观察腹部形态,尖腹及悬垂腹者应提示可能有骨盆入口平面狭窄。观察产妇的体型、步态有无跛足、有无脊柱及髋关节畸形、米氏菱形窝是否对称等。身高低于 145 cm 者,应警惕均小骨盆。

(2)腹部检查

①测量子宫底高度和腹围,估计胎儿大小。

②腹部四步触诊:了解胎先露、胎方位及胎先露是否衔接。

③评估头盆关系:正常情况下,部分初孕妇在预产期前 1～2 周,经产妇于临产后,胎头已经入盆。若已临产,胎头仍未入盆,则应充分估计头盆关系。检查头盆是否相称时,使产妇排

空膀胱后仰卧,两腿伸直。检查者将一手放于耻骨联合上方,另一手将胎头向骨盆腔方向推压。若胎头低于耻骨联合平面,为跨耻征阴性,提示头盆相称[图 10-10(1)];若胎头与耻骨联合在同一平面,表示可疑头盆不称,为跨耻征可疑阳性[图 10-10(2)];若胎头高于耻骨联合平面,则表示头盆明显不称,为跨耻征阳性[图 10-10(3)]。对出现跨耻征阳性的孕妇,应让其取两腿屈曲半卧位,再次检查胎头跨耻征,若转为阴性,提示为骨盆倾斜度异常,而不是头盆不称。头盆不称提示可能有骨盆相对性或绝对性狭窄,但是不能单凭胎头跨耻征阳性而轻易做出临床诊断,需要观察产程进展或试产后方可做出最终诊断。此项检查在初产妇预产期前两周或经产妇临产后胎头尚未入盆时有一定的临床意义。

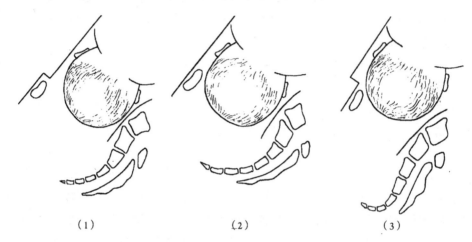

(1)   (2)   (3)

(1)头盆相称;(2)头盆可能相称;(3)头盆不称

图 10-10　检查头盆相称程度

(3)骨盆测量

骨盆测量包括骨盆外测量和内测量,具体测量方法见第三章。

3.辅助检查

(1)B 型超声波检查

观察胎先露与骨盆的关系,测量胎头双顶径、胸径、腹径、股骨长度,预测胎儿体重,判断胎儿能否通过骨产道。

(2)电子胎儿监护仪

监测子宫收缩和胎儿胎心率的情况。

六、常见护理诊断/问题

1.有感染的危险

有感染的危险与胎膜早破、产程延长、手术操作不当有关。

2.有窒息的危险

有窒息的危险与产道异常、产程延长有关。

3.潜在并发症

子宫破裂、胎儿窘迫。

七、护理目标

(1)产妇的感染征象得到预防和控制。

（2）新生儿出生状况良好，Apgar 评分大于 7 分。

（3）产妇能平安分娩，无并发症发生。

八、护理措施

1.围手术期护理

有明显头盆不称、不能经阴道分娩者，做好剖宫产术的围手术期护理

2.阴道试产的护理

（1）心理护理。为产妇及家属提供心理支持，做好产妇心理护理：①向产妇及家属讲清楚经阴道分娩的可能性及优点，增强其自信心；②认真解答产妇及家属提出的疑问，使其了解目前产程进展状况；③向产妇及家属讲明产道异常对母儿的影响，使产妇及家属解除对未知的焦虑，以取得良好的合作；④提供人文关怀护理，使他们建立对医护人员的信任感，缓解恐惧，安全度过分娩期。

（2）保证良好的产力。关心产妇饮食、营养、水分、休息。必要时按医嘱补充水、电解质、维生素 C。

（3）观察产程进展。护士用手放于产妇腹部或用胎儿电子监护仪监测子宫收缩及胎心率变化，发现异常时，及时通知医师及早处理。

（4）协助处理。中骨盆平面狭窄者，若宫口已开全，胎头双顶径达坐骨棘水平或更低，可经阴道徒手旋转胎头为枕前位，待其自然分娩，或用胎头吸引、产钳等阴道助产术，并做好抢救新生儿的准备；若胎头双顶径未达坐骨棘水平，或出现胎儿窘迫征象，应做好剖宫产术前准备。骨盆出口平面狭窄者应在临产前对胎儿大小、头盆关系做充分估计，及早决定分娩方式，骨盆出口平面狭窄者不宜试产。临床上常用坐骨结节间径与后矢状径之和估计出口大小。若出口横径与后矢状径之和大于 15 cm，多数可经阴道分娩，有时需行产钳术或胎头吸引助产术，应做较大的会阴后-侧切开，以免会阴严重撕裂；若出口横径与后矢状径两者之和小于等于 15 cm 者，足月胎儿不易经阴道分娩，应行剖宫产术前准备。

3.预防产后出血和感染

胎儿娩出后，及时按医嘱使用宫缩剂、抗生素，预防产后出血及感染。保持外阴清洁，每日冲（擦）洗会阴两次，使用消毒会阴垫。胎先露长时间压迫阴道或出现血尿时，应及时留置导尿管 8～12 天，必须保证导尿管通畅，以防止发生生殖道瘘。做好留置尿管产妇的护理工作，定期更换尿袋，防止感染。

4.新生儿护理

胎头在产道压迫时间过长或经手术助产的新生儿，应按产伤处理，严密观察颅内出血或其他损伤的症状。

七、结果评价

（1）产妇无感染征象，产后体温、恶露、白细胞计数均正常，伤口愈合良好。

（2）新生儿窒息被及时发现并处理。

（3）产妇能配合实施处理方案，母儿平安度过分娩过程。

第三节 胎儿因素

胎儿的胎位异常或发育异常可导致不同程度的异常分娩,造成难产。

一、胎位异常及临床表现

胎位异常包括胎头位置异常、臀先露及肩先露。其中以头先露的胎头位置异常最常见,占妊娠足月分娩总数的 6 %～7 %,常见于持续性枕后位或枕横位。臀先露是产前最常见的一种异常胎位,占妊娠足月分娩总数的 3 %～4 %。肩先露占妊娠足月分娩总数的 0.25 %,是对母儿最不利的胎位,可造成胎儿宫内窘迫、死胎、围生儿死亡及子宫破裂等,威胁母儿生命。

1.持续性枕后位或持续性枕横位

在分娩过程中,胎头多为枕后位或枕横位衔接,枕部在下降过程中向前旋转成枕前位,以最小径线通过产道自然分娩。若胎头枕骨持续不能转向前方,直至临产后位于母体骨盆后方或侧方,致使分娩发生困难者,称为持续性枕后位或持续性枕横位。多因骨盆异常、胎头俯屈不良等,枕后位的胎先露部不易紧贴宫颈及子宫下段,常导致协调性子宫收缩乏力而致内旋转受阻,而子宫收缩乏力,影响胎头下降、俯屈及内旋转容易造成持续性枕横位或持续性枕后位,两者互为因果关系。另外,头盆不称、前置胎盘、膀胱充盈、子宫下段肌瘤等均可影响胎头内旋转,形成持续性枕横位或持续性枕后位。

临床表现为产程延长,尤其胎儿枕骨持续位于母体骨盆后方,直接压迫直肠,产妇自觉肛门坠胀及排便感,子宫颈口尚未开全时,过早用力屏气使用腹压,使产妇疲劳,宫颈前唇水肿,胎头水肿,影响产程进展。持续性枕后(横)位常致活跃晚期及第二产程延长。若阴道口已见到胎头,但历经多次宫缩屏气却不见胎头继续顺利下降,应考虑持续性枕后位。

2.胎头高直位

胎头呈不屈不仰姿势衔接于骨盆入口,其矢状缝与骨盆入口前后径相一致,称为高直位,包括高直前位(胎头枕骨向前靠近耻骨联合者,又称枕耻位)和高直后位(胎头枕骨向后靠近骶岬者,又称枕骶位)。

3.前不均倾位

枕横位入盆的胎头前顶骨先入盆,称为前不均倾位。前不均倾位时,因耻骨联合后面直而无凹陷,前顶骨紧紧嵌顿于耻骨联合后,使后顶骨无法越过骶岬而入盆,需行剖宫产术。

4.面先露(颜面位)

胎头以颜面为先露称为面先露,多于临产后发现,常由额先露继续仰伸形成,以颏骨为指示点,有 6 种胎位,颏左(右)前、颏左(右)横、颏左(右)后,以颏左前和颏右后较多见。临床表现为颏前位时,胎儿颜面部不能紧贴子宫下段及宫颈,引起子宫收缩乏力,产程延长。由于颜面部骨质不易变形,容易发生会阴裂伤。颏后位可发生梗阻性难产,处理不及时可致子宫破裂。

5.臀先露

臀先露指胎儿以臀、足或膝为先露,以骶骨为指示点,在骨盆的前、侧、后构成 6 种胎方位(骶左前、骶左横、骶左后;骶右前、骶右横、骶右后)的总称。根据胎儿两下肢所取姿势又可分为单臀先露或腿直臀先露,完全臀先露或混合臀先露,以及不完全臀先露。其中以单臀先露最多见(胎儿双髋关节屈曲,双膝关节伸直,以臀部为先露),其次以完全臀先露或混合臀先露较多见(胎儿双髋关节及膝关节均屈曲呈盘膝坐,以臀部和双足先露)。由于臀围小于头围,后出头困难,易发生胎膜早破、脐带脱垂、胎儿窘迫、新生儿产伤等并发症,围生儿死亡率是枕先露的3～8倍。

临床表现为孕妇常感觉肋下或上腹部有圆而硬的胎头,胎臀不能紧贴子宫下段及子宫颈,常导致子宫收缩乏力,产程延长,手术产机会增多。胎臀形状不规则,对前羊膜囊压力不均匀,易致胎膜早破。

6.肩先露

胎儿横卧于骨盆入口以上,其纵轴与母体纵轴垂直,称为横产式(俗称横位),先露为肩称肩先露。临产后由于先露部不能紧贴子宫下段,常出现宫缩乏力和胎膜早破,破膜后可伴有脐带和上肢脱出等情况,可导致胎儿窘迫,甚至死亡,足月活胎不可能经阴道娩出。

7.复合先露

胎头或胎臀伴有肢体(上肢或下肢)作为先露部同时进入骨盆入口,称为复合先露,常见以一手或一前臂沿胎头脱出。

二、胎儿发育异常及临床表现

1.巨大胎儿

巨大胎儿指出生体重达到或超过4 000 g者。多见于父母身材高大、孕妇患轻型糖尿病、经产妇、过期妊娠等。临床表现为妊娠期子宫增大较快,妊娠后期孕妇可出现呼吸困难,自觉腹部及肋两侧胀痛等症状。常引起头盆不称、肩性难产、软产道损伤、新生儿产伤等不良后果。

2.胎儿畸形

(1)脑积水:胎头颅腔内、脑室内外有大量脑脊液(500～3 000 mL)潴留,使头颅体积增大,头周径大于50 cm,颅缝明显增宽,囟门增大。临床表现为明显头盆不称、跨耻征阳性,若不及时处理可致子宫破裂。

(2)联体儿:胎儿颈、胸、腹等处发育异常或发生肿瘤,使局部体积增大致难产,通常于第二产程出现胎先露下降受阻,经阴道检查时被发现。

三、对母儿的影响

1.对母体的影响

(1)可致继发性宫缩乏力,产程延长,常需手术助产。

(2)胎头位置异常,长时间压迫软产道造成局部组织缺血、坏死,易形成生殖道瘘。行阴道助产时,易造成宫颈撕裂,严重者甚至可发生子宫破裂。

(3)产褥感染、产后出血的发生率增加。

2.对胎儿、新生儿的影响

(1)可致胎膜早破、脐带先露、脐带脱垂,从而引起胎儿窘迫、胎儿或新生儿死亡。

(2)早产儿及低体重儿增多。

(3)分娩时由于后出胎头,牵出困难,除了可发生新生儿窒息、外伤,还可以发生臂丛神经损伤、胸锁乳突肌损伤及颅内出血等。

四、处理原则

1.临产前

(1)胎位异常者:定期产前检查,妊娠30周以前顺其自然;妊娠30周以后胎位仍不正常者,则根据不同情况予以矫治。若矫治失败,提前 1 周住院待产,以决定分娩方式。持续性枕后(横)位,若骨盆无异常,胎儿不大时可以试产。试产时应严密观察产程,注意胎头下降、宫口扩张程度、宫缩强弱及胎心有无变化。

(2)胎儿发育异常:定期产前检查,一旦发现为巨大胎儿,应及时查明原因,如系糖尿病孕妇则需积极治疗,于孕 36 周后根据胎儿成熟度、胎盘功能及血糖控制情况择期引产或行剖宫产术。各种畸形儿一经确诊,及时终止妊娠。

2.临产后

根据产妇及胎儿具体情况综合分析,以对产妇和胎儿造成最少的损伤为原则,采用阴道助产或剖宫产术。

五、护理评估

1.健康史

仔细阅读产前检查的资料,如身高、骨盆测量值、胎方位、估计胎儿大小、羊水量、有无前置胎盘及盆腔肿瘤等。询问既往分娩史,注意有无头盆不称、糖尿病史。了解是否有分娩巨大胎儿、畸形儿等家族史。评估待产过程中产程进展、胎头下降等情况。

2.身心状况

胎位异常或胎儿发育异常可导致产程延长、继发宫缩无力,或出现胎膜早破、脐带先露或脐带脱垂的危险,导致胎心不规则,甚至窒息死亡。产妇因产程时间过长、极度疲乏、失去信心而产生急躁情绪,同时也十分担心自身及胎儿的安危。

(1)腹部检查:持续性枕后位、臀位时胎体纵轴与母体纵轴一致,子宫呈纵椭圆形。如在宫底部触及胎臀,胎背偏向母体后方或侧方,前腹壁触及胎体,胎心在脐下偏外侧处听得最清楚时,一般为枕后位。如在宫底部触到圆而硬、按压时有浮球感的胎头,在耻骨联合上方触及软而宽、不规则的胎臀,胎心在脐上左(右)侧听得最清楚时,为臀位。

(2)肛门检查或阴道检查:当宫颈口部分开大或开全时,行肛查或阴道检查,若感到盆腔后部空虚,胎头矢状缝在骨盆斜径上,前囟在骨盆的右(左)前方,后囟在骨盆的右(左)后方,提示为持续性枕后位;若触及软而宽且不规则的胎臀、胎足或生殖器等可确定为臀位;若感胎头很大、颅缝宽、囟门大且紧张,颅骨骨质薄而软,如乒乓球的感觉,则考虑脑积水。无论肛查或阴道检查,次数均不宜过多,阴道检查须严格消毒,防止感染。

3.辅助检查

(1)B 型超声波检查:于产前检查则可估计头盆是否相称,探测胎头的位置、大小及形态,做出胎位及胎儿发育异常的诊断。

(2)实验室检查:可疑为巨大胎儿的孕妇,产前应做血糖、尿糖检查,孕晚期抽羊水做胎儿肺成熟度检查、胎盘功能检查。疑为脑积水合并脊柱裂者,妊娠期可查孕妇血清或羊水中的甲胎蛋白水平。

六、常见护理诊断/问题

1.有窒息的危险

有窒息的危险与分娩因素异常有关。

2.恐惧

恐惧与难产及胎儿发育异常有关。

七、护理目标

(1)新生儿健康。

(2)产妇能正视分娩障碍,与医护合作,分娩过程顺利,无并发症。

八、护理措施

加强孕期及分娩期的监测与护理,减少母儿并发症。

加强孕期保健,通过产前检查及时发现并处理异常情况。胎位异常者于30周前多能自行转为头先露,若30周后仍不纠正,可指导孕妇行膝胸卧位:孕妇排空膀胱,松解裤带,姿势如图10-11所示,每日两次,每次15 min,连做1周后复查。还可以采用激光或艾灸至阴穴(足小趾外侧)等。

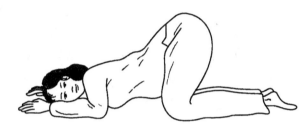

图 10-11 膝胸卧位

有明显头盆不称、胎位异常或确诊为巨大胎儿的产妇,应做好剖宫产围手术期护理。

经阴道分娩的孕妇,应做好如下护理。

(1)鼓励待产妇进食,保持待产妇良好的营养状况,按医嘱必要时给予补液,维持水、电解质平衡;指导产妇合理用力,避免体力消耗;枕后位者,嘱其不要过早屏气用力,以防宫颈水肿及疲乏。

(2)防止胎膜早破:孕妇在待产过程中应少活动,尽量少做肛查,禁灌肠。一旦胎膜早破,立即观察胎心,抬高床尾,若胎心有改变,及时报告医师,并立即行阴道检查,及早发现脐带脱垂情况。

(3)协助医师做好阴道助产及新生儿抢救的准备,必要时为缩短第二产程可行阴道助产。新生儿出生后应仔细检查有无产伤。第三产程应仔细检查胎盘、胎膜的完整性及母体产道的损伤情况。按医嘱及时应用宫缩剂与抗生素,预防产后出血与感染。

心理护理:针对产妇及家属的疑问、焦虑与恐惧,护士在执行医嘱及提供护理照顾时,应给予充分解释,消除产妇与家属的精神紧张状态,并将产妇及胎儿状况及时告诉本人及家属。为待产妇提供在分娩过程中能增加舒适感的措施,如松弛身心、抚摸腹部等持续的关照。鼓励产妇更好地与医护配合,以增强其对分娩的信心,安全度过分娩期。

九、结果评价

(1)无胎儿宫内窘迫,新生儿健康,母子平安。

(2)产妇能与医护配合,顺利度过分娩期。

第十一章　分娩期并发症妇女的护理

第一节　产后出血

产后出血是指胎儿娩出后 24 h 内经阴道分娩者出血量超过 500 mL,剖宫产者超过1 000 mL。产后出血是分娩期的严重并发症,居我国产妇死亡原因首位。产后出血的发生率为 2 %～3 %,其中 80 %以上发生在产后 2 h 之内,其预后随失血量、失血速度及孕产妇的体质不同而异。短时间内大量失血可迅速发生失血性休克、死亡,存活者可因休克时间过长引起垂体缺血性坏死,继发严重的腺垂体功能减退。由于精确测量和收集分娩时失血量有一定困难,主观因素较大,造成估计的失血量往往低于实际出血量,故实际发病率可能更高。因此,应特别重视产后出血的防治与护理,以降低产后出血发生率及孕产妇死亡率。

一、病因

子宫收缩乏力、胎盘因素、软产道裂伤及凝血功能障碍是引起产后出血的主要原因。产后出血既可由以上单一因素所致,也可多因素并存,相互影响或互为因果。

1.子宫收缩乏力

子宫收缩乏力是产后出血最常见的原因,占产后出血总数的 70 %～80 %。正常情况下,胎儿娩出后,由于子宫平滑肌的收缩和缩复作用,胎盘剥离面迅速缩小;同时,子宫平滑肌肌束间血管受压闭合,出血控制。因此,任何影响子宫平滑肌收缩及缩复功能的因素,均可引起子宫收缩乏力性产后出血。常见的因素有以下两种。

(1)全身因素:产妇精神过度紧张,对分娩过度恐惧,尤其对经阴道分娩缺乏足够信心;产程时间过长或难产,造成产妇体力消耗过多乃至衰竭使体质虚弱;临产后过多使用镇静剂、麻醉剂或子宫收缩抑制剂;产妇合并慢性全身性疾病;等等。

(2)局部因素:①子宫肌纤维过度伸展,如多胎妊娠、巨大胎儿、羊水过多使子宫肌纤维过度伸展失去弹性;②子宫肌纤维发育不良,如妊娠合并子宫畸形或子宫肌瘤,影响子宫平滑肌正常收缩;③子宫肌壁损伤,如剖宫产史、子宫肌瘤剔除术后、子宫穿孔等子宫手术史,或产次过多、急产等,均可造成子宫肌纤维受损;④子宫肌水肿或渗血,如妊娠期高血压疾病、严重贫血、宫腔感染等产科并发症使子宫平滑肌层水肿或渗血,引起子宫收缩乏力;⑤胎盘早剥所致子宫胎盘卒中及前置胎盘等均可引起子宫收缩乏力,导致产后出血。

2.胎盘因素

根据胎盘剥离情况,胎盘因素所致产后出血的类型包括以下三种。

(1)胎盘滞留:胎儿娩出后,胎盘多在 15 min 内排出。若超过 30 min 仍未排出,胎盘剥离面血窦不能正常关闭,导致产后出血。常见原因有以下三种。①膀胱充盈:阻碍已剥离胎盘下降,使其滞留于宫腔,影响子宫收缩而出血。②胎盘嵌顿:使用宫缩剂不当,宫颈内口附近子宫平滑肌出现环形收缩,使已剥离的胎盘嵌顿于宫腔内,多为隐性出血。③胎盘剥离不全:第三产程胎盘完全剥离前过早牵拉脐带或按压子宫,影响胎盘正常剥离,导致胎盘剥离不全,已剥离部分血窦开放致出血。

(2)胎盘植入:胎盘绒毛在其附着部位与子宫肌层紧密相连。根据胎盘绒毛侵入子宫肌层的深度分为胎盘粘连、胎盘植入和穿透性胎盘植入。胎盘绒毛全部或部分黏附于子宫肌层表面,不能自行剥离者称为胎盘粘连。绒毛穿透子宫壁表层,植入子宫肌层者称为胎盘植入。绒毛穿透子宫肌层到达或超过子宫浆膜面为穿透性胎盘植入。完全性胎盘粘连或植入者因胎盘未剥离而出血不多;部分性胎盘粘连或植入者因胎盘部分剥离导致子宫收缩不良,已剥离面血窦开放,可能引发致命性出血。胎盘植入可引起产时出血、产后出血、子宫破裂和感染等并发症,穿透性胎盘植入也可导致膀胱或直肠损伤。引起胎盘植入的常见原因有:①子宫内膜损伤,如多次人工流产史、宫腔感染等;②胎盘附着部位异常,如胎盘附着于内膜菲薄的子宫下段、子宫颈或子宫角部,使绒毛容易侵入宫壁肌层;③子宫手术史,如剖宫产史、子宫肌瘤剔除术后;④经产妇发生子宫内膜损伤及炎症的机会增多,易引起蜕膜发育不良而发生植入。

(3)胎盘部分残留:部分胎盘小叶、副胎盘或胎膜残留于宫腔,影响子宫收缩导致产后出血。

3.软产道裂伤

分娩过程中软产道裂伤,尤其未及时发现者,可导致产后出血。常与下列因素有关:①外阴组织弹性差、子宫收缩过强、产程进展过快、软产道未经充分扩张;②急产、产力过强、巨大胎儿;③阴道手术助产(如产钳、胎吸、臀牵引术等)操作不规范;④会阴切口缝合时止血不彻底,宫颈或阴道穹隆部裂伤未能及时发现。常见的软产道裂伤有会阴、阴道、宫颈裂伤,严重者裂伤可深达阴道穹隆、子宫下段甚至盆壁,形成腹膜后血肿、阔韧带内血肿而致大量出血。

4.凝血功能障碍

任何原发或继发的凝血功能异常均可引起产后出血。临床包括两种情况:①妊娠合并凝血功能障碍性疾病,如原发性血小板减少、白血病、再生障碍性贫血、重症肝炎等,因凝血功能障碍可引起手术创面及子宫剥离面出血;②妊娠并发症所致凝血功能障碍,如重度子痫前期、重度胎盘早剥、羊水栓塞、死胎滞留过久等均可影响凝血功能,引起弥散性血管内凝血。凝血功能障碍所致的产后出血常为难以控制的大量出血,特征为血液不凝。

二、临床表现

产后出血主要表现为胎儿娩出后阴道流血量过多及/或伴有因失血而引起的相应症状。

1.阴道流血

不同原因所致的产后出血临床表现不同。①子宫收缩乏力所致出血:常表现为胎盘娩出后阴道大量出血,色暗红,子宫软,轮廓不清。②胎盘因素所致出血:多在胎儿娩出数分钟后出现大量阴道流血,色暗红。③软产道裂伤所致出血:多表现为胎儿娩出后立即出现阴道流血,色鲜红。隐匿性软产道损伤时,常伴阴道疼痛或肛门坠胀感,而阴道流血不多。④凝血功能障碍所致出血:胎儿娩出后阴道流血呈持续性,且血液不凝。

2.低血压症状

阴道出血量多时,产妇可出现面色苍白、冷汗,诉口渴、心慌、头晕,出现脉搏细数、血压下降等低血压甚至休克的临床表现。

三、处理原则

产后出血的处理原则为:针对出血原因,迅速止血;补充血容量,纠正失血性休克;防治感染。

四、护理评估

1.健康史

除收集一般健康史外,尤其应注意收集与产后出血病因相关的健康史。例如:孕前是否患有出血性疾病、重症肝炎,是否有子宫肌壁损伤史;有无多次人工流产史及产后出血史;有无妊娠期高血压疾病、前置胎盘、胎盘早剥、多胎妊娠、羊水过多;是否精神过度紧张,有无体力消耗过多致产妇衰竭;镇静剂、麻醉剂的使用情况;有无产程过长、急产及软产道裂伤等导致产后出血的相关因素。

2.身心状况

注意评估产妇由产后出血所致症状和体征的严重程度。一般情况下,出血早期,由于机体自身的代偿功能,失血的症状、体征可不明显。若出现失代偿状况,则很快进入休克,表现出相应的症状和体征。当产妇全身状况较差或合并有内科、产科等易致产后出血的相关高危因素时,即使出血量不多,也可能发生休克。发生产后出血后,产妇和家属常常表现出惊慌、焦虑、恐惧,产妇更是担心自己的生命安危,迫切希望能得到医护人员的全力救治,应注意密切观察产妇的表现和倾听其主诉。

(1)评估产后出血量:临床上目测估计的阴道流血量往往低于实际失血量。目前常用的评估出血量的方法有以下四种。

①称重法:失血量(ml)=[胎儿娩出后所有敷料湿重(g)-胎儿娩出前所有敷料干重(g)]/1.05(血液比重 g/ml)。此法可较准确地评估出血量,但操作烦琐,分娩过程中操作可行性小,而且当敷料被羊水浸湿时无法准确估计。但对于产后的产妇,可通过称量产垫的重量变化评估产后出血量。

②容积法:用专用的产后接血容器收集阴道出血,放入量杯测量。此法可简便准确地了解出血量,但与称重法一样,当容器中混入羊水时,其测值不准确。临床上主要用于经阴道分娩过程中,第二产程结束后在产妇臀下置接血器,以计量产时出血量。

③面积法:根据接血纱布血湿面积粗略估计,将血液浸湿的面积按 10 cm×10 cm(4 层纱布)为 10 mL 计算。该法简便易行,但不同估计者对于纱布浸湿程度的掌握不尽相同,导致估计的出血量不准确。

④休克指数(SI)法:休克指数=脉率/收缩压(mmHg)。SI=0.5 为正常;SI=1.0 时为轻度休克;若为 2.0 以上,则为重度休克。此法方便、快捷,可第一时间粗略估计出血量。休克指数与估计出血量见表 11-1。

表 11-1 休克指数与估计出血量

休克指数	估计出血量/ml	占总血容量的百分比/(%)
<0.9	<500	<20
1.0	1 000	20
1.5	1 500	30
2.0	≥2 500	≥50

上述评估方法可因操作者不同而有一定的误差。值得注意的是,有些产妇即使未达到产后出血的诊断标准,也可能会出现严重的病理、生理改变,如合并妊娠期高血压疾病、贫血、脱水或身材矮小等血容量本身储备不足的产妇,对失血的耐受性差,极易发生失血性休克。因此,建议同时结合监测产妇的生命体征、尿量和精神状态等估算失血量。同时,需注意出血速度也是反映病情轻重的重要指标,若出血速度大于 150 mL/min,3 h 内出血量超过总血容量的 50 %,24 h 内出血量超过全身总血容量,为重症产后出血。

(2)初步评估产后出血的原因:结合不同原因所致产后出血的临床表现,初步评估出血原因。子宫收缩乏力及胎盘因素所致出血者,子宫轮廓不清,触不到宫底,按摩后子宫收缩变硬,停止按摩又变软,按摩子宫时阴道有大量出血,尤其子宫收缩乏力者宫腔内常有血凝块积存。血液积存或胎盘已剥离而滞留于子宫腔内者,宫底可升高,按摩子宫并挤压宫底部刺激宫缩,可促使胎盘和血凝块排出。由软产道裂伤或凝血功能障碍所致的出血,腹部检查宫缩较好,子宫轮廓清晰。

3.辅助检查

(1)实验室检查:抽血,查血常规,出、凝血时间,纤维蛋白原,凝血酶原时间等。其中血红蛋白每下降 10 g/L,估计出血量为 400~500 mL。但需注意产后出血早期,由于血液浓缩,血红蛋白值常不能准确反映实际出血量。

(2)测量中心静脉压:若中心静脉压低于 2 cmH$_2$O,常提示右心房充盈压力不足,即静脉回流不足,血容量不足。

五、常见护理诊断/问题

1.恐惧

恐惧与大量失血担心自身安危有关。

2.潜在并发症

出血性休克。

3.有感染的危险

有感染的危险与失血后抵抗力降低及手术操作有关。

六、护理目标

(1)产妇的血容量能尽快得到恢复,血压、脉搏、尿量正常。

(2)产妇体温正常,恶露、伤口无异常,白细胞总数和中性粒细胞分类正常。无感染症状。

(3)产妇情绪稳定,积极配合治疗和护理。

七、护理措施

(一)积极预防产后出血

1.妊娠期

(1)加强孕期保健,定期接受产前检查,及时治疗高危妊娠或必要时及早终止妊娠。

(2)对具有产后出血高危因素的孕妇,如妊娠期高血压疾病、妊娠合并血液系统疾病及肝病、贫血、多胎妊娠、巨大胎儿、羊水过多、子宫手术史等的孕妇,要加强产前检查,建议孕妇提前入院。

(3)提供积极的心理支持。精神因素是决定分娩的四大要素之一,为孕妇提供积极的心理和情感上的支持,让其了解分娩的相关知识,使孕妇感到舒适安全,树立分娩自信心。

2.分娩期

严密观察及正确处理产程。

(1)第一产程:密切观察产程进展;合理使用子宫收缩药物,防止产程延长;注意水和营养的补充,防止产妇疲劳;消除产妇紧张情绪,必要时给予镇静剂以保证良好的休息。

(2)第二产程:对于有高危因素的产妇,应建立静脉通道;正确掌握会阴切开指征并熟练助产;指导产妇正确使用腹压,避免胎儿娩出过急过快;阴道检查及手术助产时动作轻柔、规范;严格执行无菌技术操作。

(3)第三产程:胎肩娩出后立即肌注或静脉滴注缩宫素,以加强子宫收缩,减少出血;正确处理胎盘娩出,胎盘未剥离前,不可过早牵拉脐带或按摩、挤压子宫,见胎盘剥离征象后,及时协助胎盘娩出,并仔细检查胎盘、胎膜是否完整,检查软产道有无裂伤及血肿;准确收集和测量出血量。

3.产褥期

(1)产后 2 h 是发生产后出血的高峰期,约 80 % 的产后出血发生在这一时期。产妇应留在产房接受严密观察:注意观察产妇的子宫收缩、阴道出血及会阴伤口情况,定时测量生命体征,发现异常及时处理。

(2)督促产妇及时排空膀胱,以免影响子宫收缩致产后出血。

(3)若无特殊情况,应尽早实施母乳喂养,以刺激子宫收缩,减少阴道出血。

(4)对可能发生大出血的高危产妇,注意保持静脉通道,充分做好输血和急救的准备,并为产妇做好保暖。

(二)针对原因迅速止血,纠正失血性休克,控制感染

1.子宫收缩乏力所致出血

加强宫缩是最迅速、有效的止血方法。另外,还可通过宫腔内填塞纱布条或结扎血管等方法达到止血的目的。

(1)按摩子宫。①腹壁单手按摩宫底:最常用的方法。助产者一手置于产妇腹部(拇指在子宫前壁,其余 4 指在子宫后壁),触摸子宫底部,均匀而有节律地按摩子宫,促使子宫收缩(图11-1)。②腹壁双手按摩子宫:助产者一手在产妇耻骨联合上缘按压下腹中部,将子宫向上托起,另一手握住宫体,使其高出盆腔,在子宫底部有节律地按摩,同时间断用力挤压子宫,使积存在子宫腔内的血块及时排出(图 11-2)。③腹壁-阴道双手按摩子宫:助产者一手戴无菌手套

伸入阴道,握拳置于阴道前穹隆顶住子宫前壁,另一手在腹部按压子宫后壁使宫体前屈,两手相对紧压子宫,均匀有节律地进行按摩,此法不仅可刺激子宫收缩,还可压迫子宫内血窦,减少出血(图 11-3)。

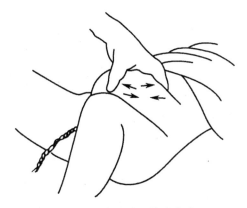

图 11-1　腹壁单手按摩宫底

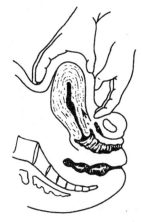

图 11-2　腹壁双手按摩子宫

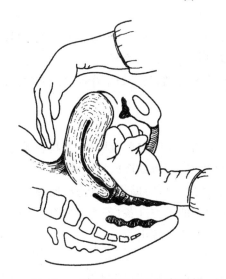

图 11-3　腹壁-阴道双手按摩子宫

(2)应用宫缩剂。根据产妇情况,可采用肌内注射、静脉滴注、舌下含服、阴道上药等方式给药,达到促进子宫收缩而止血的目的。①缩宫素:预防和治疗产后出血的一线药物。常用 10 U加于 0.9 ％生理盐水 500 mL 中静脉滴注,必要时根据医嘱给予缩宫素 10 U 直接宫体注射。②前列腺素类药物:米索前列醇 200 μg 舌下含化,或地诺前列酮 0.5～1 mg 经腹或直接宫体注射,注入子宫肌层。缩宫素无效时,应尽早使用前列腺素类药物。

(3)宫腔纱条填塞。适用于子宫松弛无力,虽经按摩及宫缩剂等处理仍无效者。由助手在腹部固定子宫,术者用卵圆钳将无菌特制的长 1.5～2 m,宽 6～8 cm 的 4～6 层无菌不脱脂棉纱布条送入宫腔,自宫底由内向外填紧,达到压迫止血的目的(图 11-4)。若填塞不紧,留有空隙,可造成隐性出血。宫腔填塞纱布条后应密切观察生命体征及宫底高度和子宫大小,警惕因填塞不紧,宫腔内继续出血、积血而阴道不出血的止血假象。24 h 后取出纱布条,取出前应先使用宫缩剂,并给予抗生素预防感染。由于宫腔内填塞纱布条可增加感染的机会,故只有在缺乏输血条件、病情危急时考虑使用。也可采用宫腔放置球囊的方法代替宫腔填塞止血。

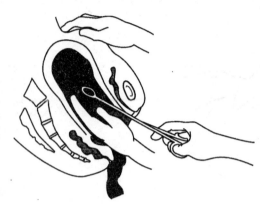

图 11-4　宫腔纱条填塞法

(4)结扎盆腔血管。经上述积极处理无效,仍出血不止时,为抢救产妇生命,可经阴道结扎子宫动脉上行支。若仍无效,则经腹结扎子宫动脉或髂内动脉。

(5)髂内动脉或子宫动脉栓塞。适用于经保守治疗无效的难治性产后出血,需在产妇生命体征稳定时进行。行股动脉穿刺插入导管至髂内动脉或子宫动脉,注入吸收性明胶海绵颗粒栓塞动脉。通常栓塞剂可于两周后吸收,血管复通。

(6)切除子宫。经积极抢救无效,危及产妇生命时,需行子宫次全切除或子宫全切除术,按医嘱做好切除子宫的术前准备。

2.胎盘因素所致出血

正确处理第三产程,胎盘剥离后及时将胎盘取出,并检查胎盘、胎膜是否完整,必要时做好刮宫准备。胎盘已剥离尚未娩出者,可协助产妇排空膀胱,然后牵拉脐带,按压宫底,协助胎盘娩出;胎盘粘连者,可行徒手剥离胎盘后协助娩出;胎盘、胎膜残留者,可行钳刮术或刮宫术;胎盘植入者,应及时做好子宫切除术的术前准备;若为子宫狭窄环所致胎盘嵌顿,应配合麻醉师使用麻醉剂,待环松解后徒手协助胎盘娩出。

3.软产道裂伤所致出血

按解剖层次逐层缝合,彻底止血。宫颈裂伤小于 1 cm 且无活动性出血者,通常无须缝合;若裂伤大于 1 cm 且有活动性出血,应立即予以缝合。缝合时第一针需超过裂口顶端 0.5 cm,避免止血不彻底造成继续出血。缝合阴道及会阴裂伤时,对齐解剖层次,逐层缝合,第一针均需超过裂伤顶端,不留死腔,同时注意避免缝线穿透直肠黏膜。软产道血肿应切开血肿、清除积血、彻底止血、缝合,必要时可放置橡皮引流条。

4.凝血功能障碍所致出血

首先应排除子宫收缩乏力、胎盘因素、软产道裂伤等原因所致的出血。尽快输新鲜全血,补充血小板、纤维蛋白原、凝血酶原复合物、凝血因子等。若并发 DIC,则按 DIC 处理。

5.失血性休克的护理

休克程度与出血量、出血速度及产妇自身状况有关。应严密观察并详细记录病人的意识状态、皮肤颜色、血压、脉搏、呼吸及尿量,发现早期休克;迅速建立静脉通道,纠正低血压;对失血过多尚未有休克征象者,应及早补充血容量;对失血多,甚至休克者应输血,以补充同等血量为原则;去枕平卧、吸氧、保暖;观察子宫收缩情况、有无压痛,恶露量、色、气味;观察会阴伤口情况并严格会阴护理;抢救过程中,注意无菌操作,按医嘱给予抗生素防治感染;注意为产妇提供安静的休养环境。

(三)心理护理与健康教育

(1)积极做好产妇及家属的安慰、解释工作,避免精神紧张。

(2)大量失血后,产妇抵抗力低下,体质虚弱,医护人员应更加主动关心并为其提供帮助,使其增加安全感。

(3)鼓励产妇进食营养丰富易消化饮食,多进食含铁、蛋白质、维生素的食物。

(4)出院时,告知继续观察子宫复旧及恶露的变化情况,发现异常,及时就诊。

(5)做好产褥期卫生指导及产后避孕指导,告知产妇产褥期禁止盆浴及性生活。

(6)做好产后复查指导,告知产后复查的时间、目的和意义,使产妇能按时接受检查。

部分产妇分娩 24 h 后,于产褥期内发生子宫大量出血,称为晚期产后出血,以产后 1～2 周发生最常见,也有迟至产后 6 周左右发病者,应予以高度警惕,以免导致严重后果。

七、结果评价

(1)产妇生命体征稳定,尿量、血红蛋白正常,全身状况改善。

(2)产妇体温、白细胞数正常,恶露、伤口无异常,无感染征象。

(3)产妇焦虑、疲劳感减轻,情绪稳定。

第二节　子宫破裂

子宫破裂是指妊娠晚期或分娩期发生的子宫体部或子宫下段的破裂。子宫破裂直接危及产妇及胎儿生命,是严重的产科并发症之一。子宫破裂的发生率在(1∶18 500)～(1∶3 000),多发生于经产妇,尤其是瘢痕子宫的孕妇。随着剖宫产率的增加及我国人口政策的调整,子宫破裂的发生率有上升的趋势。

一、病因

根据子宫破裂原因分为自然破裂和损伤性破裂。自然破裂可发生在梗阻性难产致子宫下段过度延伸时,也可发生在子宫手术后的切口瘢痕处;损伤性破裂是难产手术操作不规范所致。

1.瘢痕子宫

瘢痕子宫是近年来导致子宫破裂的常见原因。如既往剖宫产史、子宫肌瘤剔除术史、子宫穿孔史、宫角切除术后等,因子宫肌壁留有瘢痕,在妊娠晚期或分娩期由子宫收缩的牵拉及宫腔内压力升高而致瘢痕破裂。前次手术后伤口愈合不良、剖宫产后间隔时间过短或伴感染者,妊娠晚期或临产后发生子宫破裂的危险性更大。宫体部瘢痕常在妊娠晚期自发破裂,多为完全性破裂;子宫下段瘢痕破裂多发生于临产后,多为不完全性破裂。

2.梗阻性难产

梗阻性难产常见于骨盆狭窄、头盆不称、胎位异常、胎儿畸形、软产道阻塞（宫颈瘢痕、肿瘤或阴道横隔等）等，由于胎先露下降受阻，子宫为克服阻力而强烈收缩，使子宫下段过度伸展变薄而发生子宫破裂。

3.子宫收缩药物使用不当

胎儿娩出前缩宫素使用指征或使用剂量不当，或前列腺素类制剂使用不当，导致子宫收缩过强，加之先露下降受阻或瘢痕子宫等原因，最终造成子宫破裂。

4.产科手术创伤

产科手术创伤多发生于不恰当或粗暴的阴道助产手术时，如宫口未开全时行产钳或臀牵引术，中-高位产钳牵引时可发生宫颈撕裂，严重时延及子宫下段，发生子宫下段破裂；穿颅术、毁胎术可因器械、胎儿骨片损伤子宫导致破裂；肩先露无麻醉条件下的内倒转术、强行剥离植入性胎盘或严重粘连胎盘时，因操作不慎，也可造成子宫破裂。

二、临床表现

子宫破裂多发生在分娩过程中，也可发生在妊娠晚期尚未临产时，通常为一渐进的发展过程，多数可分为先兆子宫破裂和子宫破裂两个阶段。子宫破裂根据发生的时间、部位、原因、程度分为：妊娠期破裂和分娩期破裂；子宫体部破裂和子宫下段破裂；自然破裂和损伤性破裂；完全性破裂和不完全性破裂。

1.先兆子宫破裂

子宫病理性缩复环、子宫压痛、胎心率改变及血尿是先兆子宫破裂的主要临床表现。常见于产程长、有梗阻性难产因素的产妇。

（1）子宫病理性缩复环：因胎先露部下降受阻，子宫收缩过强，强有力的宫缩使子宫下段肌肉拉长变薄，而子宫体部肌肉增厚变短，两者间形成明显的环状凹陷，此凹陷逐渐上升达脐部或脐部以上，压痛明显，称为病理性缩复环（图11-5）。

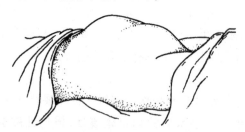

图 11-5　子宫病理性缩复环

（2）下腹部疼痛：子宫呈强直性或痉挛性收缩，产妇烦躁不安、呼吸急促、心率加快，下腹剧痛难忍，拒按。

（3）血尿：胎先露部紧压膀胱使其充血，出现排尿困难及血尿。

（4）胎心率改变：宫缩过强、过频，胎儿供血受阻，胎心率加快、减慢或听不清。

2.子宫破裂

（1）不完全性子宫破裂：子宫浆膜层完整，肌层部分或全层破裂，宫腔与腹腔不相通，胎儿及其附属物位于宫腔内，称不完全性子宫破裂。多见于子宫下段剖宫产切口瘢痕破裂，仅在子宫不全破裂口处有压痛,常无先兆子宫破裂症状,体征也不明显。若破裂口累及子宫动脉,可导致急性大出血或形成阔韧带内血肿,此时常伴胎心率异常,查体可在子宫一侧扪及逐渐增大的包块,有压痛。

(2)完全性子宫破裂:子宫肌层全层破裂,宫腔与腹腔相通,称完全性子宫破裂。继先兆子宫破裂症状后,产妇突感下腹部撕裂样剧痛,子宫收缩骤然停止。腹痛稍缓解后,待羊水、血液进入腹腔,又出现持续性全腹疼痛,伴面色苍白、出冷汗、脉搏细数、呼吸急促、血压下降等休克征象。全腹压痛明显,反跳痛,腹壁可清楚扪及胎体,子宫缩小位于侧方,胎心、胎动消失。阴道检查可见鲜血流出,曾扩张的宫颈口缩小,下降中的胎先露升高甚至消失(胎儿进入腹腔内),部分产妇可扪及宫颈及子宫下段裂口。子宫体部瘢痕破裂多为完全性破裂,常无先兆破裂典型症状。

第三节　羊水栓塞

羊水栓塞是指羊水突然进入母体血液循环引起的急性肺栓塞、过敏性休克、弥散性血管内凝血、多器官功能衰竭或猝死等一系列严重症状的综合征。其发病急、病情凶险,是造成孕产妇死亡的重要原因之一。发生在足月分娩者,产妇死亡率可在 60 % 以上。也可发生在妊娠早、中期的流产、引产或钳刮术中,但情况较为缓和,极少造成产妇死亡。近年研究认为,羊水栓塞主要是过敏反应,建议将其命名为"妊娠过敏反应综合征"。

一、病因

一般认为,羊水栓塞是由羊水中的有形物质(胎儿毳毛、角化上皮、胎脂、胎粪)进入母体血液循环引起的。目前认为与下列因素有关。①羊膜腔内压力过高(子宫收缩过强):临产后,尤其是第二产程子宫收缩时,羊膜腔压力升高可为 $100\sim175$ mmHg,羊水被挤入破损的微血管而进入母体血液循环。②血窦开放:分娩过程中,胎膜与宫颈壁分离或宫颈口扩张引起宫颈黏膜损伤处有开放的静脉或血窦,羊水进入母体血液循环;宫颈裂伤、子宫破裂、前置胎盘、胎盘早剥或剖宫产术中羊水通过病理性开放的子宫血窦进入母体血液循环。③胎膜破裂:大部分羊水栓塞发生于胎膜破裂之后,羊水可从子宫蜕膜或宫颈管破损处的小血管进入母体血液循环;羊膜腔穿刺或钳刮术时子宫壁损伤处静脉窦亦可成为羊水进入母体的通道。

综上所述,羊膜腔内压力过高、胎膜破裂、宫颈或宫体损伤处有开放的静脉或血窦,是羊水栓塞发生的基本条件。高龄初产妇、多产妇(易发生子宫损伤)、子宫收缩过强、急产、胎膜早破、前置胎盘、胎盘早剥、剖宫产术、子宫不全破裂等,是羊水栓塞的诱发因素。

二、病理生理

研究资料提示,羊水栓塞的核心问题是过敏性变态反应。羊水进入母体血液循环后,通过阻塞肺小动脉引起过敏反应和凝血机制异常,导致机体发生一系列复杂而严重的病理生理变化。

1.肺动脉高压

羊水进入母体血液循环后,其中的有形成分如胎儿毳毛、上皮细胞、胎脂、胎粪等直接形成栓子,经肺动脉进入肺循环,阻塞小血管并刺激血小板和肺间质细胞释放 5-羟色胺等血管活性物质,引起肺小血管痉挛;同时,羊水中有形物质还可激活凝血过程,使肺毛细血管内形成广泛的血栓,进一步阻塞肺小血管,反射性引起迷走神经兴奋,引起小支气管痉挛和支气管分泌物增多,使肺通气、换气量减少。肺小血管阻塞引起的肺动脉高压导致急性右心衰竭,继而呼吸循环功能衰竭,出现休克,甚至死亡。

2.过敏性休克

羊水中有形成分作为致敏原,作用于母体引起Ⅰ型变态反应,导致过敏性休克。多在羊水栓塞后立即发生,表现为血压骤降甚至消失。休克后出现心肺功能衰竭。

3.弥散性血管内凝血(DIC)

妊娠时母体血液呈高凝状态,由多种凝血因子及纤维蛋白原增加所致,羊水中所含大量促凝物质可激活凝血系统,在血管内产生大量的微血栓,消耗大量凝血因子及纤维蛋白原而发生DIC。同时羊水中也含有纤溶激活酶,当纤维蛋白原下降时可激活纤溶系统,由于大量凝血物质的消耗和纤溶系统的激活,产妇血液由高凝状态迅速转变为纤溶亢进,血液不凝,极易发生严重产后出血及失血性休克。

4.急性肾功能衰竭

由于休克和DIC的发生,母体多脏器受累,常见为肾急性缺血,进一步发展为肾功能障碍和衰竭。

三、临床表现

羊水栓塞起病急骤,来势凶险,临床表现复杂。典型的羊水栓塞以骤然血压下降(血压下降程度与失血量不符)、组织缺氧和消耗性凝血病为特征。多发生于分娩过程中,尤其是胎儿娩出前后的短时间内,也有极少数病例发生在外伤时、羊膜腔穿刺术中或羊膜腔灌注等情况下。典型临床表现可分为三个阶段。

1.休克期

休克期主要表现为心肺功能衰竭和休克。发生于分娩过程中或分娩前后一段时间内,尤其是刚破膜不久,产妇突然出现寒战、呛咳、气急、烦躁不安、恶心、呕吐等前驱症状,继而出现呼吸困难、发绀、抽搐、昏迷、脉搏细数、血压急剧下降、心率加快、肺底湿啰音,短时间内迅即进入休克状态,约1/3病人可在数分钟内死亡,少数出现右心衰竭症状。病情严重者,产妇仅在惊叫一声或打一个哈欠或抽搐一下后,即发生呼吸心搏骤停,于数分钟内死亡。

2.出血期

度过休克期后便进入凝血功能障碍阶段,临床表现为难以控制的大量阴道流血、切口渗血、全身皮肤黏膜出血、针眼渗血、血尿及消化道大出血等。产妇可死于出血性休克。

3.肾功能衰竭期

循环功能衰竭引起肾缺血及DIC前期形成的血栓堵塞肾内小血管,引起肾脏缺血、缺氧,病人出现少尿(或无尿)和尿毒症的表现。部分病人在休克、出血控制后亦可因肾功能衰竭而死亡。

上述三个阶段的典型临床表现通常按顺序出现,有时也可不完全出现。部分不典型羊水栓塞病例病情发展缓慢,症状隐匿。如缺乏急性呼吸循环系统症状或症状较轻,或胎膜破裂时突然出现一阵呛咳,之后缓解,或者仅表现为分娩或剖宫产过程中的一次寒战,几小时后才出现大量阴道出血,伤口渗血、血尿等,并出现休克表现。

分娩期常以肺动脉高压、心功能衰竭和中枢神经系统严重损害为主要表现,而产后则以出血和凝血功能障碍为主要特征。

四、处理原则

一旦怀疑或确诊羊水栓塞,应立即抢救。主要原则是抗过敏、纠正呼吸循环功能衰竭、改善低氧血症、抗休克、防止 DIC 和肾功能衰竭。

五、护理评估

1.健康史

评估发生羊水栓塞的各种诱因,如胎膜是否破裂(胎膜早破或人工破膜)、有无宫缩过强或强直性子宫收缩、有无前置胎盘或胎盘早剥、是否中期妊娠引产或钳刮术、有无羊膜腔穿刺术等病史。

2.身心状况

结合羊水栓塞的诱发因素、临床症状和体征进行评估。处于不同临床阶段的羊水栓塞病人,临床表现特点不同。常见病人于破膜后、第一产程末、第二产程宫缩较强时或在胎儿娩出后的短时间内,突然出现烦躁不安、呛咳、气促、呼吸困难、发绀、面色苍白、四肢厥冷、心率加快,并迅速出现循环衰竭,进入休克及昏迷状态;还可能表现有全身皮肤黏膜出血点及瘀斑,切口、针眼渗血,消化道出血,阴道大量流血且不凝等难以控制的出血倾向,继而出现少尿、无尿等肾功能衰竭表现。少数病人可无任何先兆症状,产妇窒息样惊叫一声或打一哈欠后即进入昏迷状态,呼吸心跳停止。

3.辅助检查

(1)实验室检查:采集下腔静脉血,镜检可见羊水有形物质;DIC 各项血液检查指标呈阳性。

(2)床旁胸部 X 射线摄片:约 90 ％的病人可见双侧肺部弥漫性点状、片状浸润影,沿肺门周围分布,伴轻度肺不张及心脏扩大。

(3)床旁心电图或心脏彩色多普勒超声检查:提示 ST 段下降,右心房、右心室扩大,左心室缩小。

(4)尸检:可见肺水肿、肺泡出血,主要脏器如肺、胃、心等血管及组织中或心内血液经离心处理后,镜检找到羊水有形物质。

六、常见护理诊断/问题

1.气体交换受损

气体交换受损与肺动脉高压致肺血管阻力增加及肺水肿有关。

2.外周组织灌注无效

外周组织灌注无效与弥散性血管内凝血及失血有关。

3.有窒息的危险

有窒息的危险与羊水栓塞、母体呼吸循环功能衰竭有关。

4.恐惧

恐惧与病情危重、濒死感有关。

5.潜在并发症

休克、肾衰竭、DIC。

七、护理目标

(1)产妇胸闷、呼吸困难症状有所改善。

(2)产妇能维持体液平衡,并维持最基本的生理功能。

(3)胎儿或新生儿安全。

(4)产妇病情平稳,恐惧感减轻。

八、护理措施

1.羊水栓塞的预防

(1)密切观察产程进展,严格掌握子宫收缩药物的使用指征及方法,防止宫缩过强。

(2)人工破膜时不兼行剥膜,以减少子宫颈管部位的小血管破损;不在宫缩时行人工破膜。

(3)剖宫产术中刺破羊膜前保护好子宫切口,避免羊水进入切口处开放性血管。

(4)及时发现前置胎盘、胎盘早剥等并发症并及时处理,对死胎、胎盘早剥的孕产妇,应密切观察出凝血等情况。

(5)中期妊娠引产者,羊膜穿刺次数不应超过3次;行钳刮术时应先刺破胎膜,待羊水流尽后再钳夹胎块。

2.羊水栓塞病人的处理与配合

一旦出现羊水栓塞的临床表现,应及时识别并立即给予紧急处理。

(1)改善低氧血症。

①吸氧:出现呼吸困难、发绀者,立即面罩给氧,必要时行气管插管或气管切开正压给氧。保持呼吸道通畅,保证氧气的有效供给,可有效改善肺泡毛细血管缺氧,减轻肺水肿。同时,也可改善心、脑、肾等重要脏器的缺氧状态。

②解痉:按医嘱使用阿托品、罂粟碱、氨茶碱等药物,以缓解肺动脉高压、改善肺血流灌注,预防呼吸、循环衰竭。

(2)抗过敏:在给氧的同时,按医嘱立即予肾上腺皮质激素静脉推注,以改善和稳定溶酶体,保护细胞,对抗过敏反应。通常首选氢化可的松 $100\sim200$ mg 加于 5 %～10 %葡萄糖液 $50\sim100$ mL 快速静脉滴注,随后 $300\sim800$ mg 加入 5 %葡萄糖液 $250\sim500$ mL 静脉滴注。也可用地塞米松 20 mg 加 25 %葡萄糖液静脉推注,随后 20 mg 加 5 %～10 %葡萄糖液静脉滴注。

(3)抗休克:按医嘱使用低分子右旋糖酐扩容,多巴胺或间羟胺升压,毛花苷丙纠正心衰,5 %碳酸氢钠纠正酸中毒等处理。

(4)防治 DIC:早期抗凝,按医嘱使用肝素钠,以对抗羊水栓塞早期的高凝状态;及时输新鲜全血或血浆、纤维蛋白原,补充凝血因子;晚期抗纤溶,防止大出血。

(5)预防肾功能衰竭:补足血容量仍少尿者,按医嘱给予 20 %甘露醇或呋塞米等利尿剂。

(6)预防感染:严格遵循无菌操作,按医嘱使用广谱抗生素预防感染。

（7）产科处理：原则上应在产妇呼吸循环功能得到明显改善，并已纠正凝血功能障碍后再处理分娩。

①临产者密切观察产程进展、宫缩强度与胎儿情况。在第一产程发病者待产妇病情平稳后立即行剖宫产结束分娩，以去除病因；若在第二产程发病，可在条件允许的情况下经阴道助产结束分娩；密切观察出血量、血凝情况，若子宫出血不止，应及时报告医师做好子宫切除术的术前准备。

②于中期妊娠钳刮术中或羊膜腔穿刺时发病者，应立即终止手术，积极实施抢救。

③发生羊水栓塞时，若正在滴注缩宫素，应立即停止，同时严密监测病人的生命体征变化，同时做好出入量记录。

3.提供心理支持

对于神志清醒的病人，应给予安慰和鼓励，使其放松心情，配合治疗和护理。对于家属的恐惧情绪表示理解和安慰，适当的时候允许家属陪伴病人，向家属介绍病人病情的严重性，以取得配合。待病情稳定后与其共同制订康复计划，针对病人具体情况提供健康教育与出院指导。

九、结果评价

（1）产妇胸闷、呼吸困难症状改善。

（2）血压稳定、尿量正常，阴道流血量减少，全身皮肤、黏膜出血停止。

（3）胎儿或新生儿无生命危险，产妇出院时无并发症。

（4）产妇情绪稳定。

第十二章　产褥期疾病妇女的护理

第一节　产褥感染

产褥感染是指分娩及产褥期内生殖道受病原体侵袭引起的局部和全身感染。产褥病率是指分娩 24 h 以后的 10 天内,每日测量体温 4 次,间隔时间 4 h,有两次体温大于等于 38 ℃(口表)。产褥病率的常见原因是产褥感染,也可由生殖道以外感染所致(如泌尿系感染、上呼吸道感染、急性乳腺炎、血栓静脉炎等)。产褥感染是常见的产褥期并发症,其发病率约为 6 ％,是产妇死亡的四大原因之一(另外三种是产后出血、妊娠合并心脏病和严重的妊娠高血压疾病)。

一、病因

1.诱发因素

正常女性生殖道对外界致病因子有一定的防御功能。其对入侵病原体的反应与病原体的种类、数量、毒力和机体免疫力有关。正常妊娠和分娩通常不会增加感染的机会。只有在机体免疫力、细菌毒力、细菌数量三者平衡失调时,才会增加感染的机会,导致感染发生。产褥感染的诱因有胎膜早破、羊膜腔感染、产程延长、产前产后出血、产科手术操作、慢性疾病、孕期贫血、营养不良、体质虚弱及妊娠晚期性生活等。

2.感染途径

(1)内源性感染:寄生于正常孕妇生殖道内的微生物多数不致病,当机体抵抗力降低和(或)病原体数量、毒力增加时,非致病微生物转化为致病微生物引起感染。研究表明,内源性感染更重要,因孕妇生殖道内的病原体不仅可以导致产褥感染,还能够通过胎盘、胎膜、羊水间接感染胎儿,引起流产、早产、胎儿生长受限、胎膜早破及死胎等。

(2)外源性感染:外界病原体侵入生殖道引起的感染。病原体可通过消毒不严格或被污染的衣物、用具、各种手术器械及临产前性生活等途径侵入机体。

3.病原体

正常女性生殖道内寄生大量的微生物,包括需氧菌、厌氧菌、假丝酵母菌,以及衣原体、支原体,可分为致病微生物和非致病微生物两类。有些非致病的微生物在一定条件下可以致病,称为条件致病菌。

(1)需氧菌

①链球菌:外源性产褥感染的主要致病菌,以 β-溶血性链球菌致病性最强,能产生致热外毒素与溶组织酶,使病变迅速扩散导致严重感染。链球菌可以寄生在女性生殖道内,也可以通过医务人员或产妇其他部位感染进入生殖道。

②杆菌:以大肠埃希菌、克雷伯氏菌属、变形杆菌属多见。这些细菌平时寄生在阴道、会

阴、尿道口周围,能产生内毒素,是引起菌血症或感染性休克的最常见致病菌。

③葡萄球菌:主要包括金黄色葡萄球菌和表皮葡萄球菌。金黄色葡萄球菌多为外源性感染,容易引起伤口严重感染;因其能产生青霉素酶,易对青霉素产生耐药性。表皮葡萄球菌存在于阴道菌群中,引起的感染较轻。

(2)厌氧菌

①革兰阳性球菌:消化球菌和消化链球菌存在于阴道中,当产道损伤、胎盘残留、局部组织坏死等造成缺氧时,细菌迅速繁殖引起感染。如果合并大肠埃希菌混合感染,会发出异常恶臭味。

②杆菌属:脆弱类杆菌是常见的厌氧性杆菌。这类杆菌多与需氧菌和厌氧性链球菌混合感染,形成局部脓肿,产生大量脓液,有恶臭味;还可以引起化脓性血栓性静脉炎,形成感染血栓,血栓脱落后随血液循环到全身各器官形成脓肿。

③芽孢梭菌:主要是产气荚膜梭菌。该菌能产生外毒素溶解蛋白质而产气及溶血。产气荚膜梭菌感染轻者引起子宫内膜炎、腹膜炎、败血症,严重者引起溶血、黄疸、血红蛋白尿、急性肾衰竭、循环衰竭、气性坏疽而死亡。

(3)支原体与衣原体:溶脲支原体、人型支原体均可在女性生殖道内寄生,引起生殖道感染,其感染多无明显症状。

二、临床表现

产褥感染的 3 大主要症状是发热、疼痛、异常恶露。由于感染部位、程度、扩散范围不同,产褥感染的临床表现也不同。根据感染部位分为会阴、阴道、宫颈、腹部伤口、子宫切口局部感染,急性子宫内膜炎、急性盆腔结缔组织炎、腹膜炎、血栓静脉炎、脓毒血症及败血症等。

1.急性外阴、阴道、宫颈炎

分娩时会阴损伤或手术导致感染,以葡萄球菌和大肠埃希菌感染为主。会阴裂伤或会阴后-侧切开伤口感染,表现为会阴部疼痛,坐位困难。局部伤口红肿、发硬、伤口裂开,有脓性分泌物流出,压痛明显,较重时可伴有低热。阴道裂伤及挫伤感染表现为阴道黏膜充血、水肿、溃疡,脓性分泌物增多。感染部位较深时,可以引起阴道旁结缔组织炎。宫颈裂伤向深部蔓延达宫旁组织,引起盆腔结缔组织炎。

2.子宫感染

子宫感染包括急性子宫内膜炎、子宫肌炎。病原体经胎盘剥离面侵入,扩散至子宫蜕膜层称子宫内膜炎,侵入子宫肌层称子宫肌炎,两者常伴发。子宫内膜炎表现为子宫内膜充血、坏死,阴道内有大量脓性分泌物,而且有臭味。子宫肌炎表现为腹痛,恶露量多,呈脓性,子宫压痛明显,子宫复旧不良,可以伴有高热、寒战、头痛、心率增快、白细胞增多等全身感染的症状。

3.急性盆腔结缔组织炎、急性输卵管炎

病原体沿宫旁淋巴和血行达宫旁组织引起盆腔结缔组织炎,形成炎性包块,同时累及输卵管时可引起输卵管炎。表现为下腹痛伴肛门坠胀,伴有持续高热、寒战、脉速、头痛等全身症状。体征有下腹明显压痛、反跳痛、肌紧张,子宫复旧差,宫旁一侧或两侧结缔组织增厚,触及炎性包块,严重者累及整个盆腔形成"冰冻骨盆"。

4.急性盆腔腹膜炎及弥漫性腹膜炎

炎症进一步扩散至子宫浆膜层形成盆腔腹膜炎,继而发展成弥漫性腹膜炎。全身中毒症状明显,如高热、恶心、呕吐、腹胀等,检查腹部压痛、反跳痛、肌紧张。腹膜面分泌大量渗出液,纤维蛋白覆盖引起肠粘连,可以在直肠子宫陷凹形成局限性脓肿,若脓肿波及肠管及膀胱,可有腹泻、里急后重和排尿困难。

5.血栓性静脉炎

来自胎盘剥离处的感染性栓子,经血行播散可引起盆腔血栓性静脉炎,可以累及子宫静脉、卵巢静脉、髂内静脉、髂总静脉及阴道静脉。病变单侧居多,产后1～2周多见。表现为寒战、高热,症状可持续数周或反复发作。临床表现随静脉血栓形成的部位不同而有所不同。病变多在股静脉、腘静脉及大隐静脉处,当髂总静脉或股静脉栓塞时影响下肢静脉回流,出现下肢水肿、皮肤发白和疼痛(称股白肿)。小腿深静脉栓塞时可出现腓肠肌及足底部疼痛和压痛。

6.脓毒血症及败血症

当感染血栓脱落进入血液循环可引起脓毒血症,出现肺、脑、肾脓肿或肺栓塞。当侵入血液循环的细菌大量繁殖引起败血症时,可出现严重全身症状及感染性休克症状,如寒战、高热、脉细数、血压下降、呼吸急促、尿量减少等,可危及生命。

三、处理原则

积极控制感染并纠正全身状况。

1.支持疗法

纠正贫血和水、电解质紊乱。病情严重者多次、少量输注新鲜血液及血浆。

2.切开引流

会阴伤口或腹部切口感染应及时行切开引流术;盆腔脓肿可经腹或阴道后穹隆切开引流。

3.胎盘、胎膜残留处理

有效抗感染的同时,清除宫腔内残留物。病人如果为急性感染伴发热,应控制感染和体温下降后再彻底清宫,避免刮宫引起感染扩散和子宫穿孔。

4.应用抗生素

未确定病原体时,根据临床表现和临床经验选择广谱高效的抗生素;然后根据细菌培养和药敏实验结果调整抗生素的种类和剂量。中毒症状严重时可短期应用肾上腺皮质激素。

5.肝素治疗

血栓性静脉炎在应用大量抗生素的同时,可加用肝素钠、尿激酶,或者口服双香豆素、阿司匹林等,活血化瘀的中药也可以应用。

6.手术治疗

严重子宫感染经积极治疗无效,炎症扩展出现不能控制的出血、败血症或脓毒血症时应及时行子宫切除术清除感染源,挽救生命。

四、护理评估

1.健康史

评估产褥感染的诱发因素,如是否有贫血、营养不良或生殖道、泌尿道感染的病史;了解本次妊娠有无妊娠合并症与并发症,分娩时是否有胎膜早破、产程延长、手术助产、软产道损伤、产前出血、产后出血史及产妇的个人卫生习惯等。

2.身心状况

评估病人的体温、脉搏等基本生命体征,子宫复旧及伤口愈合情况;检查宫底高度、子宫软硬度、有无压痛及其程度;观察会阴部有无疼痛、局部红肿、硬结及脓性分泌物;观察恶露量、颜色、性状、气味等;窥阴器检查阴道、宫颈及分泌物的情况,双合诊检查宫颈有无举痛、子宫一侧或双侧是否扪及包块;另外,还应注意病人有无排便或排尿异常,以及乳腺炎、泌尿系统感染的症状和体征。评估观察病人的情绪与心理状态,是否存在心理沮丧、烦躁与焦虑情绪。

3.辅助检查

(1)血液检查:白细胞计数增高,尤其是中性白细胞计数升高明显;血沉加快。血清C-反应蛋白大于 8 mg/L 有助于早期感染的诊断。

(2)病原体:取宫腔分泌物、脓肿穿刺物、后穹隆穿刺物做细菌培养和药物敏感试验,确定病原体及敏感的抗生素,必要时做血培养和厌氧菌培养。病原体抗原和特异抗体检测可以作为快速确定病原体的方法。

(3)影像学检查:B型超声、彩色多普勒超声、CT及磁共振成像等检查手段,能够对产褥感染形成的炎性包块、脓肿做出定位及定性诊断。

五、常见护理诊断/问题

1.体温过高

体温过高与病原体感染及产后机体抵抗力降低有关。

2.急性疼痛

急性疼痛与感染有关。

六、护理目标

(1)产妇感染得到控制,体温正常,舒适感增加。

(2)产妇疼痛减轻至缓解。

七、护理措施

1.一般护理

注意保暖,保持病室安静、清洁、空气新鲜。保持床单、衣物及用物清洁。保证产妇休息。加强营养,给予高蛋白、高热量、高维生素易消化饮食。鼓励产妇多饮水,保证足够的液体摄入。产妇出现高热、疼痛、呕吐时做好症状护理,解除或减轻不适。产妇取半卧位以利恶露引流。

2.心理护理

耐心解答家属及病人的疑虑,向其讲解疾病的知识,让其了解病情和治疗护理情况,增加治疗信心,缓解疑虑情绪。

3.病情观察

密切观察产妇产后生命体征的变化,尤其是体温,每4 h测1次。观察是否有恶心、呕吐、全身乏力、腹胀、腹痛等症状。同时观察记录恶露的颜色、性状与气味,子宫复旧情况及会阴伤口情况。

4.治疗配合

根据医嘱进行支持治疗,增强抵抗力。配合做好脓肿引流术、清宫术、后穹隆穿刺术、子宫切除术的术前准备及护理。遵医嘱应用抗生素及肝素。应用抗生素时注意抗生素使用的间隔时间,维持血液中有效浓度。应用肝素期间要注意监测凝血功能。严重病例有感染性休克或肾功能衰竭者,应积极配合抢救。

5.健康教育与出院指导

加强孕期卫生,临产前两个月避免性生活及盆浴,加强营养,增强体质。及时治疗外阴炎、阴道炎、宫颈炎症等慢性疾病。避免胎膜早破、滞产、产道损伤、产后出血等。消毒产妇用物,接产严格遵循无菌操作,正确掌握手术指征。必要时应用广谱抗生素预防感染。教会产妇自我观察,会阴部要保持清洁干净,及时更换会阴垫;治疗期间不要盆浴,可采用淋浴。指导病人采取半卧位或抬高床头,促进恶露引流,防止感染扩散。产褥期结束返院复查。

八、结果评价

(1)出院时,产妇体温正常、疼痛减轻、舒适感增加。

(2)出院时,产妇产褥感染症状消失,无并发症发生。

第二节　产后抑郁症

产后抑郁症(PPD)是指产妇在产褥期出现抑郁症状,是产褥期非精神病性精神综合征中常见的一种类型。产后抑郁症的发生率有很大差异。流行病学资料显示:西方发达国家的发生率为 7 %～40 %,亚洲国家发生率为 3.5 %～63.3 %。我国报道的发生率为 1.1 %～52.1 %,平均 14.7 %,与目前国际上公认的发生率 10 %～15 % 基本一致。产后抑郁症不仅影响产妇的生活质量,还影响家庭功能和产妇的亲子行为,影响婴儿认知能力和情感的发展。

一、病因

病因不明,可能与下列因素有关。

1.分娩因素

分娩经历给产妇带来紧张与恐惧心理,尤其产时和产后并发症、难产、手术产等,导致内分泌功能状态不稳定。

2.心理因素

最主要的是产妇的个性特征。敏感(神经质)、以自我为中心、情绪不稳定、社交能力不良、好强求全、固执、性格内向等个性特点的产妇容易发生产后心理障碍。

3.内分泌因素

分娩后产妇体内人绒毛膜促性腺激素、人胎盘催乳素、孕激素、雌激素含量急剧下降,可能在产后抑郁症和精神方面起重要的作用。

4.社会因素

孕期发生不良生活事件,如失业、夫妻分离、亲人病丧、家庭不和睦、家庭经济条件差、居住环境低劣、缺少家庭和社会的支持与帮助,特别是缺乏来自丈夫与长辈的理解、支持与帮助等,是影响产后抑郁症发生和恢复的重要因素。

5.遗传因素

有精神病家族史,特别是家族抑郁症病史的产妇发病率高。

二、临床表现

产后抑郁症多在产后两周内发病,产后 4～6 周症状明显,病程可持续 3～6 个月。主要表现为以下四点。

(1)情绪改变:心情压抑、情绪淡漠,甚至焦虑、恐惧、易怒,夜间加重;有时表现为孤独、不愿见人或伤心、流泪。

(2)自我评价降低:自暴自弃、自罪感、对身边的人充满敌意,与丈夫及其他家庭成员关系不协调。

(3)创新性思维受损,主动性降低。

(4)对生活缺乏信心,觉得生活无意义,出现厌食、睡眠障碍、易疲倦、性欲减退。严重者出现绝望、自杀或杀婴倾向,有时陷于错乱或昏迷状态。

三、处理原则

心理治疗是产后抑郁症的重要治疗手段,包括心理支持、咨询和社会干预等。药物治疗为辅,适用于中度抑郁症及心理治疗无效者。尽量选用不进入乳汁的抗抑郁药。首选 5-羟色胺再吸收抑制剂,如常用药物有盐酸帕罗西汀、盐酸舍曲林。

四、护理评估

1.健康史

询问产妇有无抑郁症、精神病个人史和家族史,有无重大精神创伤史。了解本次妊娠过程及分娩情况是否顺利,有无难产、滞产、手术产及产时产后的并发症,婴儿健康状况、婚姻家庭关系及社会支持系统等因素并识别诱因。

2.身心状况

观察产妇的情绪变化、食欲、睡眠、疲劳程度。观察产妇的日常活动和行为,如自我照顾能力与照顾婴儿的能力。观察母婴之间接触和交流的情况,了解产妇对婴儿的喜恶程度及对分娩的体验与感受。评估产妇的人际交往能力与社会支持系统,判断病情的严重程度。

3.辅助检查

产褥期抑郁症临床诊断困难,产后问卷调查对早期发现和诊断很有帮助。

(1)爱丁堡产后抑郁量表(EPDS):目前常用的筛选工具,包括 10 项内容,4 级评分。最佳筛查时间在产后 2～6 周。当总分大于等于 13 时需要进一步确诊。

(2)产后抑郁筛查量表(PDSS):包括睡眠/饮食失调、焦虑/担心、情绪不稳定、精神错乱、丢失自我、内疚/羞耻及自杀想法 7 个因素,共 35 个条目,分 5 级评分,一般以总分 60 分作为筛查产后抑郁症的临界值。

五、常见护理诊断/问题

1.家庭运作过程失常

家庭运作过程失常与无法承担母亲角色有关。

2.有对自己实行暴力的危险

有对自己实行暴力的危险与产后严重的心理障碍有关。

六、护理目标

(1)产妇情绪稳定,能配合护理人员与家人采取有效应对措施。

(2)产妇能进入母亲角色,能关心爱护婴儿。

(3)产妇的生理、心理行为正常。

七、护理措施

1.一般护理

提供温暖、舒适的环境。注意休息,入睡前喝热牛奶、洗热水澡等协助产妇入睡,保证足够的睡眠。合理安排饮食,保证产妇的营养摄入。鼓励、协助产妇哺乳,使其有良好的哺乳能力。鼓励产妇白天从事多次短暂的活动,必要时陪伴。

2.心理护理

心理护理对产后抑郁症非常重要,使产妇感到被支持、尊重、理解,信心增强,加强自我控制,建立与他人良好交流的能力,激发内在动力去应对自身问题。护理人员要保持温和、接受的态度,鼓励产妇宣泄、抒发自身的感受,耐心倾听产妇诉说的心理问题,做好心理疏通工作。同时,让家人给予更多的关心和爱护,减少或避免不良的精神刺激和压力。

3.协助并促进产妇适应母亲角色

帮助产妇适应角色的转换,指导产妇与婴儿进行交流、接触,并鼓励多参与照顾婴儿,培养产妇的自信心。

4.防止暴力行为发生

注意安全保护,谨慎地安排产妇生活和居住环境,产后抑郁症产妇的睡眠障碍主要表现为早醒,而自杀、自伤等意外事件就发生在这种时候,应特别注意。

5.治疗配合

药物治疗是产后抑郁症的重要治疗手段,适用于中重度抑郁症病人和心理治疗无效者。药物治疗应该在专科医生指导下用药,根据以往疗效和个体情况选择药物。护理人员应该遵医嘱指导产妇正确应用抗抑郁症药,并注意观察药物疗效及不良反应。

6.出院指导

本病预后良好,约 70 ％的病人 1 年内治愈,极少数持续 1 年以上,再次妊娠复发率 20 ％,其下一代认知能力可能受影响,因此应该为产妇提供心理咨询机会。

7.预防

产后抑郁症的发生受社会因素、心理因素及妊娠因素的影响,因此应该加强对孕产妇的精神关怀,利用孕妇学校等多种途径宣传普及有关妊娠、分娩常识,减轻孕产妇对妊娠、分娩的紧张、恐惧心理,提高自我保健能力。在分娩过程中,运用医学心理学、社会学知识对产妇多加关心和爱护,对产后抑郁症的预防非常重要。产褥期抑郁症早期诊断困难,可以利用心理量表进行筛查。

八、结果评价

(1)住院期间产妇的情绪稳定,能配合诊治方案。

(2)产妇与婴儿健康安全。

(3)产妇能示范正确护理新生儿的技巧。

第十三章　女性生殖系统炎症病人的护理

第一节　概述

一、女性生殖系统的自然防御功能

女性生殖器的解剖、生理、生化和免疫学特点具有比较完善的自然防御功能，以抵御感染的发生。若防御功能下降或遭到破坏，阴道内源性菌群会发生变化或外源性致病菌侵入，即可发生生殖系统炎症。

1.外阴

外阴皮肤为鳞状上皮；两侧大阴唇自然合拢，遮掩阴道口和尿道口，防止外界微生物污染。

2.阴道

自然状态下，阴道口闭合，阴道前、后壁紧贴，可减少外界微生物的侵入，经产妇阴道松弛，防御功能较差。生理情况下，阴道上皮在卵巢分泌的雌激素影响下增生变厚，增加抵抗病原体侵入的能力，同时上皮细胞中含有丰富糖原，在阴道乳杆菌的作用下分解为乳酸，维持阴道正常的酸性环境（pH 在 3.8～4.4），使其他病原体的生长受到抑制，称为阴道自净作用。此外，阴道分泌物可维持巨噬细胞活性，防止细菌侵入阴道黏膜。若体内雌激素水平下降、性生活频繁、阴道灌洗等，阴道 pH 上升，不利于乳杆菌生长；长期应用广谱抗生素，则抑制乳杆菌生长；机体免疫力下降，阴道其他致病菌成为优势菌，则引起炎症。

3.子宫颈

子宫颈内口紧闭，宫颈管黏膜分泌大量黏液，形成胶冻状黏液栓，成为上生殖道感染的机械屏障；宫颈管黏液栓内含乳铁蛋白、溶菌酶等，可抑制病原体侵入子宫内膜。

4.子宫内膜

育龄妇女子宫内膜周期性剥脱，是消除宫腔感染的有利条件。此外，子宫内膜分泌液也含有乳铁蛋白、溶菌酶，可清除少量进入宫腔的病原体。

5.输卵管

输卵管黏膜上皮细胞的纤毛向子宫腔方向摆动及输卵管的蠕动，均有利于阻止病原体的侵入。输卵管分泌液与子宫内膜分泌液一样，含有乳铁蛋白、溶菌酶，清除偶尔进入输卵管的病原体。

6.生殖道的免疫系统

生殖道黏膜聚集有不同数量的淋巴组织及散在的淋巴细胞，包括 T 细胞、B 细胞。此外，中性粒细胞、巨噬细胞、补体及一些细胞因子，均在局部有重要的免疫功能，发挥抗感染作用。

女性生殖系统虽具有自然防御功能，但是外阴阴道与尿道和肛门邻近，易受污染；外阴与阴道又是性交、分娩及宫腔操作的必经之道,容易受到损伤及外界病原体的感染。此外,妇女在特殊生理时期,如月经期、妊娠期、分娩期和产褥期,防御功能受到破坏,机体免疫功能下降,病原体容易侵入生殖道而形成炎症。

二、病原体

1.细菌

大多为化脓菌,如葡萄球菌、链球菌、大肠埃希菌、厌氧菌、变形杆菌、淋病奈瑟球菌、结核杆菌等。

葡萄球菌为革兰阳性球菌,是产后、手术后生殖器炎症及伤口感染常见的病原菌,金黄色葡萄球菌致病力最强。革兰阳性链球菌的种类很多,乙型溶血性链球菌的致病力强,使感染扩散,并引起败血症。大肠埃希菌为革兰阴性杆菌,是肠道及阴道的正常寄生菌,一般不致病,但当机体极度衰弱时,可引起严重感染,甚至产生内毒素。厌氧菌主要有革兰阴性脆弱类杆菌及革兰阳性消化链球菌、消化球菌等,脆弱类杆菌致病力最强,感染的特点是容易形成盆腔脓肿、感染性血栓性静脉炎,脓液有粪臭并有气泡。消化链球菌和消化球菌多见于产褥感染、感染性流产及输卵管炎。

2.原虫

原虫以阴道毛滴虫最为多见,其次为阿米巴原虫。

3.真菌

真菌以假丝酵母菌为主。

4.病毒

病毒以疱疹病毒、人乳头瘤病毒为多见。

5.螺旋体

螺旋体多见苍白密螺旋体。

6.衣原体

衣原体常见为沙眼衣原体,感染症状不明显,但常导致输卵管黏膜结构及功能的严重破坏,并引起盆腔广泛粘连。

7.支原体

支原体为正常阴道菌群的一种,在一定条件下可引起生殖道炎症,包括人型支原体、生殖支原体及解脲支原体。

三、传染途径

1.沿生殖器黏膜上行蔓延

病原体侵入外阴、阴道后,或阴道内的菌群沿阴道黏膜经宫颈、子宫内膜、输卵管黏膜至卵巢及腹腔,是非妊娠期、非产褥期盆腔炎的主要感染途径。淋病奈瑟球菌、沙眼衣原体及葡萄球菌等沿此途径扩散(图13-1)。

2.经血液循环蔓延

病原体先侵入人体的其他系统,再经过血液循环感染生殖器,为结核菌感染的主要途径(图13-2)。

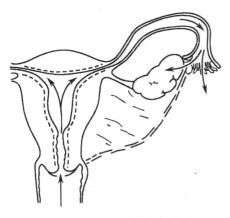

图 13-1　炎症经黏膜上行蔓延

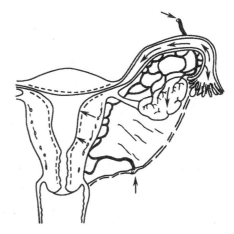

图 13-2　炎症经血行蔓延

3.经淋巴系统蔓延

细菌经外阴、阴道、宫颈及宫体创伤处的淋巴管侵入盆腔结缔组织及内生殖器其他部分，是产褥感染、流产后感染及放置宫内节育器后感染的主要传播途径，多见于链球菌、大肠埃希菌、厌氧菌感染(图 13-3)。

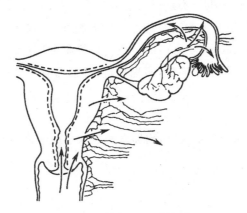

图 13-3　炎症经淋巴系统蔓延

4.直接蔓延

腹腔其他脏器感染后直接蔓延到内生殖器，如阑尾炎可引起右侧输卵管炎。

四、炎症的发展与转归

1.痊愈

病人抵抗力强、病原体致病力弱或治疗及时、抗生素使用恰当，病原体完全被消灭，炎症很快被控制，炎性渗出物完全被吸收，病人痊愈。一般情况下，痊愈后组织结构、功能都可以恢复正常，不留痕迹。但如果坏死组织、炎性渗出物机化形成瘢痕或粘连，则组织结构和功能不能完全恢复，只是炎症消失。

2.转为慢性

炎症治疗不彻底、不及时或病原体对抗生素不敏感，身体防御功能和病原体的作用处于相持状态，炎症长期持续存在。机体抵抗力强时，炎症可以被控制并逐渐好转，一旦机体抵抗力降低,慢性炎症可急性发作。

3.扩散与蔓延

病人抵抗力低下而病原体数量多及致病力强时,炎症可经淋巴和血行扩散或蔓延到邻近器官。严重时可形成败血症,危及生命。由于抗生素的快速发展,此种情况已不多见。

五、临床表现

1.阴道分泌物异常

女性阴道内常有少量分泌物,主要由阴道黏膜渗出物、宫颈管及子宫内膜腺体分泌物等混合而成,又称白带。白带的形成与雌激素的作用有关。正常白带呈白色稀糊状或蛋清样,黏稠,无腥臭味,量少,称为生理性白带。若生殖道出现炎症,特别是阴道炎和宫颈炎时,白带量显著增多,有臭味,且性状亦有改变,称为病理性白带。

2.外阴不适

外阴受到异常阴道分泌物刺激,常出现瘙痒、灼热或疼痛。外阴瘙痒常为阵发性发作,也可为持续性发作,通常夜间加重。瘙痒程度因不同疾病和不同个体而有明显差异。因长期搔抓,外阴可见抓痕、血痂或继发毛囊炎;由于外阴皮肤完整性受损,病人常感到局部灼热或疼痛。

3.下腹不适

病人下腹不适的临床表现根据炎症侵及的部位、范围及程度不同而不同。常表现为下腹痛,通常分为急性下腹痛与慢性下腹痛两种。急性下腹痛,起病急剧,疼痛剧烈,常伴有恶心、呕吐、出汗及发热等症状,盆腔炎、子宫内膜炎或输卵管卵巢脓肿病人常有急性下腹痛伴发热;慢性下腹痛,起病缓慢,多为隐痛或钝痛,病程长,慢性输卵管炎常有非周期性慢性下腹痛,盆腔炎常有月经期慢性下腹痛。

4.不孕

阴道及宫颈管炎症不利于精子穿过;输卵管炎症狭窄或子宫内膜炎症,妨碍受精卵到达宫腔并顺利着床。

六、处理原则

1.加强预防

注意个人卫生,经常更换内裤,穿纯棉内裤,保持外阴清洁、干燥。增加营养,增强体质,提高机体抵抗力。避免私自滥用抗生素。

2.控制炎症

一旦发生生殖系统炎症,应及时就医并遵医嘱治疗。针对病原体选用敏感的抗生素进行治疗,要求及时、足量、规范、有效地使用。可口服全身用药,也可局部药物治疗,或局部热敷、坐浴、冲洗或熏洗,以改善症状。

3.病因治疗

积极寻找病因,针对病因进行治疗或手术修补。

4.物理或手术治疗

物理治疗有微波、短波、超短波、激光、冷冻、离子透入(可加入各种药物)等,促进局部血液循环,改善组织营养状态,提高新陈代谢,以利炎症吸收和消退。手术治疗可根据情况选择经阴道、经腹部手术或腹腔镜手术,手术以彻底治愈为原则,避免遗留病灶而再复发。

5.中药治疗

根据具体情况,可选用清热解毒、清热利湿或活血化瘀的中药。

七、护理评估

(一)健康史

询问病人的年龄、月经史、婚育史、哺乳史、生殖系统手术史、性生活史、肺结核病史及糖尿病病史,了解有无吸毒史、输血史,有无接受大剂量雌激素治疗或长期应用抗生素治疗史;宫腔内手术操作后、产后、流产后有无感染史,采用的避孕或节育措施,个人卫生及月经期卫生保健情况;发病后有无发热、寒战、腹痛、阴道分泌物增多、阴道分泌物颜色和性质改变,有无排尿、排便改变;外阴有无瘙痒、疼痛、肿胀、灼热感等,此次疾病的治疗经过和效果,识别发病的可能诱因。

(二)身心状况

结合病史,通过询问和观察,评估病人的症状和出现症状后相应的心理反应。

1.外阴

询问外阴皮肤瘙痒、疼痛、烧灼等主观感觉,以及其与活动、性交、排尿、排便的关系。

2.阴道分泌物

阴道炎、宫颈炎病人往往出现阴道分泌物显著增多、性状改变或伴有臭味。护理人员应评估病人阴道分泌物的量、性状、气味。生殖系统炎症病人病理性白带常见的有灰黄色或黄白色泡沫稀薄白带、凝乳块状或豆渣样白带、灰白色匀质鱼腥味白带、脓性白带等。

3.阴道流血

妇女生殖道任何部位均可发生出血,内生殖器官发生的异常出血常经阴道流出,称为阴道流血。护理人员应评估病人的出血部位、出血量、出血时间(经前、经间、经后、性交后、停经后或绝经后)、持续时间和伴随症状。

4.炎症扩散症状

当炎症扩散到盆腔时,可有腰骶部疼痛、盆腔部下坠痛,常在劳累、性交后及月经前后加剧。若有腹膜炎,则出现消化系统症状,如恶心、呕吐、腹胀、腹泻等;若有脓肿形成,则有下腹包块及局部压迫刺激症状。

5.不孕

注意不孕发生的时间、类型,与生殖系统炎症的关系,等等。

6.全身症状

病人可出现精神不振、食欲减退、体重下降、乏力、头痛、四肢疼痛等。

7.心理反应

通过与病人接触、交谈,观察其行为变化,以了解病人情绪、心理状态的改变。多数病人在出现典型的临床症状后,出于无奈被迫就医。有些未婚或未育女性,常因害羞、恐惧、担心遭人耻笑和遗弃等原因未及时就诊,或自行寻找非正规医疗机构处理,以致延误病情,也给治疗和护理带来了一定的困难。

(三)辅助检查

1.阴道分泌物检查

①pH测定:采用精密pH试纸测定阴道上1/3处分泌物的pH。滴虫阴道炎和细菌性阴

道病 pH 升高,均大于 4.5,而外阴阴道假丝酵母菌病的 pH 则多在 4.0～4.7,通常 pH<4.5。②病原菌检查:取阴道分泌物分别放于滴有生理盐水及 10 ％氢氧化钾的两张玻片上,进行显微镜检查。生理盐水湿片用于检查滴虫、线索细胞,10 ％氢氧化钾湿片用于假丝酵母菌的检查及胺臭味试验。阴道分泌物中若找到滴虫或假丝酵母菌,可确诊滴虫阴道炎、外阴阴道假丝酵母菌病;若找到线索细胞或胺臭味试验阳性,结合分泌物的性状及 pH,可明确细菌性阴道病的诊断。生理盐水湿片法是检测滴虫的最简便方法,敏感性为 60 ％～70 ％。对可疑病人,若多次湿片法未能发现滴虫时,分泌物应送培养,准确性可达 98 ％。③白细胞检查:滴虫阴道炎、淋病奈瑟球菌及衣原体感染引起的宫颈管黏膜炎白细胞增加,而细菌性阴道病及外阴阴道假丝酵母菌病白细胞不增加。

2.宫颈分泌物检查

宫颈分泌物检查主要检测病原体,包括淋病奈瑟球菌和衣原体。检测淋病奈瑟球菌常用的方法有:①分泌物涂片革兰染色,查找中性粒细胞内有无革兰阴性双球菌;②淋病奈瑟球菌培养是诊断淋病的金标准方法;③核酸扩增试验。检测沙眼衣原体常用的方法有:①衣原体培养,因其方法复杂,临床少用;②酶联免疫吸附试验,检测沙眼衣原体抗原,为临床常用的方法;③核酸检测,包括核酸杂交及核酸扩增,尤其是核酸扩增方法为检测衣原体感染敏感、特异的方法。宫颈分泌物还可进行白细胞检查,宫颈分泌物革兰染色中性粒细胞大于 30/高倍视野对于诊断宫颈管炎症有意义。

3.宫颈刮片或分段诊刮术

对有血性白带者,应与子宫恶性肿瘤相鉴别,需常规做宫颈刮片,必要时行分段诊刮术。

4.阴道镜检查

阴道镜检查有助于发现宫颈微小病变,并可取可疑部位活组织做病理检查。

5.聚合酶链反应(PCR)

PCR 方法简便、快速、灵敏度高、特异性强,可检测、确诊人乳头瘤病毒、淋病奈瑟球菌等感染。

6.局部组织活检

活体组织检查可明确诊断。

7.腹腔镜

能直接观察到子宫、输卵管浆膜面,并可取腹腔液行细菌培养,或在病变处取活组织检查。此项检查应避免损伤肠道。

8.B 型超声

B 型超声可以了解子宫、附件及盆腔情况。

八、常见护理诊断/问题

1.组织完整性受损

组织完整性受损与炎性分泌物刺激引起局部瘙痒、搔抓等有关。

2.舒适度减弱

舒适度减弱与炎症引起的瘙痒、疼痛等不适有关。

3.焦虑

焦虑与治疗效果不佳有关。

九、护理目标

(1)病人接受治疗措施后,外阴皮肤愈合。

(2)病人瘙痒症状减轻,诉说舒适感增加。

(3)病人的焦虑缓解,接受医务人员指导,积极配合治疗。

十、护理措施

1.一般护理

嘱病人多休息、避免劳累。急性炎症期应卧床休息。指导病人增加营养,进食高热量、高蛋白、高维生素饮食。发热时多饮水。

2.缓解症状,促进舒适

指导病人定时更换消毒会阴垫,便后冲洗及会阴擦洗时遵循由前向后,从尿道到阴道,最后达肛门的原则,以保持会阴部清洁。炎症急性期,病人宜采取半卧位,以利于盆腔分泌物积聚于子宫直肠陷窝,使炎症局限或便于引流。为发热病人做好物理降温并及时为其更换衣服、床单。疼痛症状明显者,按照医嘱给予止痛剂。若病人局部奇痒难忍,酌情给予止痒药膏,并嘱咐病人避免搔抓。

3.执行医嘱,配合治疗

评估病人对诊疗方案的了解程度及执行能力后,帮助护理对象接受妇科诊疗时的体位、方法及各种治疗措施,护士应尽可能陪伴病人并为其提供有助于保护隐私的环境,解除病人不安、恐惧的情绪。执行医嘱时应尽量使用通俗易懂的语言与病人及家属沟通,认真回答其问题,准确执行医嘱。及时、正确收集各种送检标本,协助医师完成诊疗过程。

4.心理护理,精神支持

由于炎症部位位于病人的隐私处,病人往往有害羞心理,不愿及时就医,护理人员应耐心向病人进行解释,告知及时就医的重要性,并鼓励坚持治疗和随访。对待慢性病人要及时了解其心理问题,尊重病人,耐心倾听其诉说,主动向病人解释各种诊疗的目的、作用、方法、不良反应和注意事项,与病人及家属共同讨论治疗、护理方案,减轻病人的恐惧和焦虑,争取家人的理解和支持,必要时提供直接帮助。

5.病情观察,做好记录

巡视病人过程中,认真对待病人的主诉,注意观察生命体征、阴道分泌物的量和性状、用药反应等情况,详细记录,若有异常情况,及时与医师取得联系。

6.健康教育,出院指导

(1)卫生宣教:指导妇女穿棉织品内裤,以减少局部刺激。告知治疗期间勿去公共浴池、游泳池、浴盆、浴巾等用具应消毒,并禁止性生活。注意经期、孕期、分娩期和产褥期的卫生。

(2)普查普治:积极开展普查普治,指导护理对象定期进行妇科检查,及早发现异常,并积极治疗。

(3)指导用药:对需局部用药治疗者,要耐心教会病人会阴区清洁、自己用药的方法及注意事项,请病人独立操作至确定其完全理解并掌握为止。此外,向病人讲解有关药物的作用、不良反应,使病人明确不同剂型药物的用药途径,以保证疗程和疗效。

(4)传授知识:向病人及家属讲解常见生殖系统炎症的病因、诱发因素、预防措施,并与病人及家人共同讨论适用于个人、家庭的防治措施,并鼓励其使用。

(5)信息告知:向病人及家属告知相关诊断检查可能出现的不适。如腹腔镜检查术后出现上腹部不适及肩痛是 CO_2 对膈肌刺激所致,术后数日内可自然消失。

十一、结果评价

(1)病人外阴皮肤愈合,能够主动实施促进健康的行为,保持外阴清洁、干燥。

(2)病人诉说外阴瘙痒症状减轻,不再搔抓外阴。

(3)病人描述自己的焦虑和焦虑的表现,接受医务人员指导,焦虑缓解或消失。

第二节　外阴部炎症

一、非特异性外阴炎

非特异性外阴炎是由物理、化学因素而非病原体所致的外阴皮肤或黏膜的炎症。

(一)病因

外阴暴露于外,与尿道、肛门、阴道邻近,若不注意皮肤清洁,月经血、产后恶露、阴道分泌物、尿液、粪便等刺激均可引起外阴不同程度的炎症。其次为糖尿病病人的糖尿刺激、粪瘘病人的粪便刺激、尿瘘病人尿液长期浸渍等。此外,穿紧身化纤内裤、月经垫通透性差、外阴局部潮湿等均可引起外阴部炎症。

(二)临床表现

外阴皮肤黏膜瘙痒、疼痛、红肿、灼热感,于性交、活动、排尿、排便时加重。检查见外阴局部充血、肿胀、糜烂,常有抓痕,严重者形成溃疡或湿疹。慢性炎症者,外阴局部皮肤增厚、粗糙、皲裂等,甚至苔藓样变。

(三)处理原则

保持局部清洁、干燥,包括局部治疗和病因治疗。局部治疗应用抗生素;病因治疗,若发现糖尿病则积极治疗糖尿病;若有尿瘘、粪瘘,应及时行修补术。

(四)护理要点

1.治疗指导

非特异性外阴炎病人的局部治疗可用 0.1 %聚维酮碘液或 1:5 000 高锰酸钾液坐浴,每日 1~2 次,每次 15~30 min,5~10 次为一个疗程。护士应教会病人坐浴的方法,包括浴液的配制、温度、坐浴的时间及注意事项。注意提醒病人浴液浓度不宜过浓,以免灼伤皮肤。坐浴时要使会阴部浸没于溶液中,月经期停止坐浴。坐浴后,局部涂抗生素软膏或紫草油。也可用中药水煎熏洗外阴部,每日 1~2 次。急性期病人还可选用微波或红外线进行局部物理治疗。

2.健康教育

指导护理对象注意保持外阴的清洁、干燥,穿纯棉内裤并经常更换,做好经期、孕期、分娩期及产褥期卫生。勿饮酒,少食辛辣食物。外阴部严禁搔抓,勿用刺激性药物或肥皂擦洗。外阴溃破者要预防继发感染,使用柔软无菌会阴垫,减少摩擦和感染的机会。

二、前庭大腺炎

病原体侵入前庭大腺引起的炎症,称为前庭大腺炎。前庭大腺位于两侧大阴唇后 1/3 深部,其直径为 0.5～1.0 cm,出口管长 1.5～2.0 cm,腺管开口于处女膜与小阴唇之间。外阴部受污染时,易发生炎症。育龄妇女多见,幼女及绝经后期妇女少见。

(一)病因

主要病原体为葡萄球菌、链球菌、大肠埃希菌、肠球菌等,随着性传播疾病发病率的增加,淋病奈瑟球菌及沙眼衣原体已成为常见病原体。急性炎症发作时,病原体首先侵犯腺管,导致前庭大腺导管炎,腺管开口往往因肿胀或渗出物凝聚而阻塞,脓液不能外流、积存而形成脓肿,称为前庭大腺脓肿。

(二)临床表现

炎症多发生于一侧。初起时局部肿胀、疼痛、灼烧感,行走不便,有时致大小便困难。部分病人出现发热等全身症状。检查见局部皮肤红肿、发热、压痛明显,患侧前庭大腺开口处有时可见白色脓点。当脓肿形成时,疼痛加剧,脓肿直径可达 6 cm,局部可触及波动感。当脓肿内压力增大时,表面皮肤发红、变薄,脓肿可自行破溃,若破孔大,可自行引流,炎症较快消退而痊愈;若破孔小,引流不畅,则炎症持续不消退,并可反复急性发作。发热病人可有腹股沟淋巴结不同程度增大。

(三)处理原则

根据病原体选择敏感的抗生素控制急性炎症;脓肿/囊肿形成后可切开引流并做造口术。

(四)护理要点

(1)急性期病人应卧床休息,保持局部清洁;由前庭大腺开口处取分泌物进行细菌培养和药敏试验,按医嘱给予抗生素及止痛剂。也可选用蒲公英、紫花地丁、金银花、连翘等局部热敷或坐浴。

(2)脓肿或囊肿切开术后,局部放置引流条引流,引流条需每日更换。外阴用消毒液常规擦洗,伤口愈合后,可改用坐浴。

三、前庭大腺囊肿

前庭大腺囊肿系因前庭大腺腺管开口部阻塞、分泌物积聚于腺腔而形成。前庭大腺囊肿可继发感染,形成脓肿并反复发作。

(一)病因

引起前庭大腺管阻塞的原因有以下三点。

(1)前庭大腺脓肿消退后,腺管口粘连闭塞,腺管阻塞,分泌物不能排出,脓液吸收后由黏液分泌物代替。

(2)先天性腺管狭窄或腺腔内黏液浓稠分泌物排出不畅,导致囊肿形成。

(3)前庭大腺管损伤,如分娩时会阴与阴道裂伤后瘢痕阻塞腺管口,或会阴后一侧切开术损伤腺管。

(二)临床表现

前庭大腺囊肿多由小逐渐增大,囊肿多为单侧,也可为双侧。若囊肿小且无感染,病人可无自觉症状,往往于妇科检查时被发现;若囊肿大,可有外阴坠胀感或性交不适。检查见囊肿多呈椭圆形,大小不等,位于外阴部后下方,可向大阴唇外侧突起。

(三)处理原则

行前庭大腺囊肿造口术,造口术方法简单、损伤小,术后还能保留腺体功能。还可采用 CO_2 激光或微波行囊肿造口术。

(四)护理要点

同前庭大腺炎病人的护理。

第三节　阴道炎症

一、滴虫阴道炎

滴虫阴道炎是由阴道毛滴虫引起的阴道炎,是常见的性传播疾病。

(一)病因

滴虫呈梨形,体积为多核白细胞的 2～3 倍,其顶端有 4 根鞭毛,体侧有波动膜,后端尖并有轴柱凸出,无色透明如水滴(图 13-4)。鞭毛随波动膜的波动而活动。其适宜在温度为 25～40 ℃、pH 为 5.2～6.6 的潮湿环境中生长,在 pH 5.0 以下或 7.5 以上的环境中则不生长。滴虫能在 3～5 ℃生存 21 天,在 46 ℃生存 20～60 min,在半干燥环境中生存约 10 h,在普通肥皂水中也能生存 45～120 min。月经前、后阴道 pH 发生变化,月经后接近中性,故隐藏在腺体及阴道皱襞中的滴虫于月经前、后常得以繁殖,引起炎症的发作。另外,妊娠期、产后等阴道环境也发生改变,适于滴虫生长繁殖。滴虫能消耗或吞噬阴道上皮细胞内的糖原,也可吞噬乳杆菌,阻碍乳酸生成,使阴道 pH 升高而有利于繁殖。滴虫阴道炎病人的阴道 pH 一般在 5.0～6.5,多数大于 6.0。滴虫不仅寄生于阴道,还常侵入尿道或尿道旁腺,甚至膀胱、肾盂及男性的包皮皱褶、尿道或前列腺中。滴虫能消耗氧,使阴道成为厌氧环境,利于厌氧菌繁殖,约 60 % 病人合并有细菌性阴道病。

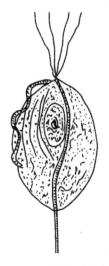

图 13-4　阴道毛滴虫

(二)传播方式

1.经性交直接传播

性交是主要的传播方式,男性感染滴虫后常无症状,易成为感染源。

2.间接传播

经公共浴池、浴盆、浴巾、游泳池、坐式便器、衣物等间接传播,还可通过污染的器械及敷料传播。

(三)临床表现

潜伏期 4～28 天,25 %～50 %的病人感染初期无症状,主要症状是阴道分泌物增多及外阴瘙痒,间或有灼热、疼痛、性交痛等。典型分泌物呈稀薄脓性,黄绿色,泡沫状伴有臭味。分泌物呈脓性是因分泌物中含有白细胞,若合并其他感染则呈黄绿色;泡沫状、有臭味是因滴虫无氧酵解碳水化合物,产生腐臭气体。瘙痒部位主要为阴道口及外阴。若合并尿道口感染,可有尿频、尿痛,有时可见血尿。阴道毛滴虫能吞噬精子,影响精子在阴道内存活,可致不孕。妇科检查可见病人阴道黏膜充血,严重者有散在出血斑点,甚至宫颈有出血斑点,形成"草莓样"宫颈,后穹隆有多量白带,呈泡沫状灰黄色、黄白色稀薄液体或黄绿色脓性分泌物。少数病人阴道内有滴虫存在而无炎症反应,阴道黏膜无异常,称为带虫者。

(四)处理原则

全身用药,主要治疗药物是甲硝唑和替硝唑。初次治疗可选择甲硝唑 2 g,单次口服,或替硝唑 2 g,单次口服。甲硝唑的治愈率为 90 %～95 %,替硝唑治愈率为 86 %～100 %。替代方案:甲硝唑 400 mg,每日两次,连服 7 天。

(五)护理要点

1.指导病人自我护理

注意个人卫生,保持外阴部的清洁、干燥。勤换内裤,内裤、坐浴及洗涤用物应煮沸消毒 5～10 min 以消灭病原体,避免交叉和重复感染。尽量避免搔抓外阴部以免皮肤破损。治疗期间禁止性生活。

2.指导病人配合检查

告知病人取分泌物前 24～48 h 避免性交、阴道灌洗或局部用药。分泌物取出后应及时送检并注意保暖,否则滴虫活动力减弱,造成辨认困难。

3.告知全身用药注意事项

甲硝唑口服后偶见胃肠道反应,如食欲减退、恶心、呕吐。此外,偶见头痛、皮疹、白细胞减少等,一旦发现应报告医师并停药。由于药物可抑制乙醇在体内氧化而产生有毒的中间代谢产物,因此甲硝唑用药期间及停药 24 h 内、替硝唑用药期间及停药 72 h 内禁止饮酒。甲硝唑能通过乳汁排泄,用药期间及用药后 12～24 h 不宜哺乳;替硝唑服药后 3 天内不宜哺乳。

4.要求性伴侣同时治疗

滴虫阴道炎主要由性行为传播,性伴侣应同时进行治疗,治愈前避免无保护性交。

5.随访及治疗失败者的处理

对症状持续存在或症状复发的病人进行随访及病原体检测。滴虫阴道炎病人再感染率高,患有滴虫性阴道炎的性活跃女性应在最初感染 3 个月后重新进行筛查。对初次治疗失败且排除再次感染者,按医嘱增加甲硝唑疗程及剂量仍有效。可重复应用甲硝唑 400 mg,每日两次,连服 7 天;若再次治疗仍失败,给予甲硝唑 2 g,每日 1 次,连服 5 天,同时进行耐药性监测。

6.说明妊娠期治疗的注意事项

滴虫阴道炎可致胎膜早破、早产及低出生体重儿,治疗可采用甲硝唑 2 g 顿服,或甲硝唑 400 mg,每日 2 次,连服 7 天。治疗有症状的滴虫阴道炎孕妇可以减轻症状,减少传播,防止新生儿呼吸道和生殖道感染。但是目前关于甲硝唑治疗是否能够改善滴虫阴道炎的产科并发症及是否增加胎儿致畸率尚无统一结论,因此应用甲硝唑时,最好取得孕妇及其家属的知情同意。

二、外阴阴道假丝酵母菌病

外阴阴道假丝酵母菌病(VVC)是由假丝酵母菌引起的外阴阴道炎症,曾称为外阴阴道念珠菌病,发生率高,国外资料显示,约 75 ％妇女一生中至少患过 1 次外阴阴道假丝酵母菌病,其中 40 ％～45 ％妇女经历过两次或以上的发病。

(一)病因

80 ％～90 ％的病原体为白假丝酵母菌,10 ％～20 ％为非白假丝酵母菌(光滑假丝酵母菌、近平滑假丝酵母菌、热带假丝酵母菌等)。酸性环境适宜假丝酵母菌生长,假丝酵母菌感染的病人阴道 pH 多在 4.0～4.7,通常小于 4.5。假丝酵母菌对热的抵抗力不强,加热至 60 ℃后 1 h 即可死亡,但对于干燥、日光、紫外线及化学制剂等抵抗力较强。

白假丝酵母菌是有酵母相和菌丝相的双相菌。酵母相为芽生孢子,在无症状寄居和传播中起作用;菌丝相为芽生孢子伸长成假菌丝,侵袭组织能力强。白假丝酵母菌为条件致病菌,10 ％～20 ％非孕妇女及 30 ％～40 ％孕妇阴道中有此菌寄生,但数量极少,且呈酵母相,并不引起症状。只有在全身及阴道局部免疫能力下降、假丝酵母菌大量繁殖并转变为菌丝相时才出现症状。常见发病诱因有:①长期应用抗生素,抑制了乳杆菌生长,有利于假丝酵母菌繁殖;②妊娠时机体免疫力下降,雌激素水平高,阴道组织内糖原增加,酸度增高,有利于假丝酵母菌生长;③糖尿病病人机体免疫力下降,阴道内糖原增加,适合假丝酵母菌繁殖;④大量应用免疫抑制剂,如类固醇皮质激素或免疫缺陷综合征,使机体的抵抗力降低;⑤其他诱因有胃肠道假丝酵母菌、应用含高剂量雌激素的避孕药、穿紧身化纤内裤和肥胖等,后者可使会阴局部的温度及湿度增加,易于假丝酵母菌繁殖。

(二)传播方式

1.内源性感染

内源性感染为主要感染途径,假丝酵母菌除作为条件致病菌寄生于阴道外,还可寄生于人的口腔、肠道,当局部环境条件适合时易发病,这 3 个部位的假丝酵母菌可互相传染。

2.性交传染

部分病人可通过性交直接传染。

3.间接传染

少数病人通过接触感染的衣物而间接传染。

(三)临床表现

主要临床表现为外阴瘙痒、灼痛、性交痛及尿痛,部分病人阴道分泌物增多。尿痛特点是排尿时尿液刺激水肿的外阴及前庭导致疼痛。阴道分泌物由脱落上皮细胞和菌丝体、酵母菌和假丝菌组成,其特征是白色稠厚呈凝乳或豆腐渣样。妇科检查可见外阴红斑、水肿,常伴有皮肤抓痕,严重者可见皮肤皲裂、表皮脱落。阴道黏膜红肿,小阴唇内侧及阴道黏膜附有白色块状物,擦除后露出红肿黏膜面,急性期还可见到糜烂及浅表溃疡。

目前,根据其流行情况、临床表现、微生物学、宿主情况分为单纯性 VVC 和复杂性 VVC,见表 13-1。10 ％～20 ％的妇女表现为复杂性 VVC。一年内有症状并经真菌学证实的 VVC 发作 4 次或以上,称为复发性外阴阴道假丝酵母菌病(RVVC),发生率约为 5 ％。其中 VVC 的临床表现按 VVC 评分标准划分(2012 年中华医学会妇产科分会感染协作组修订),评分大于等于 7 分为重度 VVC,而小于 7 分为轻、中度 VVC,见表 13-2。

表 13-1　VVC 临床分类

	单纯性 VVC	复杂性 VVC
发生频率	散发或非经常发作	复发性
临床表现	轻到中度	重度
真菌种类	白假丝酵母菌	非白假丝酵母菌
宿主情况	免疫功能正常	免疫功能低下,应用免疫抑制剂,未控制的糖尿病、妊娠

表 13-2　VVC 临床评分标准

评分项目	0	1 分	2 分	3 分
瘙痒	无	偶有发作,可被忽略	能引起重视	持续发作,坐立不安
疼痛	无	轻	中	重
阴道黏膜充血、水肿	无	轻	中	重
外阴抓痕、皲裂、糜烂	无	—	—	有
分泌物量	无	较正常多	量多,无溢出	量多,有溢出

(四)处理原则

消除诱因,包括积极治疗糖尿病,及时停用广谱抗生素、雌激素及类固醇皮质激素。根据病人具体情况选择局部或全身应用抗真菌药物。单纯性 VVC 以局部短疗程抗真菌药物为主,复杂性 VVC 病人可采用强化治疗及巩固治疗。严重 VVC 者,外阴局部可应用低浓度糖皮质激素软膏或唑类霜剂。

(五)护理要点

1.健康指导

与病人讨论发病的因素及治疗原则,使其积极配合治疗方案;培养健康的卫生习惯,保持局部清洁;避免交叉感染。勤换内裤,用过的内裤、盆及毛巾均用开水烫洗。

2.用药护理

要向病人说明用药的目的与方法,取得配合,按医嘱完成正规疗程。指导病人正确用药。

需要阴道用药的病人应洗手后戴手套,用示指将药沿阴道后壁推进达阴道深部,为保证药物局部作用时间,宜在晚上睡前放置。为提高用药效果,可用 2%～4% 碳酸氢钠液坐浴或阴道冲洗后用药。对 RVVC 病人,治疗期间应定期复查监测疗效及药物副作用,一旦发现副作用,立即停药。妊娠期合并感染者以局部治疗为主,以 7 日疗法效果为佳。禁止口服唑类药物。

(1)单纯性 VVC 以局部短疗程抗真菌药物为主,唑类药物的疗效高于制霉菌素。可选用下列药物之一放于阴道内:①咪康唑栓剂,每晚 1 粒(200 mg),连用 7 天,或每晚 1 粒(400 mg),连用 3 天,或 1 粒(1 200 mg),单次用药。②克霉唑栓剂,每晚 1 粒(100 mg),塞入阴道深部,连用 7 天,或 1 粒(500 mg),单次用药。③制霉菌素栓剂,每晚 1 粒(10 万 U),连用 14 天。复杂性 VVC 病人局部用药可采用强化治疗;严重 VVC 者,外阴局部可应用低浓度糖皮质激素软膏或唑类霜剂。

单纯性 VVC 病人若不能耐受局部用药,或未婚妇女及不愿采用局部用药者,可选用口服药物。常用药物是氟康唑 150 mg,顿服。严重 VVC 病人,若选择口服氟康唑 150 mg,则 72 h 后加服 1 次。

(2)RVVC 的抗真菌治疗分为强化治疗及巩固治疗。根据真菌培养和药物敏感试验选择药物。在强化治疗达到真菌学阴性后,给予巩固治疗至半年。强化治疗若为阴道局部治疗,可选咪康唑栓剂,每晚 1 粒(400 mg),连用 6 天;若为全身用药,可口服氟康唑 150 mg,第 4 天、第 7 天各加服 1 次。巩固治疗方案:目前国内外尚无成熟方案,若为每月规律发作者,可于发作前预防用药 1 次,连续 6 个月。

3.性伴侣治疗

约 15% 男性与女性病人接触后患有龟头炎,对有症状男性应进行假丝酵母菌检查及治疗,预防女性重复感染。

4.随访

若症状持续存在或诊断后两个月内复发,需再次复诊。对 RVVC 病人,在治疗结束后7～14 天、1 个月、3 个月和 6 个月各随访 1 次,后两次随访时,建议进行真菌培养。

三、萎缩性阴道炎

萎缩性阴道炎常见于自然绝经或人工绝经后妇女,也可见于产后闭经或药物假绝经治疗的妇女。

(一)病因

绝经后妇女因卵巢功能衰退,雌激素水平降低,阴道壁萎缩,黏膜变薄,上皮细胞内糖原含量减少,阴道内 pH 增高,多为 5.0～7.0,嗜酸性的乳杆菌不再为优势菌,局部抵抗力降低,其他致病菌过度繁殖或外源性致病菌容易入侵而引起炎症。

(二)临床表现

主要症状为外阴灼热不适、瘙痒及阴道分泌物增多。阴道分泌物稀薄,呈淡黄色,感染严重者呈血样脓性白带。由于阴道黏膜萎缩,可伴有性交痛。妇科检查可见阴道呈萎缩性改变,上皮皱襞消失、萎缩、菲薄。阴道黏膜充血,常伴有散在小出血点或点状出血斑,有时见浅表溃疡。溃疡面可与对侧粘连,严重时造成阴道狭窄甚至闭锁,若炎症分泌物引流不畅,可形成阴道积脓或宫腔积脓。

（三）处理原则

治疗原则为应用抗生素抑制细菌生长，补充雌激素增强阴道抵抗力。

（四）护理要点

1.加强健康教育

注意保持会阴部清洁，勤换内裤，出现症状应及时到医院就诊。

2.用药护理

使病人理解用药的目的、方法与注意事项，主动配合治疗过程。阴道局部应用抗生素，如诺氟沙星 100 mg，放入阴道深部，每日 1 次，7～10 天为 1 个疗程。也可选用中药，如保妇康栓等。对于阴道局部干涩明显者，可应用润滑剂。通常在阴道冲洗后进行阴道局部用药。病人可采用 1 ％乳酸或 0.5 ％醋酸冲洗阴道，1 次/天，以增加阴道酸度，抑制细菌生长繁殖。本人用药有困难者，指导其家属协助用药或由医务人员帮助使用。

雌激素制剂可局部给药，可用雌三醇软膏局部涂抹，每日 1～2 次，14 天为 1 个疗程；也可选用兼有广谱抗菌作用及局部雌激素样作用的制剂，如氯喹那多普罗雌烯阴道片。也可全身用药，对于同时需要性激素替代治疗的病人，可口服替勃龙，2.5 mg，每日 1 次。乳腺癌或子宫内膜癌病人要慎用雌激素。

四、细菌性阴道病

细菌性阴道病（BV）是阴道内正常菌群失调引起的一种混合感染，但临床及病理特征无炎症改变。

（一）病因

正常阴道微生物群中以乳杆菌为优势菌，乳杆菌不但能够维持阴道的酸性环境，还能产生 H_2O_2、细菌素等抗微生物因子，可抑制致病菌微生物的生长；同时，通过竞争排斥机制阻止致病微生物黏附于阴道上皮细胞，维持阴道微生态平衡。频繁性交、多个性伴侣或阴道灌洗等情况下，乳杆菌减少，导致其他微生物大量繁殖，主要有加德纳菌、厌氧菌（动弯杆菌、普雷沃菌、紫单胞菌、类杆菌、消化链球菌等）及人型支原体，其中以厌氧菌居多，这些微生物的数量可增加 100～1 000 倍。随着这些微生物的繁殖，其代谢产物使阴道分泌物的生化成分发生相应改变，pH 升高，胺类物质（尸胺、腐胺、三甲胺）、有机酶及一些酶类（黏多糖酶、唾液酸酶、I g A 蛋白酶等）增加。胺类物质可使阴道分泌物增多并有臭味。酶和有机酸可破坏宿主的防御机制，如溶解宫颈黏液，使致病微生物更易进入上生殖道，引起炎症。

（二）临床表现

BV 多发生在性活跃期妇女。10 ％～40 ％病人无临床症状。有症状者表现为阴道分泌物增多，伴有鱼腥臭味，性交后加重，可出现轻度外阴瘙痒或烧灼感。检查可见阴道分泌物呈灰白色，均匀一致，稀薄，常黏附于阴道壁，但黏度很低，容易将分泌物从阴道壁拭去，阴道黏膜无充血的炎症表现。

细菌性阴道病还可引起子宫内膜炎、盆腔炎、子宫切除术后阴道断端感染，妊娠期细菌性阴道病可导致绒毛膜炎、胎膜早破、早产。

（三）处理原则

有症状者均需治疗，无症状者除早产高风险孕妇外，一般不需治疗。治疗选用抗厌氧菌药物,主要药物有甲硝唑和克林霉素。局部用药与口服药物疗效相似,治愈率在 80 ％左右。

(四)护理要点

1.指导病人自我护理

注意个人卫生,保持外阴部清洁、干燥,尽量避免搔抓外阴部致皮肤破损。勤换内裤,出现症状应及时诊断并治疗。

2.用药护理

向病人说明药物治疗的目的、方法,指导病人正确用药。口服药物首选甲硝唑 400 mg,每日两次,口服,共 7 天。替代方案:替硝唑 2 g,口服,每日 1 次,连服 3 天;替硝唑 1 g,口服,每日 1 次,连服 5 天;克林霉素 300 mg,每日 2 次,连服 7 天。阴道局部用药,如甲硝唑栓剂 200 mg,每晚 1 次,连用 7 天,或 2 ％克林霉素软膏阴道涂布,每次 5 g,每晚 1 次,连用 7 天。任何有症状的细菌性阴道病孕妇及无症状早产高风险孕妇均需筛查及治疗。用药为甲硝唑或克林霉素,剂量及用药时间同非孕妇女。

3.随访指导

治疗后无症状者不需常规随访。对妊娠合并 BV 需要随访治疗效果。细菌性阴道病复发较常见,对症状持续或症状重复出现者,应告知病人复诊,接受治疗。

第四节　子宫颈炎症

子宫颈炎症是妇科常见的疾病之一,包括子宫颈阴道部炎症及子宫颈管黏膜炎症。临床上多见的是急性子宫颈管黏膜炎,若急性子宫颈管黏膜炎未经及时诊治或病原体持续存在,可导致慢性子宫颈炎症。

一、急性宫颈炎

急性宫颈炎以宫颈管黏膜柱状上皮感染为主,局部充血、水肿,上皮变性、坏死,黏膜、黏膜下组织、腺体周围见大量中性粒细胞浸润,腺腔中可有脓性分泌物。急性宫颈炎可由多种病原体引起,也可由物理因素、化学因素刺激或机械性子宫颈损伤、子宫颈异物伴发感染所致。

(一)病因

正常情况下,宫颈具有多种防御功能,是阻止病原菌进入上生殖道的重要防线。但因宫颈容易受性交、分娩、流产或手术操作的损伤,同时宫颈管单层柱状上皮抗感染能力较差,容易发生感染。因宫颈阴道部鳞状上皮与阴道鳞状上皮相延续,阴道炎症可引起宫颈阴道部炎症。

急性宫颈炎的病原体包括性传播疾病病原体和内源性病原体。性传播疾病病原体,如沙眼衣原体、淋病奈瑟球菌,主要见于性传播疾病的高危人群。沙眼衣原体及淋病奈瑟球菌均可感染子宫颈管柱状上皮,沿黏膜面扩散引起浅层感染,病变以子宫颈管明显。除子宫颈管柱状上皮外,淋病奈瑟球菌还常侵袭尿道移行上皮、尿道旁腺及前庭大腺。内源性病原体主要包括需氧菌和厌氧菌,部分子宫颈炎的病原体是引起细菌性阴道病的病原体。也有部分病人的病原体不清楚。

（二）临床表现

大部分病人无症状,有症状者主要表现为阴道分泌物增多,呈黏液脓性,阴道分泌物刺激可引起外阴瘙痒及灼热感。此外,可出现经间期出血、性交后出血等症状。若合并尿路感染,可出现尿急、尿频、尿痛等症状。妇科检查可见宫颈充血、水肿、黏膜外翻,有黏液脓性分泌物附着,甚至从宫颈管流出,子宫颈管黏膜质脆,容易诱发出血。若为淋病奈瑟球菌感染,因尿道旁腺、前庭大腺受累,可见尿道口、阴道口黏膜充血、水肿及多量脓性分泌物。

（三）处理原则

主要为抗生素药物治疗。对有性传播疾病高危因素的病人,即使未获得病原体检测结果,也可立即给予经验性抗生素治疗;有病原体检测结果者,则选择针对病原体的抗生素。

（四）护理要点

1.一般护理

加强会阴部护理,保持外阴清洁、干燥,减少局部摩擦。

2.抗生素用药指导

指导病人按医嘱及时、足量、规范应用抗生素。

（1）对于有性传播疾病高危因素的病人（年龄小于 25 岁,有多个性伴侣或新性伴侣,并且为无保护性交）,未获得病原体检测结果前,针对沙眼衣原体,可给予阿奇霉素 1 g,单次口服,或多西环素 100 mg,每日两次,连服 7 天。

（2）对于获得病原体者,选择针对病原体的抗生素。①单纯急性淋病奈瑟球菌性子宫颈炎病人,常用药物有第三代头孢菌素,如头孢曲松钠 250 mg,单次肌内注射,或头孢噻肟钠 1 g,单次肌内注射。对不能接受头孢菌素者,可选择氨基糖苷类抗生素中的大观霉素 4 g,单次肌内注射。②沙眼衣原体感染所致子宫颈炎病人,治疗药物主要有四环素类,如多西环素 100 mg,每日两次,连服 7 天,以及红霉素类,如阿奇霉素 1 g,单次顿服。③由于淋病奈瑟球菌感染常伴有衣原体感染,因此淋菌性子宫颈炎治疗时除选用抗淋病奈瑟球菌药物外,同时应用抗衣原体感染药物。④合并细菌性阴道病的病人,应同时治疗细菌性阴道病,否则将导致子宫颈炎持续存在。

3.性伴侣的处理

告知病原体为沙眼衣原体及淋病奈瑟球菌的子宫颈炎病人,其性伴侣应进行相应的检查及治疗。

4.随访症状持续存在者

应告知治疗后症状持续存在者随诊。对持续性宫颈炎症病人,协同医生对其进行全面评估,分析原因,调整治疗方案,包括了解有无再次感染性传播疾病,性伴侣是否已进行治疗,阴道菌群失调是否持续存在,等等。

二、慢性宫颈炎

慢性宫颈炎,子宫颈间质内有大量淋巴细胞、浆细胞等慢性炎细胞浸润,可伴有子宫颈腺上皮及间质的增生和鳞状上皮化生。慢性宫颈炎可由急性宫颈炎迁延而来,也可由病原体持续感染所致,病原体与急性宫颈炎相似。

(一)病理

1.慢性子宫颈管黏膜炎

宫颈管黏膜皱襞较多,柱状上皮抵抗力弱,感染后容易形成持续性子宫颈黏膜炎,表现为子宫颈管黏液及脓性分泌物,反复发作。

2.子宫颈息肉

宫颈管黏膜增生形成的局部突起病灶,称为子宫颈息肉。息肉可为一个或多个不等,色红,呈舌型,质软而脆,可有蒂,蒂宽窄不一,根部可附在子宫颈外口,也可在子宫颈管内。光镜下见息肉表面被覆高柱状上皮,间质水肿、血管丰富及慢性炎性细胞浸润。子宫颈息肉极少恶变,但切除的子宫颈息肉应送病理组织学检查,以与子宫的恶性肿瘤鉴别。

3.子宫颈肥大

子宫颈比正常大。慢性炎症的长期刺激可导致子宫颈腺体及间质增生。此外,子宫颈深部的腺囊肿也可使子宫颈呈不同程度肥大,质地变硬。

(二)临床表现

慢性宫颈炎多无症状,少数病人可有阴道分泌物增多,呈淡黄色或脓性,偶有分泌物刺激引起外阴瘙痒或不适,或有性交后出血、月经间期出血。妇科检查可见子宫颈呈糜烂样改变,或有黄色分泌物覆盖子宫颈口或从子宫颈口流出,也可表现为子宫颈息肉或子宫颈肥大。

子宫颈糜烂样改变是一个临床征象,可由生理性原因引起,即子宫颈的生理性柱状上皮异位,多见于青春期、生育年龄妇女雌激素分泌旺盛者、口服避孕药或妊娠期。由于雌激素的作用,鳞柱交界部外移,子宫颈局部呈糜烂样改变。也可为病理性改变,除慢性宫颈炎外,子宫颈上皮内瘤变,甚至早期子宫颈癌也可呈现子宫颈糜烂性改变。因此,对于子宫颈糜烂样改变者需进行子宫颈细胞学检查和(或)HPV检测,必要时行阴道镜及活组织检查,以排除子宫颈上皮内瘤变或子宫颈癌。

(三)处理原则

先筛查,排除子宫颈上皮内瘤变和子宫颈癌;后针对不同病变采取不同的治疗方法。对宫颈糜烂样改变者,若为无症状的生理性柱状上皮异位,则无须处理。对宫颈糜烂样改变伴有分泌物增多、乳头状增生或接触性出血者,可给予局部物理治疗,包括激光、冷冻、微波等方法,也可给予中药保妇康治疗或将其作为物理治疗前后的辅助治疗。

(四)护理要点

1.一般护理

加强会阴部护理,保持外阴清洁、干燥,减少局部摩擦。

2.物理治疗注意事项

临床常用的物理治疗方法有激光治疗、冷冻治疗、红外线凝结疗法及微波疗法等。其原理都是将宫颈糜烂面的单层柱状上皮破坏,结痂脱落后新的鳞状上皮覆盖创面,为期3~4周,病变较深者,需6~8周,宫颈恢复光滑外观。接受物理治疗的病人应注意:①治疗前应常规行宫颈癌筛查;②有急性生殖器炎症者列为禁忌;③治疗时间选择在月经干净后3~7天进行;④物理治疗后应每日清洗外阴两次,保持外阴清洁,在创面尚未愈合期间(4~8周)禁盆浴、性交和阴道冲洗;⑤病人治疗后均有阴道分泌物增多,在宫颈创面痂皮脱落前,阴道有大量黄水流出,在术后 1～2 周脱痂时可有少量血水或少许流血,若出血量多,需急诊处理,局部用止血粉或压迫止血,必要时加用抗生素;⑥一般于两次月经干净后 3～7 天复查,了解创面愈合情况,同时注意观察有无宫颈管狭窄。未痊愈者可择期再做第二次治疗。

3.采取预防措施

①积极治疗急性宫颈炎;②定期做妇科检查,发现急性宫颈炎及时治疗并达到痊愈;③提高助产技术,避免分娩时或器械损伤宫颈;④产后发现宫颈裂伤应及时正确缝合。

第五节　盆腔炎

盆腔炎(PID)是指女性上生殖道的一组感染性疾病,主要包括子宫内膜炎、输卵管炎、输卵管卵巢囊肿、盆腔腹膜炎。炎症可局限于一个部位,也可同时累及几个部位,最常见的是输卵管炎,单纯的子宫内膜炎或卵巢炎较少见。盆腔炎多发生在性活跃期、有月经的妇女,初潮前、绝经后或无性生活者很少发生盆腔炎,若发生盆腔炎,也往往是由邻近器官炎症扩散所致。若盆腔炎被延误诊断或未能得到有效治疗,有可能导致上生殖道感染后遗症(不孕、输卵管妊娠、慢性腹痛、炎症反复发作等),称为盆腔炎后遗症,从而影响妇女的生殖健康,且增加家庭与社会的经济负担。

一、病因

女性生殖系统有较完整的自然防御功能,但当机体免疫力下降、内分泌发生变化及病原体侵入时,即可导致炎症的发生。据资料显示,盆腔炎的高发年龄为 15～25 岁。年轻妇女、不良性行为、下生殖道感染、宫腔内操作、不注意性卫生保健、邻近器官炎症等是发生盆腔炎的高危因素。年轻妇女容易发生盆腔炎可能与频繁性活动、宫颈柱状上皮生理性异位、宫颈黏液机械防御功能较差有关。此外,不注意性卫生保健,如使用不洁的月经垫、经期性交或不恰当阴道冲洗均可引起病原体侵入而导致炎症。

引起盆腔炎症性疾病的病原体有以下两种。①内源性病原体来自寄居于阴道内的菌群,包括需氧菌(金黄色葡萄球菌、溶血性链球菌等)和厌氧菌(脆弱类杆菌、消化球菌等)。需氧菌或厌氧菌可以单独引起感染,但以需氧菌及厌氧菌混合感染多见。②外源性病原体主要是性传播疾病的病原体,如淋病奈瑟球菌、沙眼衣原体、支原体等。外源性和内源性病原体可单独存在,但通常为混合感染,可能是外源性的衣原体或淋病奈瑟球菌感染造成输卵管损伤后,容易继发内源性的需氧菌或厌氧菌感染。

病原体可经生殖道黏膜上行蔓延,如刮宫术、输卵管通液术、子宫输卵管造影术、宫腔镜检查、手术消毒不严格或手术所致生殖道黏膜损伤等,可导致下生殖道内源性菌群的病原体上行感染。病原体也可经外阴、阴道、宫颈及宫体创伤处的淋巴管经淋巴系统蔓延,或病原体先侵入人体的其他系统再经血液循环传播(结核),或因腹腔内其他脏器感染后直接蔓延到内生殖器,如阑尾炎、腹膜炎等蔓延至盆腔,导致炎症发作。病原体以大肠埃希菌为主。

盆腔炎所致的盆腔广泛粘连、输卵管损伤、输卵管防御能力下降,容易造成再次感染,导致急性发作。

二、病理

1.急性子宫内膜炎及子宫肌炎

子宫内膜充血、水肿，有炎性渗出物，严重者内膜坏死、脱落形成溃疡。镜下见大量白细胞浸润，炎症向深部侵入形成子宫肌炎。

2.急性输卵管炎、输卵管积脓、输卵管卵巢囊肿

急性输卵管炎因病原体传播途径不同而有不同的病变特点。①炎症经子宫内膜向上蔓延者，首先引起输卵管黏膜炎，严重者引起输卵管黏膜粘连，导致输卵管管腔及伞端闭锁，若有脓液积聚于管腔内，则形成输卵管积脓。淋病奈瑟球菌及大肠埃希菌、类杆菌及普雷沃菌除直接引起输卵管上皮损伤外，其细胞壁脂多糖等内毒素引起输卵管纤毛大量脱落，导致输卵管运输功能减退、丧失。衣原体感染后引起交叉免疫反应可损伤输卵管，导致严重输卵管黏膜结构及功能破坏，并引起盆腔广泛粘连。②病原菌经过宫颈的淋巴扩散，先侵及浆膜层发生输卵管周围炎，然后累及肌层，而输卵管黏膜层可不受累或受累极轻，病变以输卵管间质炎为主，其管腔常可因肌壁增厚受压变窄，但仍能保持通畅。轻者输卵管仅有轻度充血、肿胀、略增粗，严重者输卵管明显增粗、弯曲，与周围组织粘连。卵巢很少单独发炎，常与发炎的输卵管伞端粘连而发生卵巢周围炎，称为输卵管卵巢炎，又称附件炎。炎症可通过卵巢排卵的破孔侵入卵巢实质，形成卵巢囊肿，与输卵管积脓粘连并穿通，形成输卵管卵巢囊肿。输卵管卵巢囊肿多位于子宫后方或子宫、阔韧带后叶及肠管间粘连处，可破入直肠或阴道，若破入腹腔则引起弥漫性腹膜炎。

3.急性盆腔腹膜炎

盆腔内器官发生严重感染时往往蔓延到盆腔腹膜，发炎的腹膜充血、水肿，并有少量含纤维素的渗出液，形成盆腔脏器粘连。当有大量脓性渗出液积聚于粘连的间隙内时，可形成散在小脓肿，多见积聚于直肠子宫陷凹处形成盆腔脓肿，脓肿前面为子宫，后方为直肠，顶部为粘连的肠管及大网膜，脓肿可破入直肠而使症状突然减轻，也可破入腹腔引起弥漫性腹膜炎。

4.急性盆腔结缔组织炎

病原体经淋巴管进入盆腔结缔组织而引起结缔组织充血、水肿及中性粒细胞浸润，以宫旁结缔组织炎最常见。若形成盆腔腹膜外脓肿，可自发破入直肠或阴道。

5.败血症及脓毒血症

当病原体毒性强、数量多、病人抵抗力降低时常发生败血症。发生盆腔炎后，若身体其他部位发现多处炎症病灶或脓肿者，应考虑有脓毒血症存在，但需要经血培养证实。

6.肝周围炎

肝包膜炎症而无肝实质损害的肝周围炎，淋病奈瑟球菌及衣原体感染均可引起。由于肝包膜水肿，吸气时病人的右上腹疼痛。肝包膜上有脓性或纤维渗出物，早期在肝包膜与前腹壁腹膜之间形成松软粘连，晚期形成琴弦样粘连。5%～10%输卵管炎病人可出现肝周围炎，临床表现为继下腹痛后出现右上腹痛，或下腹疼痛与右上腹疼痛同时出现。

7.盆腔炎后遗症

盆腔炎未得到及时正确的治疗，可能会发生一系列后遗症。主要病理改变为组织破坏、广泛粘连、增生及瘢痕形成，导致输卵管阻塞、输卵管增粗、输卵管卵巢肿块、输卵管积水或输卵管卵巢囊肿，盆腔结缔组织炎的遗留改变表现为主韧带、骶韧带增生、变厚，若病变广泛，可使子宫固定。

三、临床表现

1.盆腔炎

因炎症轻重及范围大小不同,症状与体征表现也不尽相同。轻者无症状或症状轻微,常见症状为下腹痛、阴道分泌物增多。腹痛为持续性、活动或性交后加重。重者可有寒战、高热、头痛、食欲缺乏等。月经期发病者可出现经量增多、经期延长。腹膜炎者出现消化系统症状,如恶心、呕吐、腹胀、腹泻等。若有脓肿形成,可有下腹包块及局部压迫刺激症状。包块位于子宫前方可出现排尿困难、尿频等膀胱刺激症状,若引起膀胱肌炎还可有尿痛等;包块位于子宫后方可有直肠压迫或刺激症状,如腹泻、里急后重感和排便困难;若包块在腹膜外,可破溃入直肠或阴道,流出脓性液体。病人若有输卵管炎的症状及体征并同时伴有右上腹疼痛,应怀疑有肝周围炎。

轻者检查无明显异常发现,或妇科检查仅发现宫颈举痛或宫体压痛或附件区压痛等。重者呈急性病容,体温升高,心率加快,下腹部有压痛、反跳痛及肌紧张,叩诊鼓音明显,肠鸣音减弱或消失。盆腔检查:阴道充血,可见大量脓性臭味分泌物从宫颈口外流;穹隆有明显触痛,宫颈充血、水肿,举痛明显;宫体增大,有压痛,活动受限;子宫两侧压痛明显。若为单纯输卵管炎,可触及增粗的输卵管,压痛明显;若为输卵管积脓或输卵管卵巢囊肿,可触及包块且压痛明显,活动受限或粘连固定;宫旁结缔组织炎时可扪及宫旁一侧或两侧片状增厚,或两侧宫骶韧带高度水肿、增粗,压痛明显;若有盆腔脓肿形成且位置较低,可扪及后穹隆或侧穹隆有肿块且有波动感。三合诊常能协助进一步了解盆腔情况。

2.盆腔炎后遗症

病人有时出现低热、乏力等,临床多表现为不孕、异位妊娠、慢性盆腔痛或盆腔炎反复发作等症状。根据病变涉及部位,妇科检查可呈现不同特点:通常发现子宫大小正常或稍大,常呈后位,活动受限或粘连固定,触痛;宫旁组织增厚,骶韧带增粗,触痛;在附件区可触及条索状物、囊性或质韧包块,活动受限,有触痛。如果子宫被固定或封闭于周围瘢痕化组织中,则呈"冰冻骨盆"状态。

四、处理原则

主要采用及时、足量及个体化的抗生素治疗,必要时手术治疗。抗生素应用原则是经验性、广谱、及时、个体化。依据药物及疾病的严重程度选择给药途径。对于盆腔炎后遗症者,多采用综合性治疗方案控制炎症,缓解症状,增加受孕机会,包括中西药治疗、物理治疗、手术治疗等,同时注意增强机体抵抗力。

五、护理要点

1.健康教育

做好经期、孕期及产褥期的卫生宣教,指导性生活卫生,减少性传播疾病,经期禁止性交。对淋病及沙眼衣原体感染的高危妇女进行筛查和治疗,可减少盆腔炎发生率。若有盆腔炎者,需及时接受正规治疗,防止发生盆腔炎后遗症。

2.对症护理

病情严重者或经门诊治疗无效者应住院治疗,并提供相应的护理:①卧床休息,取半卧位,有利于脓液积聚于子宫直肠陷凹,使炎症局限;②给予高热量、高蛋白、高维生素饮食,并遵医嘱纠正电解质紊乱和酸碱失衡;③高热时采用物理降温,若有腹胀,应遵医嘱行胃肠减压;④减少不必要的盆腔检查,以避免炎症扩散。

3.执行医嘱

通常根据病原体的特点及时选择高效的抗生素,诊断 48 h 内及时用药将明显降低 PID 后遗症的发生风险。应配合医生选择给药途径。①若病人一般状况好,症状轻,能耐受口服抗生素,并有随访条件,可给予口服或肌内注射抗生素。常用药物有头孢曲松钠、多西环素、氧氟沙星等。②若病人一般状况差,病情重,不能耐受口服抗生素,或门诊治疗无效,可给予静脉给药。常用药物有头孢西丁钠、多西环素等。

使病人了解及时、足量抗生素治疗的目的在于清除病原体,改善症状及体征,减少后遗症。经恰当的抗生素积极治疗,绝大多数盆腔炎病人能彻底治愈,使其建立信心,主动配合。护士应经常巡视病人,保证药液在体内的有效浓度,并观察病人的用药反应。对于药物治疗无效、脓肿持续存在或脓肿破裂者,需要手术切除病灶,根据病人情况选择经腹手术或腹腔镜手术。需要手术治疗者,为其提供相应的护理措施。

4.心理护理

关心病人的疾苦,耐心倾听病人的诉说,给病人表达不适的机会,尽可能满足病人的需求,解除病人思想顾虑,增强其对治疗的信心。和病人及其家属共同探讨适合个人的治疗方案,取得家人的理解和帮助,减轻病人的心理压力。

5.防治 PID 后遗症

为预防 PID 后遗症,应该注意:①严格掌握手术指征,严格遵循无菌操作规程,为病人提供高质量的围手术期护理;②及时诊断并积极正确治疗 PID;③注意性生活卫生,减少性传播疾病。对于被确诊为 PID 后遗症的病人,要使其了解中西医结合的综合性治疗方案可缓解症状,以减轻病人的焦虑情绪。综合治疗包括:①物理疗法,能促进盆腔局部血液循环,改善组织营养状态,加快新陈代谢,有利于炎症吸收和消退,常用的有激光、短波、超短波、微波、离子透入等;②中药治疗,结合病人特点,通过清热利湿、活血化瘀或温经散寒、行气活血,达到治疗目的;③西药治疗,针对病原菌选择有效抗生素控制炎症,还可采用透明质酸酶等使炎症吸收;④不孕妇女可选择辅助生育技术达到受孕目的。

6.指导随访

对于接受抗生素治疗的病人,应在 72 h 内随诊,以确定疗效,包括评估有无临床情况的改善,如体温下降,腹部压痛、反跳痛减轻,宫颈举痛、子宫压痛、附件区压痛减轻。若此期间症状无改善,则需进一步检查,重新进行评估,必要时行腹腔镜或手术探查。对沙眼衣原体及淋病奈瑟球菌感染者,可在治疗后 4～6 周复查病原体。

第六节　性传播疾病

性传播疾病(STD)是指主要通过性接触、类似性行为及间接接触传播的一组传染病。性传播疾病涉及 8 类病原体引起的 20 余种疾病类型。病原体包括细菌、病毒、螺旋体、衣原体、支原体、真菌、原虫及寄生虫 8 类。目前我国重点监测的性传播疾病有 8 种,包括梅毒、淋病、艾滋病、尖锐湿疣、软下疳、性病性淋巴肉芽肿、生殖器疱疹和非淋菌性尿道炎。其中,梅毒、淋病、艾滋病被列为乙类传染病。初发部位除生殖器外,也可在口唇、舌、扁桃体及肛门等处。

传播方式包括以下 6 种。①性行为传播:性交是 STD 主要传播方式,占 95 ％以上。性行为的多样化,如口与生殖器接触、肛交、触摸、接吻等,增加了 STD 传播的机会。②间接接触传播:接触污染的衣物、共用浴具,可感染滴虫、假丝酵母菌病、股癣、疥疮等。③医源性传播:使用污染的医疗器械,可使 STD 交叉感染,如梅毒、艾滋病、乙肝等可通过输血或血液制品、器官移植、人工授精等传播。④职业性传播:由于防护措施不严,医务人员或防疫人员工作时可被污染的器械误伤而感染。⑤母儿传播:感染性传播疾病的孕妇,若未能及时诊治,妊娠时可通过垂直传播(母婴传播)使胎儿感染,导致流产、早产、死胎、死产,或分娩时经产道传播,乙肝、HIV 还可通过母乳传播,感染新生儿。⑥其他媒介:不注意饮食卫生,食用污染的食物;环境卫生不良、昆虫叮咬等可也导致 STD 的传播。

STD 对人类危害极大,已成为当今世界严重的社会经济问题和公共卫生问题。

一、淋病

淋病是由淋病奈瑟球菌(简称"淋菌")引起的以泌尿生殖系统化脓性感染为主要表现的性传播疾病。近年其发病率居我国性传播性疾病首位。

(一)病因

淋菌为革兰氏阴性双球菌,人是其唯一天然宿主,淋菌离开人体不易生存,一般消毒剂易将其杀灭。淋菌以侵袭生殖、泌尿系统黏膜的柱状上皮和移行上皮为特点,淋菌外膜有菌毛,黏附于宫颈管柱状上皮而被上皮细胞吞饮,传染性强。若急性淋病治疗不当,可迁延不愈或反复急性发作。成人淋病绝大多数通过性交直接接触传染,多为男性先感染淋菌后再传染给女性,少数病人通过接触染菌衣物、毛巾、床单、浴盆等物品及消毒不彻底的检查器械等感染。新生儿多在通过软产道时接触污染的阴道分泌物传染。

(二)临床表现

潜伏期短,通常为 1～10 天,平均为 3～5 天。50 ％～70 ％的病人感染淋病奈瑟球菌后无症状,易被忽视或致他人感染。感染初期病变局限于下生殖道、泌尿道,引起宫颈管黏膜炎、尿道炎、前庭大腺炎,称为女性无并发症淋病;随病情发展或未经及时治疗,可累及上生殖道,引起子宫内膜炎、输卵管炎、输卵管积脓、盆腔腹膜炎、输卵管卵巢囊肿、盆腔脓肿等,导致淋菌性盆腔炎,称为女性有并发症淋病。按病理过程分为急性和慢性两种。

1.急性淋病

在感染淋病后 1～14 天出现尿频、尿急、尿痛等急性尿道炎的症状,白带增多呈黄色、脓性,外阴部红肿、有烧灼样痛,继而出现前庭大腺炎、急性宫颈炎的表现。如病程发展至上生殖道,可发生子宫内膜炎、急性输卵管炎及积脓、输卵管卵巢囊肿、盆腔脓肿、弥漫性腹膜炎,甚至中毒性休克。病人表现为发热、寒战、恶心、呕吐、下腹两侧疼痛等。

2.慢性淋病

急性淋病未经治疗或治疗不彻底可逐渐转为慢性淋病。病人表现为慢性尿道炎、尿道旁腺炎、前庭大腺炎、慢性宫颈炎、慢性输卵管炎、输卵管积水等。淋菌可长期潜伏在尿道旁腺、前庭大腺或宫颈黏膜腺体深处,引起反复急性发作。

(三)对妊娠、胎儿及新生儿的影响

妊娠期任何阶段感染淋菌对妊娠预后均有不良影响。妊娠早期,淋菌性宫颈管黏膜炎可致感染性流产与人工流产后感染;妊娠中晚期,淋菌性宫颈管黏膜炎使胎膜脆性增加,易发生绒毛膜羊膜炎、胎膜早破。分娩后产妇抵抗力低,易发生淋病播散,引起子宫内膜炎、输卵管炎等产褥感染,严重者可致淋菌性盆腔炎。对胎儿的威胁则是早产和胎儿宫内感染,早产发病率约为 17 %,易发生胎儿宫内生长受限、胎儿窘迫,甚至死胎、死产。

约 1/3 新生儿通过未治疗产妇软产道分娩时感染淋菌,发生新生儿淋菌性结膜炎、肺炎,甚至出现淋菌败血症,使围生儿死亡率明显增加。因为淋菌感染潜伏期为 1～10 天,所以新生儿淋菌结膜炎多在出生后 1～2 周发病,可见双眼睑肿胀,结膜发红,有脓性分泌物流出。若未能及时治疗,结膜炎继续发展,引起淋菌眼眶蜂窝织炎,累及角膜可形成角膜溃疡、云翳,甚至发生角膜穿孔或发展成虹膜睫状体炎、全眼球炎,导致失明。

(四)处理原则

治疗应遵循及时、足量、规范用药的原则。由于耐青霉素菌株增多,目前首选药物以第三代头孢菌素为主。20 %～40 %淋病同时合并沙眼衣原体感染,可同时应用抗衣原体药物。妊娠期禁用喹诺酮类及四环素类药物,性伴侣应同时治疗。

(五)护理要点

1.急性淋病病人护理

嘱病人卧床休息,做好严密的床边隔离。将病人接触过的生活用品进行严格的消毒灭菌,污染的手需经消毒液浸泡消毒,防止交叉感染。

2.用药护理

指导病人正确用药。例如:头孢曲松 125 mg,单次肌内注射;头孢克肟 400 mg,单次口服;对不能耐受头孢菌素类药物者,可选用阿奇霉素 2 g,单次肌内注射;孕妇可首选头孢曲松钠加用阿奇霉素 1 g 顿服或阿莫西林进行治疗。播散性淋病,头孢曲松 1 g 肌内注射或静脉注射,24 h 1 次,症状改善 24 h 后改为头孢克肟 400 mg 口服,每日两次,连用 7 天。

3.孕产妇护理

在淋病高发地区,孕妇应于首次产前检查时筛查淋菌,宫颈分泌物涂片检查的检出率低,核酸扩增试验敏感性及特异性高,我国规定核酸检测必须在通过相关机构认定的实验室开展,此外可做淋病奈瑟球菌培养,以便及早确诊并得到彻底治疗。对孕产妇做好解释工作,告知其妊娠期淋病不是剖宫产指征,减轻孕产妇及家属的焦虑。

4.新生儿护理

所有淋病产妇娩出的新生儿,应尽快使用 0.5 %红霉素眼膏,预防淋菌性眼炎。若无红霉素眼膏,建议用头孢曲松钠 25～50 mg/ kg(总剂量不超过 125 mg),单次肌内注射或静脉注射,预防新生儿淋病。

5.健康教育

治疗期间严禁性交。因为淋病病人有同时感染滴虫和梅毒的可能,所以应同时监测阴道滴虫、梅毒血清反应。此外,教会病人自行消毒隔离的方法,病人的内裤、浴盆、毛巾应煮沸消毒 5～10 min,病人所接触的物品及器具用 1 %苯酚溶液浸泡。

6.指导随访

指导病人随访,无并发症淋病治疗后无须随访,治疗后症状持续存在者,应行淋病奈瑟球菌培养及药物敏感性试验。病人于治疗结束后两周内,在无性接触史情况下符合下列标准为治愈:①临床症状和体征全部消失;②治疗结束后4～7天取宫颈管分泌物做涂片及细菌培养,连续3次均为阴性。

7.心理护理

尊重病人,给予其关心、安慰,解除病人求医的顾虑。向病人强调急性期及时、彻底治疗的重要性和必要性,解释抗生素治疗的作用和效果,以防疾病转为慢性,帮助病人树立治愈的信心。

二、尖锐湿疣

尖锐湿疣(CA)是由人乳头状瘤病毒(HPV)感染生殖器官及附近表皮引起的鳞状上皮疣状增生病变。CA是常见的性传播性疾病,发病率仅次于淋病,居第二位,常与多种性传播疾病同时存在。

(一)病因

HPV是环状双链DNA病毒,目前共发现100多个型别,其中50个型别与生殖道感染有关。约90％的生殖道尖锐湿疣与低危型HPV-6型和HPV-11型有关。初次性交时年龄小、多个性伴侣、免疫力低下、吸烟及高性激素水平等是发病高危因素。温暖、潮湿的外阴皮肤易于HPV的生长。糖尿病病人和免疫功能低下或受抑制者,尖锐湿疣生长迅速,且不易控制。少部分病人的尖锐湿疣可自行消退,但机制不明。

HPV主要的传播途径是经性交直接传播,病人性伴侣中约60％发生HPV感染;不排除间接传播可能。孕妇感染HPV可传染给新生儿,但其传播途径是经胎盘感染、分娩过程中感染还是出生后感染尚无定论,一般认为胎儿通过患病母亲的软产道时吞咽含HPV的羊水、血或分泌物而感染。

(二)临床表现

潜伏期为3周～8个月,平均为3个月,病人以20～29岁年轻妇女居多。临床症状常不明显,部分病人有外阴瘙痒、烧灼痛或性交后疼痛不适。典型体征是初起为微小散在或呈簇状增生的粉色或白色小乳头状疣,柔软,其上有细小的指样突起,或为小而尖的丘疹,质地稍硬。病灶逐渐增大、增多,互相融合成鸡冠状、桑葚状或菜花状,顶端可有角化或感染溃烂。病变多发生在外阴性交时易受损的部位,如阴唇后联合、小阴唇内侧、阴道前庭、尿道口等部位。

(三)对妊娠、胎儿及新生儿的影响

妊娠期细胞免疫功能降低,类固醇激素水平增高,会阴局部血液循环丰富,致使尖锐湿疣生长迅速,数目多,体积大,多区域,多形态,巨大尖锐湿疣可阻塞产道。此外,妊娠期尖锐湿疣组织脆弱,经阴道分娩时容易导致大出血。产后部分尖锐湿疣可迅速缩小,甚至可能自然消退。

胎儿宫内感染极罕见,有报道个别胎儿出现畸胎或死胎。新生儿有患喉乳头瘤及眼结膜乳头状瘤的可能。

(四)处理原则

目前尚无根除HPV的方法,治疗原则是去除外生疣体,改善症状和体征。妊娠36周前、

病灶小、位于外阴者,可选用局部药物治疗,80 %～90 %三氯醋酸涂擦病灶局部,每周 1 次。若病灶大、有蒂,可行物理(如激光、微波、冷冻、电灼等)及手术治疗。妊娠期间禁用足叶草碱、咪喹莫特乳膏和干扰素。配偶或性伴侣应同时治疗。妊娠近足月或足月、病灶局限于外阴者,仍可行冷冻或手术切除病灶,可经阴道分娩。若病灶广泛,易发生软产道裂伤引起大出血或巨大病灶堵塞软产道时,应行剖宫产术结束分娩。

(五)护理要点

1.尊重病人

尊重病人的人格和隐私,以耐心、热情、诚恳的态度对待病人,了解并解除其思想顾虑、负担,使病人做到患病后及早到医院接受正规诊断和治疗。

2.患病孕妇护理

指导孕妇按医嘱正确用药。行物理或手术切除病灶的孕妇,术后要及时观察宫缩、胎心情况。疣体切除后每天用络合碘棉球擦洗阴道及外阴,擦洗时注意观察创面有无渗出、出血等。为行剖宫产术的孕妇提供相应的手术护理。

3.健康教育

保持外阴清洁卫生,杜绝混乱的性关系,强调预防为主的重要性。被污染的衣裤、生活用品要及时消毒。生殖器尖锐湿疣的病人不适合坐浴,以免上行感染。性伴侣应进行尖锐湿疣的检查,强调配偶或性伴侣同时治疗,告知病人尖锐湿疣具有传染性,推荐使用避孕套阻断传播途径。

4.随访指导

尖锐湿疣病人的治愈标准是疣体消失,治愈率高,但有复发可能,病人需要遵循医嘱随访接受指导。对反复发作的顽固病例,应取活检排除恶变。

三、梅毒

梅毒是由梅毒螺旋体引起的慢性全身性的性传播疾病。病变范围广泛,临床表现复杂,危害极大。

(一)病因

梅毒螺旋体在体外干燥条件下不易生存,一般消毒剂及肥皂水均可杀灭。但其耐寒力强,4 ℃存活 3 天、－78 ℃保存数年,仍具有传染性。95 %的梅毒病人是通过性接触感染的。未经治疗的病人在感染后 1 年内最具传染性。随病期延长,传染性逐渐减弱,病期超过 4 年者基本无传染性。少数病人可因医源性途径、接吻、哺乳,或污染的衣裤、被褥、浴具等间接感染,个别病人可通过输入有传染性梅毒病人的血液而感染。患梅毒的孕妇即使病期超过 4 年,病原体仍可通过妊娠期胎盘感染给胎儿,引起先天梅毒,一般先天梅毒儿占死胎 30 %左右。若孕妇软产道有梅毒病灶,新生儿可通过软产道感染,但不属于先天梅毒。

(二)临床表现

梅毒的潜伏期为 2～4 周。不同期别的梅毒病人临床表现不同:①一期梅毒主要表现为硬下疳及硬化性淋巴结炎;②二期梅毒主要表现为皮肤梅毒疹;③三期梅毒主要表现为永久性皮肤黏膜损害,愈后留有瘢痕。故早期主要表现为皮肤黏膜损害,晚期能侵犯心血管、神经系统等重要脏器,产生各种严重症状和体征,造成劳动力丧失甚至死亡。

（三）对胎儿及婴幼儿的影响

患梅毒孕妇能通过胎盘将螺旋体传给胎儿，引起晚期流产、早产、死产或分娩先天梅毒儿。若胎儿幸存，娩出先天梅毒儿（也称胎传梅毒儿），病情较重。早期表现有皮肤大疱、皮疹、鼻炎及鼻塞、肝脾肿大、淋巴结肿大等；晚期先天梅毒多出现在两岁以后，表现为楔状齿、鞍鼻、间质性角膜炎、骨膜炎、神经性耳聋等，病死率及致残率均明显升高。

（四）处理原则

以青霉素药物治疗为主，治疗原则是早期明确诊断，及时治疗，用药足量，疗程规范。对于妊娠合并梅毒者，一是要治疗孕妇梅毒，二是要预防和治疗先天梅毒。性伴侣应同时进行检查及治疗。

（五）护理要点

1.孕妇护理

建议所有孕妇在初次产科检查时做梅毒血清学筛查，必要时在妊娠末期或分娩期重复检查，以明确诊断，及时治疗。目前，首选青霉素治疗，青霉素过敏者，首选脱敏和脱敏后青霉素治疗。对用药的孕妇提供相应护理，使患有梅毒的孕妇了解治疗方案、用药目的、用药原则及注意事项，取得配合。青霉素用药前，应特别告知孕妇及家属青霉素可能出现妊娠期吉海反应，表现为发热、子宫收缩、胎动减少、胎心监护出现暂时性晚期胎心率减速等。所有已确诊为先天梅毒的新生儿均需要按医嘱接受治疗。在治疗过程中，争取病人主动配合，并严格按医嘱及时、足量、规范完成治疗方案。

2.健康教育

治疗期间禁止性生活，性伴侣应同时进行检查及治疗，治疗后接受随访。治愈标准为临床治愈及血清学治愈。各种损害消退及症状消失为临床治愈。抗梅毒治疗两年内，梅毒血清学试验由阳性转为阴性，脑脊液检查阴性，为血清学治愈。治疗后至少两年内不妊娠。

3.随访指导

经充分治疗后，应随访2～3年。第1年每3个月复查1次，以后每半年复查1次，包括临床及抗原血清试验。若在治疗后6个月内血清滴度未下降至原来的1/4以下，应视为治疗失败或再感染，除需重新加倍治疗剂量外，还应行脑脊液检查，观察有无神经梅毒。多数一期梅毒在1年内、二期梅毒在2年内血清学试验转阴。少数晚期梅毒血清抗体滴度低水平持续3年以上，可判为血清固定。

4.心理护理

正确对待病人，尊重病人，帮助其建立治愈的信心和生活的勇气。

第十四章　女性生殖内分泌疾病病人的护理

第一节　排卵障碍性异常子宫出血

正常月经的周期为 21～35 天,经期持续 2～8 天,失血量一般为 20～60 mL。凡不符合上述标准的均属异常子宫出血。其病因很多,可由全身或生殖器官器质性病变所致,如血液系统疾病、黏膜下子宫肌瘤等,也可由生殖内分泌轴功能紊乱所致,后者也称为功能失调性子宫出血,还可由多种病因综合所致。本节主要叙述临床上最常见的排卵障碍性异常子宫出血。

排卵障碍性异常子宫出血包括稀发排卵、无排卵及黄体功能不足,主要由下丘脑-垂体-卵巢轴功能异常引起,常见于青春期、绝经过渡期,生育期也可由多囊卵巢综合征、肥胖、高催乳素血症、甲状腺疾病等引起,常表现为不规律的月经,经量、经期长度、周期频率、规律性均可异常,有时会引起大出血和重度贫血。子宫内膜不规则脱落所致的经期延长是临床常见的病变,虽无明确的归类,但目前国内多认为其与黄体功能异常有关,故本节一并介绍。

一、病因

1.无排卵性异常子宫出血

无排卵引起的异常子宫出血好发于青春期和绝经过渡期,但也可发生于生育期。

(1)青春期:青春期女性月经初潮后平均需要 4 年的时间建立稳定的月经周期调节机制。在这段时期内,下丘脑-垂体-卵巢轴激素间的反馈调节尚未成熟,大脑中枢对雌激素的正反馈作用存在缺陷,FSH 持续低水平,虽有卵泡生长,但不能发育为成熟卵泡,合成、分泌的雌激素量不能达到促使 LH 高峰(排卵必须)释放的阈值,而无排卵。此外,青春期女性情绪多变,对外界环境的刺激常产生过度应激反应,这会对生殖内分泌调节系统产生影响,造成无排卵。

(2)绝经过渡期:因卵巢功能下降,卵泡数量极少,卵巢内剩余卵泡对垂体促性腺激素的反应低下,卵泡发育受阻而不能排卵。

(3)生育期:有时因内、外环境刺激,如劳累、应激、流产、手术和疾病等引起短暂的无排卵,也可因肥胖、多囊卵巢综合征、高催乳素血症等引起持续无排卵。

各种因素造成的无排卵,均导致子宫内膜受单一的雌激素刺激,无孕激素拮抗而到达或超过雌激素的内膜出血阈值,发生雌激素突破性出血或撤退性出血。雌激素突破性出血有两种类型:一种是低水平雌激素维持在阈值水平,可发生间断性少量出血,出血时间延长;另一种是高水平雌激素维持在有效浓度,雌激素超过阈值水平引起长时间闭经,内膜增厚但不牢固,容易发生急性突破性出血。雌激素撤退性出血是在单一雌激素的刺激下子宫内膜持续增生,此时因一批卵泡退化闭锁,导致雌激素水平突然急剧下降,内膜失去激素支持而剥脱出血。

无排卵性异常子宫出血与子宫内膜出血的自限性机制缺陷有关,如子宫内膜组织脆性增加、子宫内膜脱落不全、血管结构与功能异常、凝血与纤溶异常、血管舒缩因子异常。

2.黄体功能异常

(1)黄体功能不足:病因复杂,引起黄体功能不足的原因包括卵泡发育不良、LH排卵高峰分泌不足、LH排卵峰后低脉冲缺陷。

(2)子宫内膜不规则脱落:由于下丘脑-垂体-卵巢轴调节功能紊乱,或溶黄体机制失常,引起黄体萎缩不全,内膜持续受孕激素影响,以致不能如期完整脱落。

二、病理

1.无排卵性异常子宫出血

子宫内膜受雌激素持续作用而无孕激素拮抗,可发生不同程度的增生性改变,少数亦可呈萎缩性改变。包括以下三种。

(1)子宫内膜增生症:分为三种类型。①单纯性增生:最常见,内膜呈弥漫性增生,增生程度超过正常周期的增殖晚期,发展为子宫内膜癌的概率约为1%。②复杂性增生:内膜增生呈息肉状,发展为子宫内膜癌的概率约为3%。③不典型增生:只涉及腺体增生,通常为局灶性,发展为子宫内膜癌的概率约为23%。

(2)增殖期子宫内膜:与正常月经周期的增殖期内膜形态一致,只是在月经周期后半期甚至月经期,仍表现为增殖期形态。

(3)萎缩性子宫内膜:子宫内膜菲薄。

2.黄体功能异常

(1)黄体功能不足:子宫内膜形态一般表现为分泌期内膜、腺体分泌不良,间质水肿不明显或腺体与间质发育不同步,或在内膜各个部位显示分泌反应不均。内膜活检显示分泌反应较实际周期日至少落后2天。

(2)子宫内膜不规则脱落:常表现为混合型子宫内膜,即残留的分泌期内膜与出血坏死组织及新增生的内膜混合共存。

三、临床表现

1.无排卵性异常子宫出血

无排卵性异常子宫出血可有各种不同的临床表现。临床上最常见的症状有:①月经周期紊乱;②经期长短和经量多少不一,出血量少者仅为点滴出血,出血量多、时间长者可能继发贫血,大量出血可导致休克。出血期间一般无腹痛或其他不适。

2.黄体功能异常

(1)黄体功能不足:月经周期缩短,表现为月经频发(周期小于21天)。有时月经周期虽在正常范围内,但卵泡期延长、黄体期缩短(小于11天),以致病人不易受孕或在妊娠早期流产。

(2)子宫内膜不规则脱落:月经周期正常,经期延长,可达10天,出血量可多可少。

四、处理原则

1.无排卵性异常子宫出血

无排卵性异常子宫出血的一线治疗是药物治疗。青春期以止血、调整周期为主,有生育要求需促排卵治疗;绝经过渡期以止血、调整周期、减少经量、防止子宫内膜病变为主。

2.黄体功能异常

(1)黄体功能不足:针对发生原因,调整性腺轴功能,促使卵泡发育和排卵,以利于正常黄体的形成。

(2)子宫内膜不规则脱落:促进黄体功能,使黄体及时萎缩,内膜按时完整脱落。

五、护理评估

(一)健康史

询问病人年龄、月经史、婚育史、避孕措施、既往有无慢性疾病(如肝病、血液病、高血压、代谢性疾病等)。了解病人发病前有无精神紧张、情绪打击、过度劳累及环境改变等引起月经紊乱的诱发因素。回顾发病经过如发病时间、目前阴道流血情况、流血前有无停经史及诊治经历,包括所用激素名称、剂量和效果、诊刮的病理结果。询问有无贫血和感染征象。

(二)身心状况

观察病人的精神和营养状态,有无肥胖、贫血貌、出血点、紫癜、黄疸和其他病态。进行全身体格检查,了解淋巴结、甲状腺、乳房发育情况。妇科检查常无异常发现。随着病程延长并发感染或止血效果不佳引起大量出血,病人易产生焦虑和恐惧,影响身心健康和工作学习。绝经过渡期者常常担心疾病严重程度,疑有肿瘤而不安。黄体功能不足常可引起不孕、妊娠早期流产,病人常感焦虑。

(三)辅助检查

1.实验室检查

(1)凝血功能检查:排除凝血和出血功能障碍性疾病。可检查凝血酶原时间、部分促凝血酶原激酶时间、血小板计数、出凝血时间等。

(2)全血细胞计数:确定有无贫血及血小板减少。

(3)尿妊娠试验或血 hCG 检测:有性生活史者,应除外妊娠及妊娠相关疾病。

(4)血清激素测定:可在下次月经前 7 天测定血清孕酮水平,了解黄体功能,确定有无排卵,但因出血频繁,常难以选择测定孕酮的时间。可于早卵泡期测定血清 E_2、FSH、LH、T、PRL 及 TSH 等,以排除其他内分泌疾病。

(5)宫颈黏液结晶检查:经前检查出现宫颈黏液羊齿植物叶状结晶,提示无排卵。

2.盆腔超声检查

了解子宫内膜厚度及回声,以明确有无宫腔占位性病变及其他生殖道器质性病变。

3.其他检查

(1)基础体温测定(BBT):测定排卵简易可行的方法,该法不仅有助于判断有无排卵,还可了解黄体功能的情况。无排卵性异常子宫出血者 BBT 无上升改变而呈单相曲线(图 14-1),提示无排卵。黄体功能不足者 BBT 为双相型,但高温相小于 11 天(图 14-2)。子宫内膜不规则脱落者 BBT 呈双相型,但下降缓慢(图 14-3)。

(2)诊断性刮宫:简称诊刮,其目的是止血和明确子宫内膜病理诊断。年龄大于 35 岁、药物治疗无效或存在子宫内膜癌高危因素的异常子宫出血病人,应行分段诊刮,以排除宫颈管病变。不规则阴道流血或大量出血时,可随时刮宫。拟确定卵巢排卵功能或了解子宫内膜增生程度时,宜在经前期或月经来潮 6 h 内刮宫。子宫内膜不规则脱落者在月经第 5~6 天诊刮。无性生活史的病人,若激素治疗失败或疑有器质性病变,应经病人或其家属知情同意后行诊刮。刮宫要全面,特别注意两侧宫角部,并注意宫腔大小、形态、宫壁是否光滑,刮出物的性质和量。

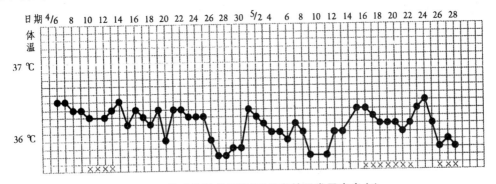

图 14-1　基础体温单相型(无排卵性异常子宫出血)

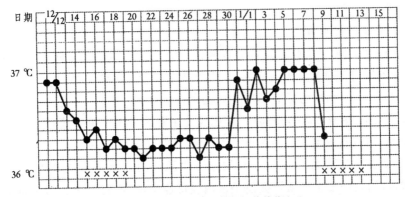

图 14-2　基础体温双相型(黄体期短)

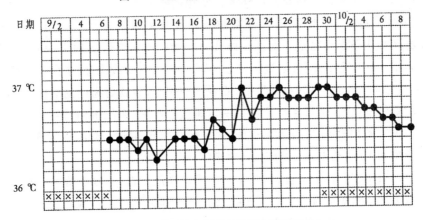

图 14-3　基础体温双相型(黄体萎缩不全)

(3)宫腔镜检查:直接观察子宫内膜情况,表面是否光滑,有无组织突起及充血。在宫腔镜直视下选择病变区如子宫内膜息肉、子宫黏膜下肌瘤、子宫内膜癌等进行活检,较盲取内膜的诊断价值高。

六、常见护理诊断/问题

1.疲乏

疲乏与子宫异常出血导致的贫血有关。

2.有感染的危险

有感染的危险与子宫不规则出血、出血量多导致贫血、机体抵抗力下降有关。

七、护理目标

(1)病人的异常阴道出血停止,疲乏的感觉减弱或消失。

(2)病人无感染发生。

八、护理措施

(一)补充营养

病人机体抵抗力较低,应加强营养,改善全身情况,可补充铁剂、维生素 C 和蛋白质。成人体内大约每 100 mL 血中含 50 mg 铁,经量多者应额外补铁。经期妇女每日需从食物中吸收铁 0.7~2.0 mg,应向病人推荐含铁较多的食物如猪肝、豆角、蛋黄、胡萝卜、葡萄干等。按照病人的饮食习惯,为病人制订适合于个人的饮食计划,保证病人获得足够的营养。

(二)诊疗配合

1.无排卵性异常子宫出血

(1)止血:需根据出血量选择合适的制剂和使用方法。对少量出血病人,使用最低有效量激素,减少药物副作用。对大量出血病人,要求性激素治疗 8 h 内见效,24~48 h 出血基本停止,若 96 h 以上仍不止血,应考虑有器质性病变存在的可能。

①性激素。a.雌、孕激素联合用药:联合用药的止血效果优于单一药物。采用孕激素占优势的口服避孕药,可以有效治疗青春期和生育期无排卵性异常子宫出血。目前使用第三代短效口服避孕药,如复方屈螺酮片、去氧孕烯炔雌醇片、复方孕二烯酮片或复方醋酸环丙孕酮片。b.单纯雌激素:应用大剂量雌激素可促使子宫内膜迅速生长,短期内修复创面而止血,也称"子宫内膜修复法",适用于急性大量出血的病人。常用药物有:结合雌激素(片剂、针剂)、戊酸雌二醇等,也可在 24~48 h 开始服用口服避孕药。所有雌激素疗法在血红蛋白计数增加至 90 g/L 后均必须加用孕激素撤退。对存在血液高凝状态或血栓性疾病史的病人,禁止应用大剂量雌激素止血。c.单纯孕激素:孕激素可使雌激素作用下持续增生的子宫内膜转化为分泌期,并有对抗雌激素的作用。停药后子宫内膜脱落较完全,起到药物性刮宫作用,也称"子宫内膜脱落法"或"药物刮宫"。适用于体内已有一定雌激素水平、血红蛋白计数大于 80 g/L、生命体征稳定的病人。常用药物包括地屈孕酮、17α-羟孕酮衍生物(醋酸甲羟孕酮、醋酸甲地孕酮)、左炔诺孕酮和 19-去甲基睾酮衍生物(炔诺酮)等。

②刮宫术。适用于急性大出血、存在子宫内膜癌高危因素、病程长的生育期病人和绝经过渡期病人。对无性生活史的青少年,不轻易做刮宫术,仅适用于大量出血且药物治疗无效,需立即止血或检查子宫内膜组织学的患者。

③辅助治疗。a.一般止血药:氨甲环酸、巴曲酶、酚磺乙胺、维生素 K 等。b.雄激素:如丙酸睾酮等,具有对抗雌激素、减少盆腔充血和增强子宫平滑肌及子宫血管张力的作用,可减少子宫出血量,起协助止血作用。c.矫正凝血功能:出血严重时可补充凝血因子,如纤维蛋白原、血小板、新鲜冻干血浆或新鲜血。d.矫正贫血:对中重度贫血病人在上述治疗的同时给予铁剂和叶酸治疗,必要时输血。e.预防或控制感染:出血时间长、贫血严重、机体抵抗力低下,或有合并感染的临床征象时应及时使用抗生素。

（2）调整月经周期：应用性激素止血后，必须调整月经周期。青春期及生育期无排卵性异常子宫出血的病人，需恢复正常的内分泌功能，以建立正常月经周期；绝经过渡期病人需控制出血及预防子宫内膜增生症。

①雌、孕激素序贯法：人工周期。通过模拟自然月经周期中卵巢的内分泌变化，序贯应用雌、孕激素，使子宫内膜发生相应变化，引起周期性脱落。适用于青春期及生育期内源性雌激素水平较低者。从撤退性出血第 5 日开始，口服戊酸雌二醇或结合雌激素片，每晚 1 次，连服 21 天，服雌激素第 11～16 天起加用孕激素，如醋酸甲羟孕酮或地屈孕酮，连用 10～14 天，连续 3 个周期为一疗程。若正常月经仍未建立，应重复上述序贯疗法（图 14-4）。

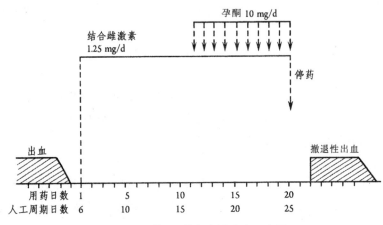

图 14-4　雌、孕激素序贯疗法示意图

②雌、孕激素联合法：此法开始即用孕激素。孕激素可限制雌激素的促内膜生长作用，使撤退性出血逐步减少，雌激素则可预防治疗过程中孕激素突破性出血。常用口服避孕药，尤其适用于有避孕需求的生育期病人。一般自周期撤退性出血第 5 日起，每日 1 片，连服 21 天，1 周为药物撤退性出血间隔，连续 3 个周期为一个疗程。病情反复者酌情延至 6 个周期。有血栓性疾病、心脑血管疾病等高危因素及 40 岁以上吸烟的女性不宜使用口服避孕药。

③孕激素法：适用于有内源性雌激素的青春期或组织学检查为子宫内膜增生期的病人。可于月经周期后半期（撤退性出血的第 16～25 天）口服孕激素，如地屈孕酮、微粒化孕酮、醋酸甲羟孕酮等，或肌内注射孕酮，酌情应用 3～6 个周期。

④宫内孕激素释放系统：放置含孕酮或左炔诺孕酮缓释系统的宫内节育器，每日释放左炔诺孕酮 20 μg，能在宫腔内局部抑制子宫内膜生长，减少经量 80 %～90 %，甚至出现闭经，有效期 4～5 年，适用于已无生育要求的育龄期病人。

（3）手术治疗：对于药物治疗疗效不佳或不宜用药、无生育要求的病人，尤其是不易随访的年龄较大的病人，应考虑子宫内膜切除术或子宫切除术等手术治疗。

2.黄体功能不足

①可口服氯米芬或采用人绝经后尿促性腺激素联合人绒毛膜促性腺激素（hMG-hCG）疗法，促进卵泡发育和诱发排卵，促使正常黄体形成；②肌内注射绒毛膜促性腺激素，可促进黄体形成，延长黄体期；③选用天然孕酮制剂，补充孕酮的不足；④对于合并高催乳素血症者，可口服溴隐亭，降低催乳素水平，改善黄体功能。

3.子宫内膜不规则脱落

可口服醋酸甲羟孕酮、天然微粒化孕酮,或肌内注射孕酮等孕激素,使黄体及时萎缩,内膜按时完整脱落,也可肌内注射绒毛膜促性腺激素,促进黄体功能。对于无生育要求者,可口服避孕药,调整周期。

(三)遵医嘱使用性激素

①按时、按量正确服用性激素,保持药物在血中的稳定水平,不得随意停服和漏服。

②药物减量必须按医嘱规定在血止后才能开始,每 3 天减量一次,每次减量不得超过原剂量的 1/3,直至维持量。

③维持量服用时间,通常按停药后发生撤退性出血的时间与病人上一次行经时间相应考虑。

④告知病人在治疗期间如出现不规则阴道流血应及时就诊。

(四)维持正常血容量

观察并记录病人的生命体征,嘱病人保留出血期间使用的会阴垫及内裤,以便更准确地估计出血量。出血量较多者,督促其卧床休息,避免过度疲劳和剧烈活动。贫血严重者,遵医嘱做好配血、输血、止血等措施,以维持病人正常血容量。

(五)预防感染

严密观察与感染有关的征象,如体温、子宫体压痛等,监测白细胞计数和分类,同时做好会阴部护理,保持局部清洁。如有感染征象,及时与医师联系并遵医嘱进行抗生素治疗。

(六)加强心理护理

鼓励病人表达内心感受,耐心倾听病人的诉说,了解病人的疑虑。向病人解释病情及提供相关信息,帮助病人澄清问题,解除思想顾虑,摆脱焦虑。可通过看电视、听广播、看书等方式分散病人的注意力。

(七)需要接受手术治疗的病人,按手术常规护理

九、结果评价

(1)病人异常阴道出血停止,疲乏的感觉减弱或消失。

(2)病人未发生感染,体温正常。

第二节　闭经

闭经是常见的妇科症状,表现为无月经或月经停止。根据既往有无月经来潮,分为原发性闭经和继发性闭经两类。原发性闭经指年龄超过 14 岁,第二性征未发育,或年龄超过 16 岁,第二性征已发育,月经还未来潮。继发性闭经指正常月经建立后,月经停止 6 个月,或按自身原有月经周期计算停止 3 个周期以上。闭经可分为生理性闭经和病理性闭经,青春期前、妊娠期、哺乳期及绝经后的无月经来潮属生理性闭经,本节不展开讨论。

一、病因

正常月经的建立和维持,有赖于下丘脑-垂体-卵巢轴的神经内分泌调节,以及靶器官子宫

内膜对性激素的周期性反应和下生殖道的通畅,其中任何一个环节发生障碍均可导致闭经。

(一)原发性闭经

原发性闭经较少见,多为遗传因素或先天性发育缺陷引起。约 30 ％的病人伴有生殖道异常,根据第二性征的发育情况,分为第二性征存在和第二性征缺乏两类。

1.第二性征存在的原发性闭经

①米勒管发育不全综合征;②雄激素不敏感综合征;③对抗性卵巢综合征;④生殖道闭锁;⑤真两性畸形。

2.第二性征缺乏的原发性闭经

①低促性腺激素性腺功能减退,最常见为体质性青春发育延迟,其次为嗅觉缺失综合征;②高促性腺激素性腺功能减退,包括性腺先天性发育不全,如特纳综合征、46XX 单纯性腺发育不全、46XY 单纯性腺发育不全(Swyer 综合征)等;③酶缺陷,如 XY 个体 17α-羟化酶缺失等,或因青春期前卵巢接受放疗、辐射,导致卵巢功能早衰。

(二)继发性闭经

继发性闭经的发生率明显高于原发性闭经。按生殖轴病变和功能失调的部位分为下丘脑性闭经、垂体性闭经、卵巢性闭经、子宫性闭经及其他内分泌功能异常引起的闭经。

1.下丘脑性闭经

下丘脑性闭经最常见,指中枢神经系统及下丘脑各种功能和器质性疾病引起的闭经,以功能性原因为主。此类闭经的特点是下丘脑合成和分泌 GnRH 缺陷或下降导致垂体促性腺激素,即 FSH,特别是 LH 的分泌功能低下,故属低促性腺激素性闭经,治疗及时尚可逆。

(1)精神应激:突然或长期精神压抑、紧张、忧虑、环境改变、过度劳累、情感创伤、寒冷等,均可能引起神经内分泌障碍而致闭经,其机制可能与应激状态下,下丘脑分泌的促肾上腺皮质激素释放激素和皮质素分泌增加,进而刺激内源性阿片肽和多巴胺分泌,抑制下丘脑分泌 Gn-RH 和垂体分泌促性腺激素有关。

(2)体重下降和神经性厌食:中枢神经对体重急剧下降极敏感,若体重减轻 10 ％～15 ％,或体脂丢失 30 ％将出现闭经。当内在情感矛盾剧烈或强迫节食时,易发生严重的神经性厌食。因过度节食,体重急剧下降,导致下丘脑多种神经激素分泌降低,引起垂体前叶多种促激素包括 LH、FSH、促肾上腺皮质激素等分泌下降。临床表现为厌食、极度消瘦、低促性腺激素性闭经、皮肤干燥、低体温、低血压、各种血细胞计数及血浆蛋白低下,重症可危及生命。

(3)运动性闭经:长期剧烈运动或芭蕾舞、现代舞等训练易致闭经,与病人的心理、应激反应程度及体脂下降有关。初潮的发生和月经的维持有赖于一定比例(17 ％～22 ％)的机体脂肪,肌肉与脂肪比率增加或总体脂肪减少,均可使月经异常。运动剧增后,GnRH 释放受抑制,使 LH 释放受抑制,也可引起闭经。目前认为体内脂肪减少和营养不良引起瘦素水平下降,是生殖轴功能受抑制的机制之一。

(4)药物性闭经:长期应用甾体类避孕药,因药物抑制下丘脑 GnRH 的分泌,引起闭经。吩噻嗪衍生物(奋乃静、氯丙嗪)、利血平等,通过抑制下丘脑多巴胺,使垂体分泌催乳素增多,引起闭经。药物性闭经通常是可逆的,停药 3～6 个月后月经多能自然恢复。

(5)颅咽管瘤:瘤体增大可压迫下丘脑和垂体柄引起闭经、生殖器萎缩、肥胖、颅内压增高、视力障碍等症状。

2.垂体性闭经

垂体性闭经主要病变在垂体。腺垂体器质性病变或功能失调,均可影响促性腺激素分泌,继而影响卵巢功能引起闭经。其常见有垂体梗死如希恩综合征,垂体肿瘤如分泌催乳素的腺瘤及空蝶鞍综合征。

3.卵巢性闭经

闭经的原因在卵巢。卵巢分泌的性激素水平低下,子宫内膜不发生周期性变化而导致闭经。常见于卵巢早衰、卵巢功能性肿瘤,如卵巢支持-间质细胞瘤、卵巢颗粒-卵泡膜细胞瘤,以及多囊卵巢综合征。

4.子宫性闭经

闭经原因在子宫。可因感染、创伤导致宫腔粘连引起闭经。月经调节功能正常,第二性征发育也正常,如 Asherman 综合征,也可由手术切除子宫或放疗破坏子宫内膜所致。

5.其他

内分泌功能异常,如甲状腺、肾上腺、胰腺等功能紊乱也可引起闭经。常见的疾病有甲状腺功能减退或亢进、肾上腺皮质功能亢进、肾上腺皮质肿瘤等。

二、处理原则

明确病变环节及病因后,针对病因给予治疗,改善病人全身健康情况,进行心理治疗,给予相应激素治疗,达到治疗目的。

三、护理评估

(一)健康史

详细询问病人月经史,包括初潮年龄、月经周期、经期、经量和闭经时间长短及伴随症状等。了解发病前有无导致闭经的诱因,如精神因素、环境改变、体重变化、有无剧烈运动及各种疾病、用药情况等。已婚妇女需询问生育史及产后并发症史。原发性闭经应询问第二性征发育情况,了解生长发育史,有无先天缺陷或其他疾病及家族史。

(二)身心状况

注意观察病人精神状态、营养状况、全身发育状况,测量身高、体重、智力情况、躯干和四肢的比例,检查五官生长特征及第二性征发育情况,有无多毛、溢乳等。妇科检查应注意内、外生殖器发育,有无先天缺陷、畸形等。闭经对病人的自我概念有较大影响,病人会担心闭经对自己的健康、性生活和生育能力有影响。病程过长及反复治疗效果不佳时会加重病人和家属的心理压力,表现为情绪低落,对治疗和护理丧失信心,这反过来又会加重闭经。

(三)辅助检查

1.功能试验

(1)药物撤退试验:用于评估体内雌激素水平,以确定闭经程度。

①孕激素试验:口服孕激素,如醋酸甲羟孕酮、地屈孕酮、微粒化孕酮,或肌内注射孕酮注射液。停药后出现撤退性出血(阳性反应),提示子宫内膜已受一定水平雌激素影响。停药后无撤退性出血(阴性反应),应进一步行雌、孕激素序贯试验。

②雌、孕激素序贯试验:适用于孕激素试验阴性的闭经病人。服用足够量的雌激素,如戊

酸雌二醇、17β-雌二醇或结合雌激素,连服 20～30 天,加用孕激素,停药后发生撤退性出血为阳性,提示子宫内膜功能正常,可排除子宫性闭经,引起闭经的原因是病人体内雌激素水平低落,应进一步寻找原因。无撤退性出血为阴性,应重复一次试验,若仍无出血,提示子宫内膜有缺陷或被破坏,可诊断为子宫性闭经。

(2)垂体兴奋试验:又称 GnRH 刺激试验,了解垂体对 GnRH 的反应性。注射黄体生成素释放激素后 LH 值升高,说明垂体功能正常,病变在下丘脑。经多次重复试验,LH 值无升高或升高不显著,说明垂体功能减退,如希恩综合征。

2.血清激素测定

应停用雌、孕激素药物至少两周后行 E_2、P、T、FSH、LH、PRL、TSH、胰岛素等激素测定,以协助诊断。

3.影像学检查

(1)盆腔超声检查:观察盆腔有无子宫,子宫形态、大小及内膜厚度,卵巢大小、形态、卵泡数目等。

(2)子宫输卵管造影:了解有无宫腔病变和宫腔粘连。

(3)CT 或磁共振成像(MRI):用于盆腔及头部蝶鞍区检查,了解盆腔肿块和中枢神经系统病变性质,诊断卵巢肿瘤、下丘脑病变、垂体微腺瘤、空蝶鞍等。

(4)静脉肾盂造影:怀疑米勒管发育不全综合征时,用以确定有无肾脏畸形。

4.宫腔镜检查

宫腔镜检查能精确诊断宫腔粘连。

5.腹腔镜检查

腹腔镜检查可直视观察卵巢形态、子宫大小。

6.染色体检查

染色体检查对鉴别性腺发育不全的病因及指导临床处理有重要意义。

7.其他检查

其他检查如靶器官反应检查,包括基础体温测定、子宫内膜取样等。怀疑结核或血吸虫病,应行内膜培养。

四、常见护理诊断/问题

1.长期低自尊

长期低自尊与长期闭经、治疗效果不明显、月经不能正常来潮而出现自我否定等有关。

2.焦虑

焦虑与担心疾病对健康、性生活、生育的影响有关。

3.持续性悲伤

持续性悲伤与担心丧失女性形象有关。

五、护理目标

(1)病人能够接受闭经的事实,客观地评价自己。

(2)病人能够主动诉说病情及担心。

(3)病人能够主动、积极地配合诊治。

六、护理措施

(一)减轻或消除诱发闭经的原因

应激或精神因素所致闭经,应耐心进行心理治疗,消除精神紧张和焦虑。体重下降引起闭经,应供给足够营养,保持标准体重。运动性闭经者应适当减少运动量。肿瘤、多囊卵巢综合征等引起的闭经,应进行特异性治疗。

(二)诊疗配合

1.激素治疗

(1)性激素补充治疗:可以维持女性心血管系统、骨骼及骨代谢、神经系统等的健康,也可以促进和维持第二性征和月经。主要治疗方法有以下三种。①雌激素补充治疗:适用于无子宫者。②雌、孕激素人工周期疗法:适用于有子宫者。③孕激素疗法:适用于体内有一定内源性雌激素水平者。

(2)促排卵:适用于有生育要求的病人。治疗方法:①对于 FSH 和 PRL 正常的闭经者,体内有一定内源性雌激素,可首选氯米芬作为促排卵药物;②对于低促性腺激素性闭经者及氯米芬促排卵失败者,在雌激素治疗促进生殖器发育、子宫内膜已获得对雌、孕激素的反应后,可采用 hMG-hCG 疗法促进卵泡发育及诱发排卵。对于 FSH 升高的病人,由于其卵巢功能衰竭,不建议采用促排卵治疗。

2.其他治疗

①溴隐亭:多巴胺受体激动剂。通过与垂体多巴胺受体结合,直接抑制垂体 PRL 分泌,恢复排卵。②肾上腺皮质激素:适用于先天性肾上腺皮质增生所致的闭经,一般用泼尼松或地塞米松。③甲状腺素:如甲状腺片,适用于甲状腺功能减退引起的闭经。④辅助生殖技术:适用于有生育要求,诱发排卵后未成功妊娠,合并输卵管问题的闭经者或男方因素不孕者。⑤手术治疗:适用于生殖器畸形、Asherman 综合征、肿瘤患者等。

(三)指导合理用药

向病人说明性激素的作用、不良反应、剂量和具体用药方法、用药时间等。嘱病人严格遵医嘱用药,不得擅自停服、漏服,不随意更改药量,并监测用药效果。

(四)加强心理护理

建立良好的护患关系,鼓励病人表达自己的感受,对治疗和预后等提出问题。向病人提供正确的诊疗信息,缓解病人的心理压力。鼓励病人与同伴、亲人交往,参与社会活动,减轻心理压力。

七、结果评价

(1)病人接受闭经的现实,主动、积极地配合诊治。

(2)病人表示了解病情,并能与病友交流病情和治疗感受。

第三节　痛经

痛经是妇科常见的症状之一,指月经期出现的子宫痉挛性疼痛,可伴下腹坠痛、腰酸或合并头痛、乏力、头晕、恶心等其他不适,严重者可影响生活和工作质量。痛经分为原发性痛经和继发性痛经两类,前者指生殖器官无器质性病变的痛经,后者指由盆腔器质性疾病如子宫内膜异位症、盆腔炎等引起的痛经。本节只叙述原发性痛经。

一、病因

原发性痛经的发生主要与月经时子宫内膜前列腺素(PG)含量增高或失衡有关。痛经病人子宫内膜和月经血中 $PGF_{2\alpha}$ 和 PGE_2 含量均较正常妇女明显升高,尤其 $PGF_{2\alpha}$ 含量升高是造成痛经的主要原因。在月经周期中,分泌期子宫内膜前列腺素浓度较增生期高。分泌期晚期因孕激素水平下降,子宫内膜启动溶解性酶促反应,激活环氧酶通路,释放前列腺素类物质。 $PGF_{2\alpha}$ 含量高可引起子宫平滑肌过强收缩、血管挛缩,造成子宫缺血、乏氧状态而出现痛经。增多的前列腺素进入血液循环,还可引起心血管和消化道等症状。血管升压素、内源性缩宫素及 β-内啡肽等物质的增加也与原发性痛经有关。此外,原发性痛经还受精神、神经因素影响,疼痛的主观感受也与个体痛阈有关。无排卵的增生期子宫内膜因无孕酮刺激,所含前列腺素浓度很低,通常不发生痛经。

二、临床表现

下腹部疼痛是主要症状。疼痛多自月经来潮后开始,最早出现在经前 12 h,以行经第 1 日疼痛最剧烈。疼痛常呈痉挛性,通常位于下腹部耻骨上,可放射至腰骶部和大腿内侧,持续2 天后缓解。可伴有恶心、呕吐、腹泻、头晕、乏力等症状,严重时面色发白、出冷汗。原发性痛经在青春期多见,常在初潮后两年内发病。

三、处理原则

避免精神刺激和过度疲劳,以对症治疗为主。

四、护理评估

(一)健康史

了解病人的年龄、月经史与婚育史,询问诱发痛经的相关因素,疼痛与月经的关系,疼痛发生的时间、部位、性质及程度,是否服用止痛药,用药量及持续时间,疼痛时伴随的症状及自觉最能缓解疼痛的方法。

(二)身心状况

评估下腹痛严重程度及伴随症状,注意与其他原因造成的下腹部疼痛症状相鉴别。妇科检查无阳性体征。因反复疼痛,病人常常会感到焦虑。

(三)辅助检查

为排除继发性痛经和其他原因造成的疼痛,可做盆腔超声检查、腹腔镜检查、宫腔镜检查、子宫输卵管造影,注意要排除子宫内膜异位症、子宫腺肌症、黏膜下子宫肌瘤、宫腔粘连症等引起的痛经。

五、常见护理诊断/问题

1.急性疼痛

急性疼痛与月经期子宫收缩、子宫缺血缺氧有关。

2.焦虑

焦虑与反复痛经造成的精神紧张有关。

六、护理目标

(1)病人的疼痛症状缓解。

(2)病人月经来潮前及月经期无焦虑。

七、护理措施

(一)加强保健

对病人进行月经期保健的教育工作,注意经期清洁卫生,经期禁止性生活。足够的休息和睡眠、充分的营养摄入、规律而适度的锻炼、戒烟等均对缓解疼痛有一定的帮助。

(二)重视精神心理护理

讲解有关痛经的生理知识,阐明痛经是月经期常见的生理表现,关心并理解病人的不适和焦虑心理。

(三)缓解症状

腹部局部热敷和进食热的饮料如热汤或热茶,可缓解疼痛。增加病人的自我控制感,使身体放松,以解除痛经。疼痛不能忍受时可遵医嘱服药。若每一次经期习惯服用止痛剂,则应防止成瘾。

(四)诊疗配合

治疗痛经的药物包括以下两种。①口服避孕药:有避孕要求的痛经妇女可使用口服避孕药,通过抑制排卵,抑制子宫内膜生长,降低前列腺素和加压素水平,缓解疼痛。②前列腺素合成酶抑制剂:该类药物通过抑制前列腺素合成酶的活性,减少前列腺素产生,防止过强子宫收缩和痉挛,从而减轻或消除痛经。适用于不要求避孕或口服避孕药效果不佳的原发性痛经病人。常用药物有布洛芬、酮洛芬、甲氯芬那酸、双氯芬酸、甲芬那酸、萘普生等。

八、结果评价

(1)病人诉说疼痛减轻,并能说出减轻疼痛的措施。

(2)病人焦虑的行为或表现减少,舒适感增加。

第四节　经前期综合征

经前期综合征(PMS)是指月经前周期性发生的影响妇女日常生活和工作,涉及躯体、精神及行为的综合征。严重者影响学习、工作和生活质量,月经来潮后,症状自然消失。伴有严重情绪不稳定者称为经前焦虑障碍。

一、病因

病因尚无定论,可能与精神社会因素、卵巢激素失调和神经递质异常有关。

1.精神社会因素

经前期综合征病人对安慰剂治疗的反应率为 30 %～50 %,部分病人精神症状突出,且情绪紧张时常加重原有症状,提示社会环境与病人精神心理因素的相互作用,参与经前期综合征的发生。

2.卵巢激素失调

卵巢激素失调可能与黄体后期雌、孕激素撤退有关。临床补充雌、孕激素合剂减少性激素周期性生理性改变,能有效缓解症状。

3.神经递质异常

经前期综合征病人在黄体后期循环中类阿片肽浓度异常降低,表现内源性类阿片肽撤退症状,影响精神、神经及行为方面的变化。其他还包括 5-羟色胺活性改变等。

二、临床表现

多见于 25～45 岁妇女,症状出现于月经前 1～2 周,逐渐加重,月经来潮前 2～3 天最为严重,月经来潮后迅速减轻直至消失。周期性反复出现为其临床表现特点。主要症状有:①躯体症状,头痛、背痛、乳房胀痛、腹部胀满、便秘、肢体水肿、体重增加、运动协调功能减退;②精神症状,易怒、焦虑、抑郁、情绪不稳定、疲乏,以及饮食、睡眠、性欲改变,而易怒是其主要症状;③行为改变,注意力不集中、工作效率低、记忆力减退、神经质、易激动等。

三、处理原则

以心理治疗、调整生活状态为主,药物治疗为辅。

四、护理评估

(一)健康史

了解病人经前期综合征持续的时间,每次发病的影响,是否治疗及治疗效果,了解近期有无诱发因素,处理压力的方法,等等。也要注意了解病人生理、心理方面的疾病史,既往妇科、产科等病史。

(二)身心状况

评估病人经前期综合征的症状,症状出现的时间与月经的关系,以及对日常工作、生活的影响。观察水肿的体征,测量体重,并与之前体重比较。妇科检查常无异常。评估时注意排除精神疾病。

(三)辅助检查

可进行心脏及腹部超声检查等,排除心、肝、肾等疾病引起的水肿。开展精神疾病专科检查,以排除精神疾病。

五、常见护理诊断/问题

1.焦虑

焦虑与月经前周期性出现不适症状有关。

2.体液过多

体液过多与雌、孕激素失调有关。

六、护理目标

(1)病人在月经来潮前两周及月经期焦虑减轻或消除。

(2)病人能够列举预防水肿的方法。

七、护理措施

(一)心理护理

给予病人心理安慰与疏导,使其精神放松,症状重者可行认知-行为心理治疗。指导病人应对压力的技巧,如腹式呼吸、生物反馈训练、渐进性肌肉松弛。

(二)调整生活状态

摄入高碳水化合物、低蛋白饮食,有水肿者限制摄入盐、糖、咖啡因、酒,多摄取富含维生素E、维生素 B_6 和微量元素镁的食物,如猪肉、牛奶、蛋黄和豆类食物等。鼓励有氧运动如舞蹈、慢跑、游泳等,可协助缓解神经紧张和焦虑。

(三)指导用药

药物治疗以解除症状为主,如利尿、镇静、止痛等。①抗焦虑药如阿普唑仑,抗抑郁药如氟西汀,适用于有明显焦虑或抑郁症状者,但对躯体症状疗效不佳;②利尿剂如螺内酯,可拮抗醛固酮而利尿,减轻水潴留,对改善精神症状也有效,适用于月经前体重增加明显者;③维生素 B_6 调节自主神经系统与下丘脑-垂体-卵巢轴的关系,还可抑制催乳素的合成;④有避孕要求的妇女也可口服避孕药。

(四)健康教育

向病人和家属讲解可能造成经前期综合征的原因和处理措施,指导病人记录月经周期及其症状,帮助病人获得家人的支持,增加自我控制的能力。

八、结果评价

(1)病人焦虑感减轻或消失,月经来潮前没有明显的不适。

(2)病人没有水肿的体征或水肿减轻。

第五节 绝经综合征

绝经指卵巢功能停止所致永久性无月经状态。绝经的判断是回顾性的,停经后 12 个月随诊方可判定绝经。绝经综合征(MPS)指妇女绝经前后出现性激素波动或减少所致的一系列躯体及精神心理症状。绝经分为自然绝经和人工绝经。自然绝经指卵巢内卵泡生理性耗竭,或残余卵泡对促性腺激素失去反应,卵泡不再发育和分泌雌激素,导致绝经;人工绝经指手术切除双侧卵巢或放疗、化疗等损伤卵巢功能,人工绝经者更容易发生绝经综合征。绝经年龄与遗传、营养、地区、环境、吸烟等因素有关。

一、内分泌变化

绝经前后最明显的变化是卵巢功能衰退,随后表现为下丘脑-垂体功能退化。

1.雌激素

卵巢功能衰退的最早征象是卵泡对 FSH 敏感性降低,FSH 水平升高。绝经过渡期早期雌激素水平波动很大,由于 FSH 升高对卵泡过度刺激引起 E_2 分泌过多,甚至可高于正常卵泡期水平,因此整个绝经过渡期雌激素水平并非逐渐下降,只是在卵泡完全停止生长发育后,雌激素水平才迅速下降。绝经后卵巢极少分泌雌激素,但妇女循环中仍有低水平雌激素,主要为来自肾上腺皮质和来自卵巢的睾酮和雄烯二酮经周围组织中芳香化酶转化的雌酮(E_1)。因此,绝经后妇女循环中 E_1 高于 E_2。

2.孕激素

绝经过渡期卵巢尚有排卵功能,仍有孕激素分泌。但因卵泡期延长,黄体功能不良,孕激素分泌减少。绝经后极少量孕酮可能来自肾上腺。

3.雄激素

绝经后雄激素来源于卵巢间质细胞及肾上腺,总体雄激素水平下降。其中雄烯二酮主要来源于肾上腺,量约为绝经前的一半。卵巢主要产生睾酮,由于升高的 LH 对卵巢间质细胞的刺激增加,睾酮水平较绝经前增高。

4.促性腺激素

绝经过渡期 FSH 水平升高,呈波动型,LH 仍在正常范围,FSH/LH<1。绝经后雌激素水平降低,诱导下丘脑释放 GnRH 增加,刺激垂体释放更多的 FSH 和 LH,其中 FSH 升高较 LH 更显著,FSH/LH>1。

5.抑制素

绝经后妇女血抑制素水平下降,较 E_2 下降早且明显,可能成为反映卵巢功能衰退更敏感的指标。

卵泡闭锁导致雌激素和抑制素水平降低及 FSH 水平升高,是绝经的主要信号。

二、临床表现

1.近期症状

(1)月经紊乱:月经紊乱是绝经过渡期最早出现的症状,大致分为三种类型。①月经周期缩短、经量减少,最后绝经;②月经周期不规则,周期和经期延长,经量增多,甚至大出血或出血淋漓不断,然后逐渐减少而停止;③月经突然停止,较少见。

(2)血管舒缩症状:主要表现为潮热,由血管舒缩功能不稳定所致,是雌激素低落的特征性症状,其特点是反复出现短暂的面部、颈部及胸部皮肤阵阵发红,伴有轰热,继之出汗,一般持续 1~3 min。症状轻者每日发作数次,严重者十余次或更多,夜间或应激状态易促发。该症状可持续 1~2 年,有时长达 5 年或更长。潮热严重时可影响妇女的工作、生活和睡眠,是需要性激素治疗的主要原因。

(3)自主神经失调症状:常出现心悸、眩晕、头痛、失眠、耳鸣等症状。

(4)精神神经症状:常表现为注意力不易集中,并且情绪波动大,如激动易怒、焦虑不安或情绪低落、抑郁、不能自我控制等,记忆力减退也较常见。

2.远期症状

(1)泌尿生殖道症状:主要表现为泌尿生殖道萎缩症状,如阴道干燥、性交困难及反复阴道感染、子宫脱垂、膀胱或直肠膨出、压力性尿失禁、尿频、尿急、反复发生的尿路感染。

(2)骨质疏松:绝经后妇女缺乏雌激素使骨质吸收增加,导致骨量快速丢失而出现骨质疏松。50 岁以上妇女半数以上会发生绝经后骨质疏松,一般发生在绝经后 5~10 年,最常发生在椎体。

(3)阿尔茨海默病:绝经后期妇女比老年男性患病风险高,可能与绝经后内源性雌激素水平降低有关。

(4)心血管疾病:绝经后妇女糖、脂代谢异常增加,动脉硬化、冠心病的发病风险较绝经前明显增加,这可能与雌激素水平低落有关。

三、处理原则

缓解近期症状,早期发现,并有效预防骨质疏松症、动脉硬化等老年性疾病。

四、护理评估

(一)健康史

了解绝经综合征症状持续时间、严重程度及治疗、疗效等信息;了解月经史、生育史;了解既往健康状况,排除肝病、高血压、糖尿病、冠心病、其他内分泌腺体器质性疾病及精神疾病;了解既往有无切除子宫、卵巢的手术史,有无接受盆腔放疗史等;注意收集乳腺癌、子宫内膜癌、动静脉血栓、骨折及骨质疏松等病史和家族史。

(二)身心状况

评估病人因卵巢功能减退及雌激素不足引起的相关症状。对病人进行全身体格检查,包括精神状态、心血管、呼吸、血液、生殖及泌尿等系统检查,排除明显的器质性病变。妇科检查可见内、外生殖器呈现不同程度的萎缩性改变。例如:外阴萎缩,大、小阴唇变薄;阴道萎缩,如合并感染,阴道分泌物增多,味臭;子宫颈及子宫萎缩变小;等等。工作、家庭、社会环境变化可加重身体和心理负担,可能诱发和加重绝经综合征的症状。要注意评估近期出现的引起病人不愉快、忧虑、多疑、孤独的生活事件。需注意排除相关症状的器质性病变及精神疾病。

(三)辅助检查

1.血清激素测定

①FSH 及 E_2 测定:检查血清 FSH 及 E_2,了解卵巢功能。绝经过渡期血清 FSH>10 U/L,提示卵巢储备功能下降。闭经、FSH>40 U/L 且 E_2<20 pg/ml,提示卵巢功能衰竭。②抑制素 B:血清抑制素 B≤45 ng/L,是卵巢功能减退的最早标志,比 FSH 更敏感。③抗米勒管激素(AMH):抗米勒管激素小于等于 1.0 ng/ml,预示卵巢储备功能下降。

2.超声检查

基础状态卵巢的窦状卵泡数减少、卵巢容积缩小、子宫内膜变薄。

五、常见护理诊断/问题

1.焦虑

焦虑与绝经过渡期内分泌改变,或个性特点、精神因素等有关。

2.知识缺乏

病人缺乏绝经期生理心理变化知识及应对技巧。

六、护理目标

(1)病人能够描述自己的焦虑心态和应对方法。

(2)病人能够正确描述绝经期生理心理变化。

七、护理措施

(一)调整生活状态

帮助病人建立适应绝经过渡期生理、心理变化的新生活形态,使其安全渡过该阶段。帮助病人选择既有营养又符合饮食习惯的食物。多摄入奶制品,可补钙;多摄入豆制品,因为大豆中含有类雌激素物质。鼓励病人加强体育锻炼,保持一定运动量,如散步、打太极拳、骑自行车等,增强体质。鼓励病人增加社交和脑力活动,以促进正性心态。

(二)诊疗配合

1.激素替代治疗(HRT)

HRT 是针对绝经相关健康问题而采取的一种医疗措施,可有效缓解绝经相关症状,并会对骨骼、心血管和神经系统产生长期的保护作用。HRT 应在有适应证、无禁忌证的前提下,在治疗的窗口期使用。

(1)适应证:①绝经相关症状,月经紊乱、潮热出汗、睡眠障碍、疲倦,情绪障碍如易激动、烦躁、焦虑、紧张或情绪低落等;②泌尿生殖道萎缩相关问题,阴道干涩、疼痛、排尿困难、性交痛、反复发作的阴道炎、反复泌尿系统感染、夜尿多、尿频和尿急;③低骨量及骨质疏松症,有骨质疏松症的危险因素(如低骨量)及绝经后骨质疏松症。

(2)禁忌证:已知或可疑妊娠,原因不明的阴道流血,已知或可疑患有乳腺癌,已知或可疑患有性激素依赖性恶性肿瘤,最近 6 个月内患有活动性静脉或动脉血栓栓塞性疾病,严重肝肾功能障碍,血卟啉病,耳硬化症,脑膜瘤(禁用孕激素)。

(3)慎用情况:绝经期女性有 HRT 的适应证,同时又合并某些性激素影响性疾病,是否可以启动 HRT,应当根据其具体病情来判定。慎用情况不是禁忌证,目前尚无充足的循证医学证据证实可用或禁用,在进一步观察和研究获得充足证据后,可能转化为 HRT 的非禁忌证或禁忌证。慎用情况包括子宫肌瘤、子宫内膜异位症、子宫内膜增生史、尚未控制的糖尿病及严重高血压、有血栓形成倾向、胆囊疾病、癫痫、偏头痛、哮喘、高催乳素血症、系统性红斑狼疮、乳腺良性疾病、乳腺癌家族史。

(4)制剂:主要药物为雌激素,可辅以孕激素。①雌激素制剂:原则上应选择天然制剂。常用雌激素有戊酸雌二醇、结合雌激素、17β-雌二醇、尼尔雌醇等。②组织选择性雌激素活性调节剂:如替勃龙,根据靶组织不同,其在体内的 3 种代谢物分别表现出雌激素、孕激素及弱雄激素活性。③孕激素制剂:近年来倾向于选用天然孕激素制剂,如微粒化孕酮胶丸,或接近天然的孕激素,如地屈孕酮。

(5)用药途径及方案。

①口服:HRT 最常规应用的给药途径,主要优点是血药浓度稳定,但对肝脏有一定损害,还可刺激产生肾素底物及凝血因子。用药方案有以下三种。a.单用雌激素:适用于已切除子宫者。b.雌、孕激素联合:适用于有完整子宫者,包括序贯用药和联合用药。两种用药方法又分周期性和连续性用药。前者每周期停用激素 5～7 天,有周期性出血,也称为预期计划性出血,适用于年龄较轻、绝经早期或愿意有月经样定期出血者;后者连续性用药,避免周期性出血,适用于年龄较大或不愿意有月经样出血的绝经后期妇女。c.单用孕激素:适用于绝经过渡期出现无排卵性异常子宫出血者。

②胃肠道外途径:能缓解潮热,防止骨质疏松,避免肝脏首过效应,对血脂影响较小。包括:a.经阴道给药,常用药物有结合雌激素软膏、普罗雌烯阴道胶囊、普罗雌烯乳膏、氯喹那多-普罗雌烯阴道片、雌三醇乳膏,治疗下泌尿生殖道局部低雌激素症状;b.经皮肤给药,适用于尚未控制的糖尿病及严重的高血压、有血栓形成倾向、胆囊疾病、癫痫、偏头疼、哮喘、高催乳素血症者。包括雌二醇皮贴和雌二醇凝胶,主要药物为 17β-雌二醇。

(6)用药剂量与时间：HRT 需个体化用药,应在综合考虑绝经期具体症状、治疗目的和危险性的前提下,选择能达到治疗目的的最低有效剂量。在卵巢功能开始减退并出现相关绝经症状后即开始给予 HRT,可达到最大的治疗益处。至少每年进行 1 次个体化危险/受益评估,明确受益大于风险方可继续应用。停止雌激素治疗时,一般主张应缓慢减量或间歇用药,逐步停药,防止症状复发。

(7)副作用及危险性：应注意观察服用性激素的副作用。性激素补充治疗时可能引起子宫异常出血,多为突破性出血,必须高度重视,查明原因,必要时行诊刮,排除子宫内膜病变。其他副作用包括雌激素剂量过大可引起乳房胀痛、白带多、头痛、水肿、色素沉着等。孕激素的副作用包括抑郁、易怒、乳房痛和水肿,病人常不易耐受。长期 HRT 可增加病人子宫内膜癌、卵巢癌、乳腺癌、心血管疾病及血栓性疾病、糖尿病的发病风险。督促长期使用性激素者接受定期随访。开始 HRT 后,用药后 1 个月、3 个月、半年、1 年复诊,主要了解 HRT 的疗效和副作用,并根据情况调整用药。长期 HRT 者每年应复诊 1 次,内容包括：①体格检查,如体重、身高、血压、乳腺及妇科检查等；②辅助检查,如盆腔 B 型超声、血糖、血脂及肝肾功能检查。每 3～5 年做一次骨密度测定,可根据病人情况,酌情调整检查频率。

2.非激素类药物

①选择 5-羟色胺再摄取抑制剂,如盐酸帕罗西汀,可有效改善血管舒缩症状及精神神经症状。②阿仑膦酸钠、降钙素、雷洛昔芬等药物,可防治骨质疏松症。此外,也要适当摄入钙剂,与维生素 D 合用有利于钙的完全吸收。③适量镇静药如艾司唑仑,有助于睡眠。④谷维素,可调节自主神经功能。

(三)心理护理

与病人建立良好、相互信任的关系,认真倾听,让病人表达自己的困惑和忧虑,帮助病人及其家属了解绝经过渡期的生理和心理变化,以减轻病人焦虑和恐惧的心理,并争取家人的理解和配合,护患双方共同努力,缓解病人的症状。

(四)健康指导

介绍绝经前后减轻症状的方法,以及预防绝经综合征的措施。例如：规律的运动可以促进血液循环,维持肌肉良好的张力,延缓老化的速度,还可以刺激骨细胞的活动,延缓骨质疏松症的发生；正确对待性生活；等等。设立"妇女围绝经期门诊",提供系统的绝经过渡期咨询、指导和知识教育。

八、结果评价

(1)病人认识到绝经是女性正常生理过程,能以乐观、积极的态度对待自己,参与社区活动。病人的焦虑感减轻或消失。

(2)病人了解 HRT 的利弊。

第十五章　妊娠滋养细胞疾病病人的护理

第一节　葡萄胎

葡萄胎因妊娠后胎盘绒毛滋养细胞增生、间质水肿变性,形成大小不一的水泡,水泡间借蒂相连成串,形如葡萄而得名,也称水泡状胎块。葡萄胎是一种滋养细胞的良性病变,可分为完全性葡萄胎和部分性葡萄胎两类。完全性葡萄胎表现为宫腔内充满水泡状组织,没有胎儿及其附属物。发生完全性葡萄胎的相关因素包括地域差异、年龄、营养状况、社会经济环境等,还包括既往葡萄胎史、流产和不孕等。部分性葡萄胎表现为有胚胎,胎盘绒毛部分水泡状变性,并有滋养细胞增生。部分性葡萄胎的发病率远低于完全性葡萄胎,迄今为止对部分性葡萄胎的高危因素了解得比较少,可能相关的因素有口服避孕药和不规则月经等。此外,葡萄胎的发生还可能与遗传基因有关。

一、病理

完全性葡萄胎大体检查可见水泡状物形如一串串葡萄,直径在数毫米至数厘米,其间由纤细的纤维素相连,常混有血块及蜕膜碎片。水泡状物占满整个宫腔,无胎儿及其附属物痕迹。镜下为弥漫性滋养细胞增生,绒毛间质水肿呈水泡样,间质内胎源性血管消失。部分性葡萄胎仅部分绒毛变为水泡,常合并胚胎或胎儿组织,胎儿多已死亡,合并足月儿极少,且常伴发育迟缓或多发性畸形。镜下见部分绒毛水肿,绒毛大小及水肿程度明显不一,绒毛呈显著的扇贝样轮廓,局限性滋养细胞增生,间质内可见胎源性血管。

二、临床表现

1.完全性葡萄胎

由于诊断技术的发展,越来越多的病人在未出现症状或仅有少量阴道流血时已做出诊断并治疗,所以症状典型的葡萄胎病人已少见,典型症状有以下几种。

(1)停经后阴道流血:最常见的症状。一般在停经 8~12 周开始出现不规则阴道流血,时出时停,量多少不定,若母体大血管破裂可造成大量出血,导致休克甚至死亡,有时在血中可发现水泡状物。若出血时间长又未及时治疗,可导致贫血和感染。

(2)子宫异常增大、变软:约半数以上病人的子宫大于停经月份,质地极软,并伴血清 hCG 水平异常升高,其原因为葡萄胎迅速增长及宫腔内积血。约 1/3 病人的子宫大小与停经月份相符,子宫小于停经月份的只占少数,其原因可能与水泡退行性变、停止发展有关。

(3)妊娠呕吐:多发生于子宫异常增大和 hCG 水平异常升高者,出现时间较正常妊娠早,症状严重且持续时间长。发生严重呕吐未及时纠正可导致电解质紊乱。

(4)子痫前期征象:多发生于子宫异常增大者,可在妊娠 24 周前出现高血压、蛋白尿和水肿,而且症状严重,但子痫罕见。

(5)卵巢黄素化囊肿:大量人绒毛膜促性腺激素刺激卵巢卵泡内膜细胞发生黄素化而形成囊肿,称为卵巢黄素化囊肿。常为双侧,也可单侧,大小不等,囊壁薄,表面光滑。一般无症状,偶可发生扭转。黄素化囊肿在水泡状胎块清除后2~4个月自行消退。

(6)腹痛:为阵发性下腹痛,由葡萄胎增长迅速和子宫过度快速扩张所致。常发生在阴道流血前,一般不剧烈,可忍受。黄素化囊肿扭转或破裂时可出现急性腹痛。

(7)甲状腺功能亢进征象:约7%病人出现轻度甲状腺功能亢进,表现为心动过速、皮肤潮湿和震颤,但突眼少见。

2.部分性葡萄胎

除阴道流血外,病人常没有完全性葡萄胎的典型症状,子宫大小与停经月份多数相符或小于停经月份,妊娠呕吐少见并较轻,多无子痫前期症状,常无腹痛及卵巢黄素化囊肿。易误诊为不全流产或过期流产,需对流产组织进行病理学检查方能确诊。

三、处理原则

葡萄胎一经临床诊断应及时清除子宫腔内容物,一般选用吸刮术。由于清宫时出血多,子宫大而软,容易穿孔,所以应在手术室进行,在输液、备血准备下,充分扩张宫颈管,选用大号吸管吸引,待大部分葡萄胎组织吸出、子宫明显缩小后,改用刮匙轻柔刮出。为了减少出血和预防子宫穿孔,推荐在充分扩张宫颈管和开始吸宫后使用缩宫素。对于子宫大于妊娠12周或术中感到一次刮净有困难者,可于一周后行第二次刮宫。卵巢黄素化囊肿在葡萄胎清宫后会自行消退,一般不需处理。

四、护理评估

(一)健康史

询问病人的月经史、生育史,本次妊娠早孕反应发生的时间及程度,有无阴道流血,等等。若有阴道流血,应询问阴道流血的量、质、时间,是否伴有腹痛,并询问是否有水泡状物质排出。询问病人及其家族的既往疾病史,包括滋养细胞疾病史。

(二)身心状况

病人往往有停经后反复不规则阴道流血症状,出血多又未得到适当的处理者可有贫血和感染的症状,急性大出血可出现休克。多数病人子宫大于停经月份,质软,扪不到胎体,无自觉胎动。病人因子宫快速增大可有腹部不适或阵发性隐痛,发生黄素囊肿急性扭转时则有急腹痛。有些病人可伴有水肿、蛋白尿、高血压等子痫前期征象。

一旦确诊,病人及家属可能会担心孕妇的安全、是否需进一步治疗、此次妊娠对今后生育的影响,并表现出对清宫手术的恐惧。对妊娠滋养细胞疾病知识的缺乏及预后的不确定性会增加病人的焦虑情绪。

(三)辅助检查

1.超声检查

超声检查是诊断葡萄胎的重要辅助检查方法,采用经阴道彩色多普勒超声效果更好。完全性葡萄胎的典型超声图像表现为子宫内无妊娠囊或胎心搏动,宫腔内充满不均质密集状或短条状回声,呈"落雪状",若水泡较大形成大小不等的回声区,则呈"蜂窝状"。常可测到一侧或双侧卵巢囊肿。部分性葡萄胎宫腔内见水泡状胎块引起的超声图像改变及胎儿或羊膜腔，胎儿常合并畸形。

2.人绒毛膜促性腺激素测定

血清 hCG 测定是诊断葡萄胎的另一项重要辅助检查。病人的血、尿 hCG 处于高值范围且持续不降或超出正常妊娠水平。

3.其他检查

DNA 倍体分析、母源表达印迹基因检测、X 射线胸片等。

五、常见护理诊断/问题

1.焦虑

焦虑与担心清宫手术及预后有关。

2.自我认同紊乱

自我认同紊乱与分娩的期望得不到满足及对将来妊娠担心有关。

3.有感染的危险

有感染的危险与长期阴道流血、贫血造成免疫力下降有关。

六、护理目标

(1)病人能掌握减轻焦虑的技能,积极配合刮宫手术。

(2)病人能接受葡萄胎及流产的结局。

(3)病人能陈述随访的重要性和具体方法。

七、护理措施

1.心理护理

详细评估病人对疾病的心理承受能力,鼓励病人表达不能得到良好妊娠结局的悲伤,对疾病、治疗手段的认识,确定其主要的心理问题。向病人及家属讲解有关葡萄胎的疾病知识,说明尽快行清宫手术的必要性,让病人以较平静的心理接受手术。

2.严密观察病情

观察和评估腹痛及阴道流血情况,流血过多时,密切观察血压、脉搏、呼吸等生命体征。观察每次阴道排出物,发现有水泡状组织要送病理检查,并保留消毒会阴垫,以评估出血量及流出物的性质。

3.做好术前准备及术中护理

清宫前首先完善全身检查,注意有无休克、子痫前期、甲状腺功能亢进及贫血表现,遵医嘱对症处理,稳定病情。术前嘱病人排空膀胱,建立有效的静脉通路,备血,准备好缩宫素、抢救药品及物品,以防大出血造成的休克。术中严密观察病人血压、脉搏、呼吸,有无休克征象,注意观察有无羊水栓塞的表现如呼吸困难、咳嗽等。术后注意观察阴道出血及腹痛情况。由于组织学检查是葡萄胎的最终诊断依据,每次刮宫的刮出物,必须送组织学检查。对合并子痫前期者做好相应的治疗配合及护理。

4.健康教育

让病人和家属了解坚持正规的治疗和随访是根治葡萄胎的基础,懂得监测 hCG 的意义。饮食中缺乏维生素 A 及其前体胡萝卜素和动物脂肪者发生葡萄胎的概率明显增高,因此指导病人摄取高蛋白、富含维生素 A、易消化饮食；适当活动，保证充足的睡眠时间和质量，以改善机体的免疫功能；保持外阴清洁和室内空气清新，每次刮宫手术后禁止性生活及盆浴 1 个月，以防感染。

5.预防性化疗

预防性化疗不常规推荐。对于年龄大于 40 岁、刮宫前 hCG 值异常升高、刮宫后 hCG 值不进行性下降、子宫比相应的妊娠月份明显大或短期内迅速增大、黄素化囊肿直径大于 6 cm、滋养细胞高度增生或伴有不典型增生、出现可疑的转移灶或无条件随访的病人，可采用预防性化疗，但不能替代随访。

6.随访指导

葡萄胎病人清宫后必须定期随访，可早期发现妊娠滋养细胞肿瘤并及时处理。随访内容包括：①血清 hCG 定量测定，葡萄胎清宫后，每周随访一次，直至连续 3 次正常，以后每个月一次共 6 个月，再两个月一次共 6 个月，自第一次阴性后共计 1 年；②询问病史，应注意病人月经是否规则，有无阴道异常流血，有无咳嗽、咯血及其他转移灶症状；③妇科检查，必要时做盆腔 B 型超声、胸部 X 射线摄片或 CT 检查。

7.避孕指导

葡萄胎病人随访期间应避孕 1 年，hCG 成对数下降者阴性后 6 个月可以妊娠，但 hCG 下降缓慢者，应延长避孕时间。可选用避孕套或口服避孕药，一般不选用宫内节育器，以免穿孔或混淆子宫出血的原因。如再次妊娠，应早期做 B 型超声和 hCG 检查，以明确是否正常妊娠，产后也需 hCG 随访至正常。

八、结果评价

（1）病人和家属能理解清宫手术的重要性，配合医护人员顺利完成清宫手术。

（2）病人情绪稳定，焦虑减轻，治愈疾病的信心增加。

（3）病人和家属了解随访的重要性，并能正确参与随访全过程。

第二节　妊娠滋养细胞肿瘤

妊娠滋养细胞肿瘤是滋养细胞的恶性病变，组织学分类包括侵蚀性葡萄胎、绒毛膜癌、胎盘部位滋养细胞肿瘤和上皮样滋养细胞肿瘤。在临床上，由于侵蚀性葡萄胎和绒毛膜癌在临床表现、诊断和处理等方面基本相同，故又将两者合称为妊娠滋养细胞肿瘤；但胎盘部位滋养细胞肿瘤和上皮样滋养细胞肿瘤是起源于胎盘种植部位的特殊类型的滋养细胞肿瘤，在临床表现、发病过程及处理上与上两者不同，临床罕见，因此分别单列。本节主要讨论侵蚀性葡萄胎和绒毛膜癌。

妊娠滋养细胞肿瘤 60 ％继发于葡萄胎妊娠，30 ％继发于流产，10 ％继发于足月妊娠或异位妊娠。其中，侵蚀性葡萄胎全部继发于葡萄胎妊娠，绒毛膜癌可继发于葡萄胎妊娠，也可继发于流产、足月妊娠、异位妊娠。侵蚀性葡萄胎恶性度低，预后较好。绒毛膜癌恶性程度极高，早期就可通过血运转移至全身，破坏组织或器官，在化疗药物问世以前死亡率高达 90 ％。如今随着诊断技术的进展及化学治疗的发展,绒毛膜癌病人的预后已经得到极大改善。

一、病理

侵蚀性葡萄胎的大体检查可见子宫肌壁内有大小不等、深浅不一的水泡状组织。当侵蚀病灶接近子宫浆膜层时,子宫表面可见紫蓝色结节,侵蚀较深时可穿透子宫浆膜层或阔韧带。镜下可见侵入子宫肌层的水泡状组织的形态与葡萄胎相似,可见绒毛结构及滋养细胞增生和分化不良,绒毛结构也可退化仅见绒毛阴影。

绒毛膜癌多原发于子宫,肿瘤常位于子宫肌层内,也可突入宫腔或穿破浆膜,单个或多个,无固定形态,与周围组织分界清,质地软而脆,剖视可见癌组织呈暗红色,常伴出血、坏死及感染。镜下表现为滋养细胞不形成绒毛或水泡状结构,极度不规则增生,排列紊乱,广泛侵入子宫肌层及血管,周围大片出血、坏死。肿瘤不含间质和自身血管,瘤细胞靠侵蚀母体血管获取营养。

二、临床表现

1.无转移滋养细胞肿瘤

无转移滋养细胞肿瘤多数继发于葡萄胎。

(1)不规则阴道流血:葡萄胎清除后、流产或足月产后出现不规则阴道流血,量多少不定,也可表现为一段时间的正常月经后再停经,然后又出现阴道流血。长期流血者可继发贫血。

(2)子宫复旧不全或不均匀增大:葡萄胎排空后4～6周子宫未恢复正常大小,质软,也可受子宫肌层内病灶部位和大小的影响表现为子宫不均匀性增大。

(3)卵巢黄素化囊肿:由于 hCG 持续作用,在葡萄胎排空、流产或足月产后,卵巢黄素化囊肿可持续存在。

(4)腹痛:一般无腹痛,若肿瘤组织穿破子宫,可引起急性腹痛和腹腔内出血症状。黄素化囊肿发生扭转或破裂时也可出现急性腹痛。

(5)假孕症状:由于肿瘤分泌 hCG 及雌、孕激素的作用,表现为乳房增大,乳头、乳晕着色,甚至有初乳样分泌,外阴、阴道、宫颈着色,生殖道质地变软。

2.转移性妊娠滋养细胞肿瘤

转移性妊娠滋养细胞肿瘤更多见于非葡萄胎妊娠后或为经组织学证实的绒毛膜癌,主要经血行播散,转移发生较早而且广泛。最常见的转移部位是肺(80 %),其次是阴道(30 %)、盆腔(20 %)、肝(10 %)、脑(10 %)等。由于滋养细胞的生长特点之一是破坏血管,所以各转移部位症状的共同特点是局部出血。

(1)肺转移:常见症状为咳嗽、血痰或反复咯血、胸痛及呼吸困难。常急性发作,少数情况下,可因肺动脉滋养细胞瘤栓形成造成急性肺梗死,出现肺动脉高压和急性肺功能衰竭。当转移灶较小时也可无任何症状。

(2)阴道转移:转移灶常位于阴道前壁。局部表现紫蓝色结节,破溃后引起不规则阴道流血,甚至大出血。

(3)肝转移:预后不良,多同时伴有肺转移,表现为上腹部或肝区疼痛,若病灶穿破肝包膜可出现腹腔内出血,导致死亡。

(4)脑转移:预后凶险为主要死亡原因。按病情进展可分为三期。①瘤栓期:表现为一过性脑缺血症状,如暂时性失语、失明,突然跌倒,等等。②脑瘤期:瘤组织增生侵入脑组织形成后脑瘤,表现为头痛、喷射性呕吐、偏瘫、抽搐直至昏迷。③脑疝期:瘤组织增大及周围组织出血、水肿,表现为颅内压升高,脑疝形成后压迫生命中枢而死亡。

(5)其他转移:包括脾、肾、膀胱、消化道、骨等,症状视转移部位而异。

三、临床分期

采用国际妇产科联盟(International Federation of Gynecology and Obstetrics,FIGO)妇科肿瘤委员会制定的临床分期,该分期包含解剖学分期和预后评分系统两个部分(表 15-1、表 15-2)。其中预后评分小于等于 6 分者为低危,大于等于 7 分者为高危。预后评分是妊娠滋养细胞肿瘤治疗方案制定和预后评估的重要依据,而解剖学分期有助于明确肿瘤进展和各医疗单位之间比较治疗效果。

表 15-1　滋养细胞肿瘤解剖学分期(FIGO,2000 年)

分期	病变范围
Ⅰ期	病变局限于子宫
Ⅱ期	病变扩散,但局限于生殖器官(附件、阴道、阔韧带)
Ⅲ期	病变转移至肺,有或无生殖系统病变
Ⅳ期	所有其他转移

表 15-2　改良 FIGO 预后评分系统(FIGO,2000 年)

评分	0	1	2	4
年龄(岁)	<40	$\geqslant40$	—	—
前次妊娠	葡萄胎	流产	足月产	—
距前次妊娠时间(月)	<4	$4\sim<7$	$7\sim<13$	$\geqslant13$
治疗前血 hCG(IU/ ml)	$<10^3$	$10^3\sim<10^4$	$10^4\sim<10^5$	$\geqslant10^3$
最大肿瘤大小(包括子宫)	—	$3\sim<5$ cm	$\geqslant5$ cm	—
转移部位	肺	脾、肾	肠道	肝、脑
转移病灶数目	—	$1\sim4$	$5\sim8$	>8
先前失败化疗	—	—	单药	两种或两种以上联合化疗

四、处理原则

治疗原则是以化疗为主、以手术和放疗为辅的综合治疗。

1.化疗

常用一线化疗药物有氨甲蝶呤(MTX)、氟尿嘧啶(5-Fu)、放射菌素 D(Act-D)或国产放射菌素 D(更生霉素,KSM)、环磷酰胺(CTX)、长春新碱(VCR)、依托泊苷(VP-16)。化疗方案的选择原则是低危病人选择单一药物,高危病人选择联合化疗,其中联合化疗首选 EMA-CO 方案或以氟尿嘧啶为主的联合化疗方案。

2.手术

手术对控制大出血等各种并发症、切除耐药病灶、减少肿瘤负荷和缩短化疗疗程等有一定的作用。

3.放射治疗

放射治疗应用较少,主要用于肝、脑转移和肺部耐药病灶的治疗。

五、护理评估

(一)健康史

采集个人及家属的既往史,包括滋养细胞疾病史、药物使用史及药物过敏史。若既往曾患葡萄胎,应详细了解第一次清宫的时间、水泡大小、吸出组织物的量等,以后清宫次数及清宫后阴道流血的量、质、时间,子宫复旧情况,收集血、尿 hCG 随访的资料,以及肺部 X 射线检查结果。采集阴道不规则流血的病史,询问生殖道、肺部、脑等转移的相应症状的主诉,是否用过化疗及化疗的时间、药物、剂量、疗效及用药后机体的反应情况。

(二)身心状况

大多数病人有阴道不规则流血,量多少因人而异。当滋养细胞穿破子宫浆膜层时则有腹腔内出血及腹痛;若发生转移,要评估转移灶症状,不同部位的转移病灶可出现相应的临床表现。若出血较多,病人可有休克表现。

由于不规则阴道流血,病人会有不适感、恐惧感,若出现转移症状,病人和家属会担心疾病的预后,害怕化疗药物的毒副作用,对治疗和生活失去信心。有些病人会感到悲哀、情绪低落、不能接受现实,因为需要多次化疗而发生经济困难,表现出焦虑不安。若需要手术,生育过的病人因为要切除子宫而担心女性特征的改变;未生育过的病人则因为生育无望而产生绝望,迫切希望得到丈夫及家人的理解、帮助。

(三)辅助检查

1.血清 hCG 测定

hCG 水平是妊娠滋养细胞肿瘤的主要诊断依据。对于葡萄胎后滋养细胞肿瘤,凡符合下列标准中的任何一项且排除妊娠物残留或再次妊娠即可诊断为妊娠滋养细胞肿瘤:hCG 测定 4 次呈平台状态(±10 %),并持续 3 周或更长时间;hCG 测定 3 次升高(大于 10 %),并至少持续两周或更长时间。非葡萄胎妊娠后滋养细胞肿瘤的诊断标准:足月产、流产和异位妊娠后 hCG 多在 4 周左右转为阴性,若超过 4 周血清 hCG 仍持续高水平,或一度下降后又上升,在排除妊娠物残留或再次妊娠后可做出诊断。

2.胸部 X 射线摄片

胸部 X 射线摄片是诊断肺转移的重要检查方法。肺转移的最初 X 射线征象为肺纹理增粗,以后发展为片状或小结节阴影,典型表现为棉球状或团块状阴影。

3.影像学检查

B 型超声波检查是诊断子宫原发病灶最常用的方法。CT 主要用于发现肺部较小病灶和肝、脑部位转移灶。MRI 主要用于脑和盆腔病灶诊断。

4.组织学检查

组织学检查对滋养细胞肿瘤的诊断不是必需的,但有组织学证据时应根据组织学做出诊断。在子宫肌层内或子宫外转移灶组织中若见到绒毛或退化的绒毛阴影则诊断为侵蚀性葡萄胎;若仅见成片滋养细胞浸润及坏死出血,未见绒毛结构则诊断为绒毛膜癌。

六、常见护理诊断/问题

1.自我认同角色紊乱

自我认同角色紊乱与较长时间住院和接受化疗有关。

2.潜在并发症

肺转移、阴道转移、脑转移。

七、护理目标

(1)病人能主动参与治疗护理活动。

(2)病人适应角色改变。

八、护理措施

1.心理护理

评估病人及家属对疾病的心理反应,让病人宣泄痛苦心理及失落感;对住院者做好环境、病友及医护人员的介绍,减轻病人的陌生感;向病人提供有关化学药物治疗及其护理的信息,以减少其恐惧及无助感;帮助病人分析可利用的支持系统,纠正消极的应对方式;详细解释病人所担心的各种疑虑,减轻病人的心理压力,帮助病人和家属树立战胜疾病的信心。

2.严密观察病情

严密观察病人腹痛及阴道流血情况,记录出血量,出血多时除密切观察病人的血压、脉搏、呼吸外,配合医师做好抢救工作,及时做好手术准备。动态观察并记录血清 hCG 的变化情况,识别转移灶症状,发现异常立即通知医师并配合处理。

3.做好治疗配合

接受化疗者按化疗病人的护理常规护理,手术治疗者按妇科手术前后护理常规实施护理。

4.有转移灶者,提供对症护理

(1)阴道转移病人的护理:禁止做不必要的检查和阴道窥器检查,尽量卧床休息,密切观察阴道转移灶有无破溃出血。配血备用,准备好各种抢救器械和物品(输血输液用物、长纱条、止血药物、照明灯及氧气等)。若发生破溃大出血,应立即通知医师并配合抢救,用长纱条填塞阴道压迫止血。保持外阴清洁,严密观察病人阴道出血情况及生命体征,同时观察有无感染及休克。填塞的纱条必须于 24~48 h 如数取出,取出时必须做好输液、输血及抢救的准备。若出血未止,可用无菌纱条重新填塞,记录取出和再次填入纱条数量,给予输血、输液。按医嘱用抗生素预防感染。

(2)肺转移病人的护理:卧床休息,有呼吸困难者给予半卧位并吸氧。按医嘱给予镇静剂及化疗药物。大量咯血时有窒息、休克甚至死亡的危险,应立即让病人取头低患侧卧位并保持呼吸道的通畅,轻击背部,排出积血。同时迅速通知医师,配合医师进行止血抗休克治疗。

(3)脑转移的护理:让病人尽量卧床休息,起床时应有人陪伴,以防瘤栓期的一过性症状发生时造成意外损伤。观察颅内压增高的症状,记录出入量,观察有无电解质紊乱的症状,一旦发现异常情况立即通知医师并配合处理。按医嘱给予静脉补液,给予止血剂、脱水剂、吸氧、化疗等,严格控制补液总量和补液速度,防止颅内压升高。采取必要的护理措施预防跌倒、咬伤、吸入性肺炎、角膜炎、压疮等。做好 hCG 测定、腰穿等项目的检查配合。昏迷、偏瘫者按相应的护理常规实施护理,提供舒适环境,预防并发症。

5.健康教育

鼓励病人进食,向其推荐高蛋白、高维生素、易消化的饮食,以增强机体的抵抗力。注意休息,不过分劳累,有转移灶症状出现时应卧床休息,待病情缓解后再适当活动。注意外阴清洁,防止感染,节制性生活,做好避孕指导。出院后严密随访,警惕复发。第一次在出院后3个月,然后每6个月1次至3年,此后每年1次至5年,以后可以每两年1次。随访内容同葡萄胎。随访期间需严格避孕,化疗停止大于等于12个月方可妊娠。

九、结果评价

(1)病人能理解并信任所采取的治疗方案和护理措施,配合治疗,树立战胜疾病的信心。

(2)病人获得一定的化疗自我护理知识、技能。

(3)病人能较好处理与家人的关系,在诊治过程中表现出积极的行为。

第三节　化疗病人的护理

化学药物治疗(简称"化疗")恶性肿瘤已取得了肯定的功效,目前已成为恶性肿瘤的主要治疗方法之一。滋养细胞肿瘤是所有肿瘤中对化疗最为敏感的一种,随着化疗的方法学和药物学的快速进展,绒毛膜癌病人的死亡率已大为下降。

一、化疗药物作用机制

化疗药物的主要作用机制为:①影响脱氧核糖核酸(DNA)的合成;②直接干扰核糖核酸(RNA)的复制;③干扰转录、抑制信使核糖核酸(mRNA)的合成;④阻止纺锤丝的形成;⑤阻止蛋白质的合成。

二、常用化疗药物种类

1.烷化剂

烷化剂为细胞周期非特异性药物。临床上常用邻脂苯芥(抗瘤新芥)和硝卡芥(消瘤芥),一般以静脉给药为主,副作用有骨髓抑制、白细胞下降。

2.抗代谢药物

抗代谢药物能干扰核酸代谢,导致肿瘤死亡,属细胞周期特异性药物,常用的有氨甲蝶呤及氟尿嘧啶。氨甲蝶呤为抗叶酸类药,一般经口服、肌内、静脉给药;氟尿嘧啶口服不吸收,需静脉给药。

3.抗肿瘤抗生素

抗肿瘤抗生素是由微生物产生的具有抗肿瘤活性的化学物质,属细胞周期非特异药物。常用的有放线菌素D,即更生霉素。

4.抗肿瘤植物药

抗肿瘤植物药有长春碱及长春新碱。长春碱类属细胞周期特异性药物,一般经静脉给药。

5.铂类化合物

铂类化合物属细胞周期非特异性药物,妇科肿瘤化疗中常用的有顺铂和卡铂。顺铂的主要副作用有恶心、呕吐等胃肠道反应和肾毒性,还可导致周围神经炎和高频区听力缺损等;卡铂的主要副作用为骨髓抑制,为剂量限制性毒性。

三、化疗药物的常见毒副反应

1.骨髓抑制

骨髓抑制主要表现为外周血白细胞和血小板计数减少,多数化疗药物骨髓抑制作用最强的时间为化疗后 7～14 天,恢复时间多为之后的 5～10 天,但存在个体差异性。服药期间血细胞计数虽有下降,但在停药后多可自然恢复。目前,化疗后骨髓抑制的分度普遍采用 WHO 骨髓造血毒性分度标准(表 15-3)。

表 15-3　WHO 骨髓造血毒性分度标准

	0	Ⅰ	Ⅱ	Ⅲ	Ⅳ
血红蛋白(g/L)	≥110	95～109	80～94	65～79	<65
白细胞($\times 10^9$/L)	≥4.0	3.0～3.9	2.0～2.9	1.0～1.9	<1.0
中性粒细胞($\times 10^9$/L)	≥2.0	1.5～1.9	1.0～1.4	0.5～0.9	<0.5
血小板($\times 10^9$/L)	≥100	75～99	50～74	25～49	<25

2.消化系统损害

消化系统损害常见的表现为恶心、呕吐,多数在用药后 2～3 天开始,5 天后达高峰,停药后逐步好转,一般不影响继续治疗。如呕吐过多可造成离子紊乱,出现低钠、低钾或低钙症状,病人可有腹胀、乏力、精神淡漠及痉挛等。有些病人会有腹泻或便秘,还有消化道溃疡,以口腔溃疡多见,多数在用药后 7～8 天出现,一般于停药后能自然消失。氟尿嘧啶有明显的胃肠道反应,包括恶心、呕吐、腹泻和口腔溃疡,严重时可发生假膜性肠炎。

3.神经系统损害

长春新碱对神经系统有毒性作用,表现为指、趾端麻木,复视,等等。氟尿嘧啶大剂量用药可发生小脑共济失调。

4.药物中毒性肝炎

药物中毒性肝炎主要表现为用药后血转氨酶值升高,偶见黄疸。一般在停药后一定时期恢复正常,但未恢复时不能继续化疗。

5.泌尿系统损伤

环磷酰胺对膀胱有损害,某些药如顺铂、氨甲蝶呤对肾脏有一定的毒性,肾功能正常者才能应用。

6.皮疹和脱发

皮疹最常见于应用氨甲蝶呤后,严重者可引起剥脱性皮炎。脱发最常见于应用放线菌素 D 者,1 个疗程即可全脱,但停药后可再次生长。

四、护理评估

(一)健康史

采集病人既往用药史,尤其是化疗史及药物过敏史。记录既往接受化疗过程中出现的药物不良反应及应对情况。询问有关造血系统、肝脏、消化系统及肾脏疾病史,了解疾病的治疗经过及病程。采集病人的肿瘤疾病史、发病时间、治疗方法及效果,了解总体和本次治疗的化疗方案、目前的病情状况。

(二)身心状况

测量病人体温、脉搏、呼吸、血压、体重；了解病人的一般情况（意识状态、发育、营养、面容与表情）；了解病人的日常生活规律（饮食形态、嗜好、睡眠形态、排泄状态及自理程度），观察皮肤、黏膜、淋巴结有无异常；了解原发肿瘤的症状和体征，了解每日进食情况、本次化疗的副作用等，以便为护理活动提供依据。

病人往往对化疗的不良反应有恐惧心理，尤其是具有化疗经历的病人更明显，了解病人对化疗的感受，病人通常会对疾病的预后及化疗效果产生焦虑、悲观情绪，也可因长期的治疗产生经济困难而显得闷闷不乐或烦躁。对化疗有充分思想准备的病人，一般能承受化疗的不适，因而增强了战胜疾病的信心；没有思想准备的病人，往往表现出畏惧、退缩的言行，丧失了与病魔斗争的决心。

(三)辅助检查

测血常规、尿常规、肝肾功能等，化疗前如有异常则暂缓治疗。密切观察血常规的变化趋势，每日或隔日检查，为用药提供依据。如果在用药前白细胞计数低于 $4.0×10^9/L$，血小板计数低于 $50×10^9/L$，不能用药；病人在用药过程中如白细胞计数低于 $3.0×10^9/L$，需考虑停药；用药后一周继续监测各项化验指标，如有异常及时处理。对于妊娠滋养细胞肿瘤病人，每个疗程化疗结束后 18 天内，检测血 hCG 下降情况。

五、常见护理诊断/问题

1.营养失调：低于机体需要量

营养失调与化疗所致消化道反应有关。

2.体像紊乱

体像紊乱与化疗所致头发脱落有关。

3.有感染的危险

有感染的危险与化疗引起的白细胞减少有关。

六、护理目标

(1)病人能满足机体的营养需要。

(2)病人能接受自己形象的改变。

(3)病人未发生严重感染。

七、护理措施

(一)心理护理

让病人和家属与同病种的、治疗效果满意的病人交流，认真倾听病人诉说恐惧、不适及疼痛，关心病人以取得信任。提供国内外及本科室治疗滋养细胞疾病的治愈率及相关信息，增强病人战胜疾病的信心。鼓励病人克服化疗不良反应，帮助病人度过脱发等所造成的心理危险期。

(二)健康教育

1.讲解化疗护理的常识

例如：化疗药物的类别，不同药物对给药时间、剂量浓度、滴速、用法的不同要求；有些药物需要避光保存及应用；化疗药物可能发生的毒副作用的症状；出现口腔溃疡或恶心、呕吐等消化道不适时仍需坚持进食的重要性;化疗造成的脱发并不影响生命器官,化疗结束后就会长出秀发。

2.教会病人化疗时的自我护理

进食前后用生理盐水漱口,用软毛牙刷刷牙,若有牙龈出血,改用手指缠绕纱布清洁牙齿;化疗时和化疗后两周内是化疗反应较重的阶段,不宜吃损伤口腔黏膜的坚果类和油炸类食品;为减少恶心呕吐,避免吃油腻的、甜的食品,鼓励病人少量多餐,每次进食以不吐为度,间隔时间以下次进食不吐为准;与家属商量根据病人的口味提供高蛋白、高维生素、易消化饮食,保证所需营养的摄取及液体的摄入。对于化疗期间出现腹泻的病人,应进食低纤维素、高蛋白食物,避免进食对胃肠道有刺激的食物,同时补充足够的液体,维持水电解质平衡,必要时使用洛哌丁胺等止泻药。由于白细胞计数下降会引起免疫力下降,特别容易感染,指导病人经常擦身更衣,保持皮肤干燥和清洁,在自觉乏力、头晕时以卧床休息为主,尽量避免去公共场所,如非去不可应戴口罩,加强保暖。若白细胞计数低于 1.0×10^9/L,则需进行保护性隔离,告知病人和家属保护性隔离的重要性,使其理解并能配合治疗。

(三)用药护理

1.准确测量并记录体重

化疗时应根据病人体重来正确计算和调整药量,一般在每个疗程的用药前及用药中各测一次体重,应在早上、空腹、排空大小便后进行测量,酌情减去衣服重量。若体重不准确,用药剂量过大,可发生中毒反应,过小则影响疗效。

2.正确使用药物

根据医嘱严格"三查七对",正确溶解和稀释药物,并做到现配现用,一般常温下放置不超过 1 h。如果联合用药应根据药物的性质排出先后顺序。放线菌素 D、顺铂等需要避光的药物,使用时要用避光罩或黑布包好;环磷酰胺等药物需快速进入,应选择静脉推注;氟尿嘧啶、阿霉素等药物需慢速进入,最好使用静脉注射泵或输液泵给药;顺铂对肾脏损害严重,需在给药前后给予水化,同时鼓励病人多饮水并监测尿量,保证尿量每日超过 2 500 mL。腹腔内化疗时应注意变动体位以增强效果。

3.合理使用静脉血管并注意保护

遵循长期补液保护血管的原则,有计划地穿刺,用药前先注入少量生理盐水,确认针头在静脉中后再注入化疗药物。一旦怀疑或发现药物外渗应重新穿刺,遇到局部刺激较强的药物,如氮芥、长春新碱、放线菌素 D(更生霉素)等外渗,需立即停止滴入并给予局部冷敷,同时用生理盐水或普鲁卡因局部封闭,以后用金黄散外敷,防止局部组织坏死,减轻疼痛和肿胀。化疗结束前用生理盐水冲管,以降低穿刺部位拔针后的残留浓度,起到保护血管的作用。对经济条件允许的病人建议使用外周中心静脉导管(PICC)及输液港等给药,以保护静脉,减少反复穿刺的痛苦。

(四)病情观察

经常巡视病人,观察体温以判断有无感染;观察有无牙龈出血、鼻出血、皮下淤血或阴道活动性出血等倾向;观察有无上腹疼痛、恶心、腹泻等肝脏损害的症状和体征;如有腹痛、腹泻,要严密观察次数及性状,并正确收集大便标本;观察有无尿频、尿急、血尿等膀胱炎症状;观察有无皮疹等皮肤反应;观察有无肢体麻木、肌肉软弱、偏瘫等神经系统的副作用。如有上述发现,应立即报告医师。

(五)药物毒副反应护理

1.口腔护理

应保持口腔清洁,预防口腔炎症。若发现口腔黏膜充血疼痛,可局部喷射西瓜霜等粉剂;若有黏膜溃疡,则做溃疡面分泌物培养,根据药敏试验结果选用抗生素和维生素 B_{12} 液混合涂于溃疡面促进愈合;使用软毛牙刷刷牙或用清洁水漱口,进食前后用消毒溶液漱口;给予温凉的流食或软食,避免刺激性食物;如因口腔溃疡疼痛难以进食时,可在进食前 15 min 给予丁卡因(地卡因)溶液涂敷溃疡面;进食后漱口并用甲紫(龙胆紫)、锡类散或冰硼散等局部涂抹。鼓励病人进食促进咽部活动,减少咽部溃疡引起的充血、水肿、结痂。

2.止吐护理

在化疗前后给予镇吐剂,合理安排用药时间以减少化疗所致的恶心、呕吐;选择适合病人口味的食物,鼓励进食清淡、易消化、高热量、高蛋白、富含维生素饮食,少吃甜食和油腻食物,少量多餐,同时避免在化疗前后 2 h 内进食,创造良好的进餐环境;对不能自行进餐者主动提供帮助,按病人的进食习惯喂食;病人呕吐严重时应补充液体,以防电解质紊乱。护士还可采用指压按摩、音乐疗法、渐进性肌肉放松训练、催眠疗法等心理行为干预技术帮助病人缓解恶心、呕吐症状。

3.骨髓抑制的护理

按医嘱定期测定白细胞计数,若低于 3.0×10^9/L,应与医师联系考虑停药。白细胞或中性粒细胞计数处于Ⅰ度骨髓抑制一般不予以处理,复测血常规;Ⅱ度和Ⅲ度骨髓抑制需进行治疗,遵医嘱皮下注射粒细胞集落刺激因子;Ⅳ度骨髓抑制除给予升白细胞治疗外,还需使用抗生素预防感染,同时给予保护性隔离,尽量谢绝探视。血小板计数小于 50×10^9/L,可引起皮肤或黏膜出血,应减少活动,增加卧床休息时间;血小板计数小于 20×10^9/L,有自发性出血可能,必须绝对卧床休息,遵医嘱输入血小板浓缩液。

4.动脉化疗并发症的护理

动脉灌注化疗后有些病人可出现穿刺局部血肿甚至大出血,主要是穿刺损伤动脉壁或病人凝血机制异常造成的。术后应密切观察穿刺点有无渗血及皮下淤血或大出血。用沙袋压迫穿刺部位 6 h,穿刺肢体制动 8 h,卧床休息 24 h。若有渗出应及时更换敷料,出现血肿或大出血时,立即对症处理。

八、结果评价

(1)病人能坚持进食,保证摄入量,未发生电解质紊乱。

(2)病人能以平和的心态接受自己形象的改变。

(3)病人住院期间未出现严重感染,病情好转或治愈。

参 考 文 献

[1]曹泽毅．中华妇产科学[M]．3版．北京:人民卫生出版社,2014.

[2]姜梅．产科临床护理思维与实践[M]．北京:人民卫生出版社,2013.

[3]李和,李继承．组织学与胚胎学[M]．3版．北京:人民卫生出版社,2015.

[4]罗碧如．产科护理手册[M]．北京:科学出版社,2010.

[5]沈铿,马丁．妇产科学[M]．3版．北京:人民卫生出版社,2015.

[6]王席伟．助产学[M]．北京:人民卫生出版社,2011.

[7]谢幸,苟文丽．妇产科学[M]．8版．北京:人民卫生出版社,2013.

[8]熊庆,王临虹．妇女保健学[M]．2版．北京:人民卫生出版社,2014.

[9]张宏玉,王爱华,徐鑫芬．助产学[M]．北京:科学技术文献出版社,2015.

[10]郑修霞．妇产科护理学[M]．5版．北京:人民卫生出版社,2013.

[11]乐杰．妇产科学[M]．7版．北京:人民卫生出版社,2008.

[12]丰有吉,沈铿．妇产科学[M]．2版．北京:人民卫生出版社,2010.

[13]何仲．临床护理学:生殖[M]．北京:中国协和医科大学出版社,2002.

[14]何仲．妇产科护理学[M]．北京:北京大学医学出版社,2008.

[15]王立新,姜梅．实用产科护理及技术[M]．北京:科学出版社,2008.

[16]周昌菊,丁娟,严谨,等．现代妇产科护理模式[M]．2版．北京:人民卫生出版社,2010.

[17]冯泽永．医学伦理学[M]．3版．北京:科学出版社,2012.

[18]邹恂．现代护理诊断手册[M]．3版．北京:北京大学医学出版社,2004.

[19]李小妹．护理学导论[M]．2版．北京:人民卫生出版社,2006.

[20]田荣云．医学伦理学[M]．北京:人民卫生出版社,2006.